LO COLECTIVO

El Seminario de Sainte-Anne

Jean Oury

Traducción de
Juan Zavala

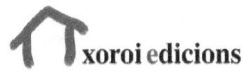

Colección *Schreber*

Créditos

Colección Schreber

Título original:
Le Collectif - LeSéminaire de Sainte-Anne
© Champ social éditions

© Jean Oury, 1986

Traducción: © Juan Zavala, 2017
Revisión: Carolina Forgot

© De esta edición: Pensódromo 21, 2017

Esta obra se publica bajo el sello de Xoroi Edicions

Diseño de cubierta: Pensódromo

Editor: Henry Odell
e–mail: p21@pensodromo.com

ISBN rústica: 978-1978064782
ISBN ebook: 978-84-947050-6-9

Cualquier forma de reproducción, distribución, comunicación pública o transformación de esta obra sólo puede ser realizada con la autorización de sus titulares, salvo excepción prevista por la ley. Diríjase a CEDRO (Centro Español de Derechos Reprográficos, www.cedro.org) si necesita fotocopiar, escanear o hacer copias digitales de algún fragmento de esta obra.

Índice

Prólogo a la edición en castellano 7

Michel Balat - Preámbulo a la nueva edición 11

Pierre Delon - Prefacio 15

Jean Oury - Prólogo 17

—1984—

19 de septiembre 19
17 de octubre 49
21 de noviembre 79
19 de diciembre 109

—1985—

16 de enero 143
20 de febrero 179
20 de marzo 209
17 de abril 245
15 de mayo 279
19 de junio 303

Sobre el autor 335

Prólogo a la edición en castellano

Voy de pie en el autobús, ese espacio móvil que en Argentina llamamos «colectivo» y en el que diversos destinos coinciden en ser transportados durante un breve trayecto. Vengo de «La Rampa» —un espacio de acompañamiento y rehabilitación en el que participo, ubicado en el hospital neuropsiquiátrico de Córdoba, Argentina— donde quincenalmente se aloja un encuentro entre trabajadores de distintas instituciones. Leo un libro[1] que me recomendó una compañera y que me llevó a pasar previamente por una librería. La autora deja constancia —veinticinco años después de la dictadura militar más sangrienta— de recuerdos en uno de los campos de concentración, tortura y muerte más grandes del país. Entre las humillaciones y tormentos que padeció durante los dos años que estuvo detenida, aparecen breves momentos

---

[1]. Ana Iliovich, *El silencio: postales de La Perla*, Los ríos editorial, Villa Allende, 2017.

donde brota la existencia, como por ejemplo, bailar un tango con un compañero de militancia admirado por ella. Aún hoy, en otros centros de reclusión hay vestigios al respecto: un dibujante que, obligado a pelar papas en Sachsenhausen[2] pinta en el sótano de la cocina donde estaba confinado una historieta cuyos protagonistas son hortalizas sonrientes; o los músicos que entre montañas de cadáveres, usaban la morgue como sala de ensayo. En tales intermitencias vitales hay una potencia que insiste... ¿De qué se trata? ¿Qué valor de supervivencia tienen estos «destellos de existencia» en tales lugares llamados *campo*? En la actualidad se ha consensuado medianamente, que no se toleraran tales genocidios nunca más. El problema es que en su momento estas prácticas estatales estaban naturalizadas y hasta justificadas. El campo de Oranienburg se encontraba en el centro de la localidad, los vecinos podían ver al interior y hasta sabían en que horarios cerrar bien las ventanas para que sus casas no se llenaran de olor a carne quemada... ¿Qué ventanas cerramos hoy? Si, segregar a ciertas personas, uniformarlas, procurarles una tarea igual para todos sin tener en cuenta sus singularidades —lo cual lleva al sujeto en custodia a no acceder a ocuparse de sí, sino a estar atareado en actividades y objetivos previstos por otro—, y aunque hoy el exterminio masivo de personas está condenado socialmente, ¿cómo hacemos para que los lugares destinados a recibir a personas con diversidad funcional o con trastornos psiquiátricos no se conviertan en «campos»?

---

2. Inicialmente campo de concentración y de trabajo (en la puerta de ingreso puede leerse *Arbeit macht frei* [el trabajo os hace libres], fue una fábrica de muerte en Oranienburg, en las afueras de Berlín donde los nazis asesinaron a unos 30 000 prisioneros.

Prólogo a la edición en castellano

Cerca de la parada donde debo descender del autobús, levanto la vista y mi mirada se cruza con unos ojos negros incrustados en el rostro curtido de un obrero. Recuerdo leer en algún artículo, no sé exactamente cuál, que Oury decía respecto al psiquiatra —es decir, cualquiera que trabaje en instituciones—, que este debería ser como el proletario de la institución. Con *Lo colectivo*, este obrero de la institución nos ofrece parte de su «caja de herramientas» fabricada a lo largo de un año en el seminario por él dictado, un año de ejercicio teórico y clínico que se extendió entre 1984 y 1985. Como queda plasmada en la obra que sigue, la denominada *psicoterapia institucional* como corriente distinta de la psiquiatría clásica, ha ido construyéndose bajo la influencia de distintas voces, distintas lenguas, constituyendo un marco auténticamente polifónico.

Las políticas económicas en la actualidad, las mismas de uno y otro lado del océano impactan directamente en los establecimientos, promoviendo la uniformización a través de reglamentaciones que terminan homogenizando y produciendo estructuras tecnocráticas que persiguen el objetivo de la readaptación al sistema productivo, la resocialización, la mera contención, o simplemente la custodia de la persona «improductiva» mientras su entorno ejerce su ciudadanía. Desnaturalizando prácticas, cuestionando jerarquías, para que los lugares donde cotidianamente se encuentran varias personas devengan menos horrorosos y se conviertan en espacios de existencia para la aparición de las singularidades de cada quien, Oury propone desbaratar activamente este campo que intenta imponerse, sin claudicar ante la indolencia que eventualmente pueda surgir en uno mismo.

El texto que sigue es una referencia para nuestra práctica institucional en la que muchas veces andamos a tientas. Al mismo tiempo, no se le puede pedir a esta obra que trabaje por nosotros. Tampoco se trata de armar nuevas estructuras, sino de crear, ahí donde nos encontramos, funciones de sostén para nuestras existencias sin apelar a estatutos más próximos al fetiche o a la idealización. La elaboración de herramientas propias será la construcción de quien desee comprometerse consigo mismo y el entorno, impidiendo la invasión de la entropía, en una relación de cuidado consigo mismo como modo de aportar al espacio público, y llegar así a preguntarse cómo hacer entre los varios que se reúnen día a día para que la existencia de cada uno sea tenida en cuenta y potencie así lo colectivo.

Juan Zavala
Córdoba, junio de 2017

Preámbulo a la nueva edición en francés

El editor quiso que figurase un preámbulo para este seminario de Jean Oury, titulado *Lo Colectivo*. Un preámbulo y no un prefacio o un prólogo, ni una advertencia. Se trata, entonces, de algo escrito antes de lo que vaya y venga en el texto —estamos al nivel del vector C de Szondi—; una toma de contacto, en definitiva.

Desde la elaboración improvisada, según la costumbre de Jean Oury, de este texto (1984-85) y su primera edición (1986), este autor continúa elaborando puntos de referencia por el «camino que se hace al andar» en el curso de sus seminarios mensuales de Sainte-Anne. Este año (2005-06) será acerca «De la experiencia», pero también de «Jerarquía y subyacencia», «El pragmatismo», «Lo singular», «El objeto *a*», «Lo política», etc. Esas tardes en Sainte-Anne tienen una rara densidad, como el texto siguiente testimonia.

Y, al mismo tiempo, todo se entiende fácilmente, se liga, se desarrolla, se desliza.

Si bien «Roma arde», probablemente sea porque, como dice el poeta: «ella arde todo el tiempo». Habrá que volver a pensar, a hablar, a escribir, a testimoniar. Todo esto, a veces, con vergüenza, con el rubor en la cara —al frente de la locura, como nuestro querido Tosquelles blandía, en el más cercano de los sangrientos enfrentamientos de la guerra civil española—. Ahí están las lecciones de esta guerra, en el repensar las relaciones entre el Estado y sus instituciones, sus «establecimientos» y el tejido de instituciones, asociaciones, amistades, clubes, sindicatos, mutuas —¡qué decir todavía!— creadas para acercarse al «singular», al ser caminante.

Es ahí precisamente, por donde el lector deambulará, que la obra echará viva luz. Sorprende una primera articulación, aquella del establecimiento y de las instituciones de estos establecimientos. Luego, una segunda, aquella entre esas instituciones y un-cada-uno (como dice Tosquelles). Este operador que es lo Colectivo permite el juego de esta doble articulación. Una verdadera relación tríadica, por tanto, de un registro conceptual. Es ahí que Jean Oury, a semejanza de Lacan, de Peirce, propone identificar este operador como lo que permite la doble articulación en el lenguaje. Para captar la importancia de esta identificación lean el artículo: «Le rapport de l'homme occidental au langage», de Johannès Lohmann, que él cita a menudo.

PREÁMBULO A LA NUEVA EDICIÓN EN FRANCÉS

¡Qué felicidad hacer posible, a través de esta nueva edición, la continuidad de la difusión de esta palabra, de este pensamiento!

Michel Balat
Canet-en-Roussillon
14 de septiembre de 2005

Prefacio

¿La psicoterapia institucional muerta y enterrada? Algunos lo escribieron y muchos todavía lo piensan. Esto es no tener en cuenta los trabajos eminentemente actuales de esta corriente histórica, en la cual Jean Oury ocupa, desde hace más de treinta años, un lugar determinante.

Desde que comenzó sus seminarios mensuales en Sainte-Anne, lo insté a publicarlos junto con otros que, considero, han conformado un momento esencial para la *praxis* psiquiátrica contemporánea.

Para todos los actores-enfermeros psiquiátricos, pedagogos, psiquiatras... que participan, esos encuentros mensuales son también escansiones en su práctica teórica.

Oury, en un estilo oral que impide todo resumen, reelabora

los conceptos operatorios y las herramientas de un cambio real de la condición del enfermo mental en general y del psicótico en particular. Produce, con las voces de Lacan, Tosquelles, y muchos otros, una polifonía que articula los campos complementarios de una psiquiatría desembarazada de las inflaciones ideológicas y de los discursos totalizadores.

En la manera misma de evocar, de comentar los recorridos de un esquizofrénico o los azares de una constelación cuidadora, muestra que las categorías de falta, de sufrimiento, de deseo, están en la obra en esos «espacios del decir».

Entonces ¿cómo traducir la complejidad de esas transferencias multireferenciales? ¿Cómo indicar la estrategia que convenga a su especificidad? ¿Cómo acoger al otro sin la impostura de la moda «fin de siglo»?

Lo Colectivo, en contrapunto con ese abundante cuestionamiento, deja surgir las lavas de un pensamiento incandescente, le devuelve a la noción esencial de contexto su lugar fundamental en la subyacencia del sujeto, aclara —y sigue iluminando— los aspectos importantes de la práctica cotidiana dejados a la sombra por la inercia y la entropía de la pretendida cronicidad, por el tono mismo de su discurso facilita el acceso a una dimensión ética de una verdad siempre buena para «medio-decir». Viene a recordar con fuerza que la locura es consubstancial al hombre.

Pierre Delion
agosto de 1986

Prólogo

Se me pidió —se me instó— a publicar los que se han llamado mis «Seminarios de Sainte-Anne».

Acepté y propuse la transcripción del cuarto año (1984-85). Diez sesiones de septiembre a junio en torno a un tema: «Lo Colectivo». Diez sesiones que son ejercicios de improvisación.

Una vez más, se trata de la «traducción» imposible de un discurso oral a la escritura. Hay, sin embargo, un vaivén permanente, cuando se habla, entre los textos escritos y la palabra hablada.

Pero este discurso oral se dirige directamente a mis «semejantes»: oídos que me hacen reflexionar sobre mí mismo, soportes de un gran Otro mítico —en el que, por momentos, me precipito con grandilocuencia más o menos fingida—. Porque, de hecho, quedo retraído en los puntos de intersección de una polifonía «interior». Está entonces el riesgo constante de la degradación del «semblante» en falso semblante. De ahí, el recurso permanente a la improvisación.

Más aún cuando la improvisación devino, para mí, una necesidad ética. Lo que digo es sobre lo que puedo «presentar» [*darstellen*] de un camino presente: aquello con lo que, sin ayuda, sin retaguardia, de espaldas al muro, abordamos al otro en su miseria existencial.

No se trata simplemente de un discurso temático, sino de una tentativa de sostener, por esta articulación conceptual, una proximidad específica a cada «caso». Es indicar así la necesidad de una reelaboración de la noción de «presencia» y de sus líneas de eficacia terapéutica. Lo que debe ser, entre otros, el tema de nuestro trabajo para el año 1986-1987.

Pero, al atravesar las vacilaciones, las discordancias que marcan en esta «mixtura» el pasaje de lo oral a lo escrito, se puede adivinar que lo que está en cuestión es algo del orden de un límite —eso que nos separa de la opacidad del otro—, límite para uno mismo, límite de la propia «historia», «en cada instante presente, en lo que esta historia tiene de acabada», como lo señala Lacan y que corresponde al «pasado bajo su forma absolutamente real».

Jean Oury
agosto de 1986

19 de septiembre de 1984

El problema de lo Colectivo... Usé esta palabra a lo largo de veinticinco años, reservándome un momento más adecuado para intentar articularla, para hacer una teorización sobre ella. Ya en aquella época decía que utilizaba esta palabra en un sentido diferente de su acepción habitual. Me parece que Lucien Bonnafé la emplea en un sentido más sociológico, para describir la estructura de una organización o de un conjunto de grupos. Tampoco es en el sentido de Jean Paul Sartre en su libro *Crítica de la razón dialéctica*. Me parecía indispensable definirlo mejor, a fin de coordinar lo que se hace en una dimensión psicoterapéutica.

Nuestra meta es que una organización de conjunto pueda tener en cuenta un vector de singularidad. Cada usuario debe ser contemplado en su personalidad, de la manera más singular. De lo cual surge una suerte de paradoja: poner en práctica sistemas colectivos y, al mismo tiempo, preservar la dimensión de singularidad de cada uno. Es en esta suerte de «bifurcación» donde se plantea esta noción de Colectivo.

Tal vez sería necesario retomar lo que pude articular desde aquella época de improvisaciones... «Colectivo», esa palabra que a menudo vuelve y cada vez digo que es en un sentido que no es aquel de... En una época un poco posterior a 1960, me decía que eso debía obedecer a una lógica, que no es la lógica habitual de la organización de los sistemas psiquiátricos tradicionales. Esto establece —de acuerdo con Bonnafé— una crítica de la jerarquía, de sus usos indebidos, incluso de sus usos en el sistema estatal, en el cual se está obligado a vivir y con el cual debe articularse para intentar tener eficacia. En aquella época, yo había señalado que la lógica del Colectivo no era una lógica de simple discursividad, ni una lógica de la serialidad, tampoco una lógica de simple Gestalt, sino que concernía una *cuasi* infinidad de factores para cada quien. Esta *cuasi* infinidad de factores debe ser tomada en consideración, pero las estructuras habituales no son aptas para encargarse de ella. Esta noción me surgió, de forma intuitiva, cuando estuve como interno en Saint-Alban, en 1947-1948. Tosquelles me encargó hacer un pequeño boletín interno con algunos pacientes. Tal como hacía Freinet, imprimí un fragmento de un libro de Fernand Deligny; no recuerdo si era *Graines de crapule* o *Les Vagabonds efficaces*. Explicaba (¡de una manera siempre poética!) que, para crear un medio que pudiese convenir a toda esa banda de delincuentes de los cuales se ocupaba en ese momento, necesitaba disponer de muchas cosas muy dispares, bricolajes de todo tipo, acumulados al azar. Es a partir de esta diversidad, de esta heterogeneidad de cosas, que cada uno puede elegir orientarse en lo que le gusta. Esto marca una especie de recaudo. Para cada personaje, cada delincuente, cada personalidad específica, distinta de las otras, está bien tener una suma de «azares objetivos», de objetos de todo tipo para que cada uno pueda restituirse en su dimensión fantasmática. Esta era, entonces, una primera idea de una dimensión propia del colectivo.

Luego, me «replegué» en la lógica de los conjuntos transfinitos. Era alrededor de los años 1960-62. Nuestro trabajo concreto debía poder aprovecharse de las pequeñas cosas, de los pequeños detalles, de los pequeños signos. Por tanto, se trabajaba también en la lógica de los sistemas aleatorios. De una manera caricaturesca, yo decía a menudo: «¿Puede programarse el azar?» Esto era jugar sobre las paradojas, aunque se articula, de una manera totalmente coherente, con nociones tales como poder preservar los espacios de juego (en el sentido de Winnicott) o espacios de «barbechos» (en el sentido de Masud Khan). Preservar los espacios de juego no es fácil ¿Hay posibilidad, en un campo de concentración, de crear un espacio de juego? Pero también hay extremos en el otro sentido: hacer, sin importar qué. Está probado desde hace mucho que eso equivale, a fin de cuentas, a la misma dimensión de encarcelación del individuo. Basta con remitirse a los incidentes de la pedagogía llamada «libertaria» para comprender que, para preservar o crear espacios de juego, es necesario cierto rigor, no un total dejar hacer o dejar ir. ¿Cuál es este rigor? ¿Y por qué es así y no de otra manera? Se podría explorar esta dimensión, recorrer lo que se puede entender por Colectivo con el fin de intentar precisar su necesidad. ¿Es un concepto necesario?

Hay muchas maneras, lo que se pueda decir de una sola vez será, forzosamente, muy impresionista. Pero se puede citar cierto número de efectos positivos a esperar en un hospital o fuera de una organización colectiva. ¿Cuáles son los efectos esperables para que lo Colectivo pueda funcionar respecto a la problemática de cada uno en su singularidad, en su propia historia? Si se llegara a resolver esta cuestión, se eliminarían absurdos y falsos problemas, como las relaciones entre psicoanálisis y psiquiatría. Por ejemplo, hay personas que hablan de la organización del escolar sin haber pisado una clase. ¡Hay que ver qué efectos tiene esto! Hay mucha gente que tiene poder y hace discursos sobre cualquier cosa, con vagos recuerdos de su pasado burgués en liceos elitistas.

En la actualidad, todavía es muy importante intentar formular algo un poco más concreto respecto de las posibilidades de hacer sistemas colectivos en los que se pueda vivir de una manera personalizada. Ese es el fondo del problema, en apariencia muy simple.

Se puede, entonces, de manera metodológica y provisoria, considerar la palabra «Colectivo» como una suerte de «caja negra» (*Cfr.* la lógica de las cajas negras) intentando ver de entrada qué hay en suerte, cuáles son los efectos y cuáles son deseables. Será trabajo de cada uno hacer una lista —nunca exhaustiva— de lo deseable. Tomemos, por ejemplo, la oposición, siempre aguda, entre psicoanálisis y psiquiatría; es decir, entre el tratamiento llamado individual y lo que pasa donde hay un montón de gente (digo «montón de gente» por no decir «grupos»; o si prefieren, rejuntes y no conjuntos). Este falso problema, a la vez muy concreto, muy objetivo en las condiciones habituales, no debe condenar a ese «montón de gente». Condenarlos sería una traición.

¡Una traición de los psiquiatras! Como en todas las profesiones, muchos traicionan y de diferentes maneras. Decir: «no es posible cuidar de...», es una traición. Me responden que sólo quiero molestar (hay quienes lo dicen en medios muy académicos). Sostengo que es una traición decir que en un hospital no es posible tomar a cargo a gente individualmente en psicoterapia o análisis. Es más que una traición, es complicidad con un movimiento cada vez más marcado que vengo denunciando desde fines de la década del sesenta y que he llamado movimiento de hipersegregación. Si se dice: «No, no se puede tratar gente así, no es posible, teóricamente, Lacan... etc.», se es cómplice de segregación. Además, Lacan nunca dijo eso. Al contrario. Entonces, ¿cuáles son los efectos?

Recuerdo que en 1958 hice una intervención, en el «grupo de Sèvres» organizado por Daumezon.

En aquella época el tema ya era: «Cuáles son las relaciones entre la psicoterapia y los enfermeros». Con ejemplos concretos, intenté mostrar que, para tomar a cargo personalidades psicóticas, se requiere de mucha gente. Los enfermeros tienen su lugar ahí, que no es un lugar de «psicoanalistas», pero que es, de todas maneras, un lugar de «analistas», con la condición de que sea articulado en conjunto. Quise mostrar que había dos virtudes necesarias para trabajar con este tipo de cosas: la disponibilidad y la vigilia. Seguramente, parece un poco idealizado. «Disponibilidad» y «vigilia» deberán articularse con la realidad concreta, con los turnos de ocho horas, los estatutos, las diferencias de iniciativas. Son bien conocidos los accidentes que suceden en cualquier medio y los: «Ah, yo no intervine porque no tenía autorización del jefe médico ni del residente, entonces no me animé». ¡Esto sucede con frecuencia! Es un efecto de los sistemas de jerarquía, de aplastamiento de las iniciativas. Tiene consecuencias que pueden ser trágicas, pero, a su vez, presenta problemas: ¿hay posibilidad de articular algo de modo que haya iniciativa (para usar una palabra simple) y que esta iniciativa pueda desplegarse en diferentes grados? ¿Quién organizará esto? Disponibilidad-vigilia son dos grandes virtudes, pero con ellas no alcanza.

En modo alguno se trata de elogiar la organización de La Borde; soy uno de los más críticos con lo que ahí sucede. Pero, desde hace algunos años, lo que se desprende de todos estos movimientos, de todas estas efervescencias, ronroneos, hábitos, etc., es algo que apareció en la reflexión de los usuarios (llamo «usuarios» a los pacientes, sus familias o sus amigos). Recuerdo a una mujer, cuya hija de alrededor de 40 años era maniaco-depresiva. Varias veces, en que la hija estaba particularmente agitada, exuberante, fuimos a buscarla a París para traerla de vuelta a La Borde, discretamente, sin recurrir a la policía (evitando registros de escándalos en lugares públicos, entre otros) y, además, ¡gratuitamente! La señora dijo entonces: «Ni yo misma sé cómo definir eso. Quisiera hacer una película, pero no una película como se ve en la tele, sino una película, justamente, donde no se pueda "ver" nada. ¿Podrá filmarse? No es algo visual». Y agregó: «no hay palabras apropiadas, que se

19 DE SEPTIEMBRE DE 1984

comparen con todo lo que he vivido hasta ahora por mi hija, no sé cómo hacen ustedes con todo este asunto, pero en ustedes hay *gentileza*». Era una mala época ¡Y bien! A pesar de eso, ¡había gentileza! No era simplemente una fórmula de cortesía. A fin de cuentas, puede ponérsela en el vector de eficacia, porque a veces cuenta y mucho. No se trata de ser gentil simplemente. La gentileza, a veces, es enojarse espantosamente y echar fuera a la gente. Pareciera que en La Borde se respetó alguna cosa, una dimensión que era justamente de oposición: se respetó al otro, introduciendo una dimensión ética.

A propósito de esto, recuerdo a un hombre que hacía tres años que estaba deprimido. Había estado en otros lugares de los que guardaba recuerdos «atroces» (quizás acentuados por su carácter). Era suicida, melancólico, desequilibrado, con una receta médica estereotipada que se renovaba mensualmente durante tres años. Vino a La Borde y pidió quedarse unos ocho días. Para que saliera rápidamente de su depresión, se le aplicaron tres electroshocks. Le pedí que volviera a verme una hora después del primero. Entonces apareció en estado de satisfacción, para nada maníaco, diciéndome: «Es extraordinario, al despertar hace un instante sentí algo, había una presencia, había amabilidad. Nunca había sentido eso». Eso le evitó desembocar en un pozo, o colgarse de un árbol. Aunque esto pueda desagradar a algunos oídos, la amabilidad, en esas circunstancias tiene eficacia. Entonces, se puede plantear la pregunta: «¿cómo te organizas en tu empresa para que haya amabilidad? ¿Esto es programable?» «¡Sea amable!» No se trata de una orden. Hay cierta «atención» a alguna cosa ahí.

No iba a profundizar con este sujeto en lo que entendía por el concepto de amabilidad. Pero sabía que las personas cercanas a él tenían lo que se llama «contacto», un buen contacto, prestaban atención, estaban en vigilia, no iban a irse y abandonarlo completamente en el vacío. Porque los recuerdos horribles del electroshock suceden cuando, al despertar, no hay nadie. No se sabe nada más durante algunos minutos, minutos que duran siglos y que pueden marcar la vida entera. Tampoco se sabe más quién se es, ni dónde se está. A veces, es suficiente muy poco para evitar esto. Se sabe muy bien que, en la reconstrucción de la conciencia, la primera etapa es el nombre; el Nombre del Padre, como dirían algunos... En ese momento, hay una reposición de la personalidad, una suerte de apercepción de los entornos. Esos entornos son las personas que están ahí. No se trata de ser simplemente amable; solo es necesario que la persona en espera sienta que hay una atención. De ese modo, la persona siente que cuenta para el otro. Entonces, ¿esto puede programarse? «¡Trabajen para que vuestro prójimo pueda contar para ustedes!» Esto no es el evangelio según, qué sé yo, según ¡San Marcuse! No es eso. Justamente, no es necesario decirlo.

Se me ocurrió otra palabra como efecto posible de esta caja negra: para que todo esto pueda funcionar, se precisa (es una constatación y una necesidad) heterogeneidad. Acertadamente, Tosquelles siempre insistió mucho sobre esto.

Cuando se va de un taller a otro, es necesario que sean diferentes. ¡No es una obviedad! No es diferente porque se pase de cerámica a encuadernación, o a la cocina. Lo que debe ser diferente es una suerte de tonalidad, de ambiente.

19 DE SEPTIEMBRE DE 1984

Habría que recuperar la palabra «ambiente». Una cierta tonalidad, un cierto estilo de abordaje, de encuentro. Una cierta atención ante el material, que no es el mismo. Porque, si todo esto está uniformizado, será inútil multiplicar talleres. ¿Cómo obtener esa heterogeneidad? Hablo de talleres, pero también es válido para las personas que trabajan en ellos. Puede ocurrir que haya sistemas de identificación imaginaria, histérica, en los que todo el mundo se parece, o todos tienen el mismo lenguaje. Hace algunos años, se escuchaba a diario: «¡Ah! ¡Aquí está todo bien!». Todos decían: «Todo bien». Entonces yo preguntaba: «¿Quién dijo que está todo bien?» Todos levantaban la mano. «Pero ¿cómo que está todo bien?» Todavía se dice todo bien aquí, todo bien allá. ¿Por qué no? La expresión «todo bien» no está mal, es graciosa, pero se usa en general. No pongo, entonces, esta palabra como efecto de la «caja negra», al contrario. No es por esto que tenga que estar «todo mal», ese no es el planteo.

Y ¿la heterogeneidad? Me parece que, para volver a lo que decía Deligny, es importante que la gente que trabaja en un lugar no se parezca. Cuando, por ejemplo, nos ausentamos por vacaciones les decimos a las personas que atendemos: «Durante estos quince días, ¿por quién quisiera ser atendido?» Los fervientes dicen: «Por nadie». A veces les respondo que sería conveniente que alguien los atendiese de todas maneras. Entonces nombro médicos: «¿Fulano? ¿Mengano?» «Ah no, aquel no...» «Bueno, bueno...» Hay una lista, como en el restaurant. Hay gustos particulares: la persona decide con cuál se queda. Y cada vez le digo al colega: «Toma, Fulano te ha elegido». En mi opinión, si el «paciente» elige es porque hay una posibilidad de elegir. No se le impondrá. Puede pasar, en los estilos universitarios, que un médico u otro no cambie demasiado.

¿Cómo hacer para que pueda preservarse la heterogeneidad tanto en el espacio, en las funciones, como en la personalidad de cada uno? Se sabe que lo que uniformiza a la gente es un mal uso del «imaginario», un imaginario dejado en «estado natural».

Es tan importante esta heterogeneidad que parece que lo que es eficaz no es tanto el abordaje directo, frontal de cada persona en cada lugar, sino más bien la posibilidad de pasar de un lugar a otro y de una persona a otra. Se podría justificar todo teóricamente desde el punto de vista psicoanalítico. No vamos a ponernos a criticar lo que falsamente se llamó «relación dual». Bien se sabe que una relación «dual» nunca es tal: es un sistema muy complejo que está en juego y el «partenaire» de la relación analítica está ahí como soporte, para intentar orientar las cosas, hacer rebotar sobre otra cosa —no frontalmente— tanto más al nivel de estructuras psicóticas, en el que hay investimentos diseminados. Y la eficacia está en poder favorecer esta dimensión de pasaje de un sistema a otro, de un lugar a otro, de una persona a otra. A fin de cuentas, es tener acceso a esta distintividad puesta en práctica. Sería necesario retomarlo si se quiere teorizar esta caja negra, hacer jugar algo del orden del significante. Yo había desarrollado esto hace dos o tres años aquí mismo. Habría que retomarlo de una manera más precisa. Pienso esta noción de pasaje por múltiples razones.

Hace alrededor de un mes pasé una tarde con Tosquelles. Hablamos tres horas. Él le otorga una gran importancia a la noción de pasaje. Siempre la recalcó. Por ejemplo, en un pequeño artículo de 1960 sobre «semiología de los grupos». El pasaje de un grupo a otro: frecuentemente se juega en otro grupo lo que se desencadenó en el primero (*acting out* y pasaje al acto). Esta noción de pasaje la encontramos también en la elaboración y la teoría de los cuatro discursos de Lacan.

En efecto, lo que está en cuestión no es cada discurso, sino el pasaje de un discurso al otro. Es la emergencia del discurso psicoanalítico: discurso abierto que permite el pasaje a los otros discursos. De lo contrario, hay una suerte de estasis de cada discurso.

Esta noción de pasaje se la reencuentra a propósito del «sentido». El sentido es el fenómeno de pasaje de un discurso a otro (por oposición a la significación). Este pasaje de un discurso a otro es algo que privilegia una dialéctica de las demandas. Estamos aquí en un plano de análisis que puede ser un análisis colectivo. ¿Qué son las demandas? Es necesario retomar aquí lo que ha sido desarrollado de manera extremadamente precisa por Lacan, a propósito de las demandas en sentido analítico. Como él señalaba: «la demanda obedece a una lógica que es la lógica del corte abierto». Hay que precisarlo. Es muy importante decir «corte abierto». Es por oposición al discurso que está en el plano del «dicho», y no del «decir». Lo que llama «efecto del dicho» es un corte cerrado. Desde mi perspectiva, es una de las nociones más importantes para articular algo sobre la teoría del Colectivo. A saber, qué tipo de corte está en cuestión, o sea qué tipo de lógica.

Para abrir un pequeño paréntesis, se puede decir que

los esquemas de organización de los establecimientos tradicionales están anclados en hábitos de pensamiento milenarios. La Revolución francesa no cambió gran cosa en este sentido. Esa época y el siglo XIX fueron tan espantosos tanto para el sujeto de la ética como para la organización del trabajo. ¿A qué lógica obedecen esos organizadores de la sociedad? Obedecen a una lógica del círculo cerrado, una lógica esférica. Al final de la época llamada clásica, Kant, por ejemplo, dejó una topología elemental del círculo y de la esfera. ¡La esfera, paradigma de la perfección! Con un centro, un centro irradiante. Con esta lógica no se puede resolver mucho, se está obligado a inventar una fenomenología que no puede articularse con la realidad concreta. Haría falta articular las diferentes formas del neokantismo de fin de siglo con el «marxismo ortodoxo» y el desarrollo del estalinismo. Es un asunto difícil...

Me parece que, en la organización jerárquica de un establecimiento escolar, psiquiátrico, médico, hay un sistema de corte cerrado. Parafraseando (quizás torpemente) a Aristóteles cuando explica el movimiento de las esferas, en el movimiento de las poblaciones se está obligado a inventar un «motor inmóvil», una suerte de «anti-forma». Motor inmóvil tal vez encarnado en el «Don Director» o «Don qué sé yo». El motor inmóvil a menudo no está en el establecimiento. Entonces, cuando se desplaza, produce algo, produce historias. Todo el mundo se apresura o se aplasta. A pesar de todo, está claro que eso regula el universo. Hay entonces un motor inmóvil con su lógica de círculo. En estas condiciones las dificultades son inextricables si se quiere respetar las vías de pasaje, cuyo sentido y corolario es la singularidad de cada uno. ¿Por qué «corte abierto»? Por ejemplo, el «ocho invertido» u «ocho interior» es un operador lógico que permite economizar antinomias como: «interior-exterior» o «transgresión». En el lenguaje corriente de la práctica psiquiátrica, cuántas veces escuchan a los usuarios decir: «interior-exterior», los de afuera, los de adentro. Pronto no tendrán más adentro y afuera. ¡No habrá más que «afuera»! Miren Italia. ¡No es muy brillante! Se fijó en un nivel no elaborado. Para sobre-compensar esa miserable situación, se vuelven a aferrar a los diplomas: una suerte de grados militares sin más, no es necesario buscar tan lejos. Y los súper-graduados utilizan la misma lógica que un barrendero. Solo que a veces el barrendero tiene mejor sentido, porque entiende que para manejar la escoba no es necesario hacer círculos. ¡Se da cuenta enseguida! Mientras que un general, cuando está inmóvil en su motor anti-forma, puede enviar a los tipos a Verdún, él no tiene que hacer nada. Es casi a este nivel que sucede. Me parece que la caja negra debería poder organizar algo que impida que haya tales sistemas «esféricos». Es idiota decir algo semejante, pero en fin. Por ejemplo, hay un pequeño artículo que apareció en *Information Psychiatrique* (dos números consagrados a la psicoterapia institucional) que se tituló «Libertad de circulación». En efecto, es necesario que haya libertad de circulación, es casi un axioma. Que los enfermos puedan circular de un ambiente a otro. Si no, ¿para qué sirve la heterogeneidad? Circular es poder pasar de una situación a otra. Con frecuencia hablo de la cocina como lugar de pasaje, pero no solamente la cocina. En muchos establecimientos la cocina no es un lugar de pasaje. Igual que un consultorio médico... Pero la libertad de circulación puede crear choques: «Acabas de llegar, estás sobre mis pasos», una manera de respetar al otro haciéndose respetar. No hay entonces prohibición absoluta. Pero esta libertad de circulación necesita una transformación radical de todo, de todas las relaciones, de la jerarquía, de la distribución de las tareas, de las funciones, etc.

Otro término fundamental, efecto del Colectivo: el del «encuentro». Es el mismo problema. Favorecer los encuentros, etc. Hay que prestar atención a lo que se dice. Hace veinticinco o treinta años, un amable periodista hizo un bello artículo en no sé qué diario. En aquella época se hablaba mucho de Lévi-Strauss, de los intercambios materiales, los intercambios de palabras, y además... ¡atención! Lévi-Strauss no habla de intercambios afectivos o sexuales, sino de intercambios de mujeres. Pero el compañerito periodista había escrito: «Hay intercambios materiales, intercambios de palabras e intercambios sexuales». ¡Dicho y hecho! Diez años más tarde —¡porque se necesita tiempo para que los intercambios se hagan!— en *Minute*, junto con Roger Gentis —en buena compañía—, estaba siendo arrastrado en el barro: La Borde, un verdadero burdel, donde éramos macarras que organizábamos orgías. La prueba (esto estaba en el texto): organización de «acercamientos», coordinación... ¡Hay que tener mucho cuidado con lo que se dice! A veces es necesario usar palabras incomprensibles: transfinito, sistemas aleatorios... Porque si hubiera dicho algo así, no hubiera sido atacado por *Minute*. No me hubieran atacado por «sistemas aleatorios» ¡a menos que descubrieran la astucia! Entonces, cuando decimos: «Hay que favorecer los acercamientos», ciertamente ¡eso no quiere decir organizar cabarets tecnocráticamente! Reichiano o no, «acercamiento» no quiere decir sexualidad en el sentido trivial del término. ¿Pero cómo son entendidos esos términos?

Por esto trabajé tal vez de manera alambicada, la palabra «encuentro», habría que encontrar otro término mejor. Lacan, en el seminario XI sobre los cuatro conceptos habla de la *tyché*: «¡Sean *tychiques*!», dice. La *tyché*: la fortuna, el encuentro, la buena y mala fortuna. Lacan agrega que eso pone en cuestión algo del orden de lo real. Si hubiera verdaderamente encuentro, habría cambio estructural por el mismo hecho del encuentro. Se pueden desarrollar correlaciones entre el concepto de encuentro y las diferentes formas de transferencia. Es la cuestión de la transferencia la que es así planteada. Dicho de otra manera, se ve que la caja negra, lo Colectivo debe ser algo que sea capaz de tener en cuenta y no aplastar esas dimensiones frágiles, pero de una importancia extrema: las del orden de la transferencia. En un artículo de la *Encyclopédie* en 1968, en los «Complementos teóricos» sobre la psicoterapia institucional recordé al superyó en su correlación con las estructuras jerárquicas habituales insistiendo sobre lo propio de la transferencia, no como interrelación yoica sino como lo que permite al sujeto manifestarse por la emergencia de un «decir». Tal vez sea la cosa más difícil de preservar. La mayoría de las organizaciones pasan al lanzallamas toda posibilidad de emergencia del «decir». Otra imagen muestra la dificultad de respetar esta emergencia, imagen evocada por un amigo italiano, quien ha trabajado algunos años en La Borde y ahora trabaja en Roma. Me decía justamente que es al nivel del espacio que algo se manifiesta. «Es tan frágil —decía— como en el desierto: basta que haya un poco de lluvia y de golpe, ya está, hay un pequeño prado detrás de una duna. Decimos: 'vamos para allá'. Pero en cuanto giramos la cabeza para otro lado, todo desaparece, no hay nada más». Eso me pareció totalmente adecuado.

La mayor parte del tiempo, esta fragilidad es completamente desconocida. Sobre todo cuando hay trampas, pantallas que distraen. Por ejemplo, el problema de la agitación. Las personas están agitadas, furiosas, sucias, apestan. ¿Qué vas a hacer con tu psicoanálisis de cotillón? Pero justamente hay una opción a tomar, una decisión. Si se decide que no hay nada que hacer, no habrá nada que hacer. Es en este sentido que yo decía hace dos o tres años: «No hay estados de cosas en sí». No hay estados de hechos en sí. Se forma parte de las cosas que están ahí. Y si se decide que no hay, no hay (cito a Karl Otto Apel en *El pragmatismo transcendental*). Los tecnócratas llegan para verificar que no hay. Y eso puede convencer a la misma gente que creía que sí había: «¡Ustedes son muy ingenuos! En verdad no hay». Por decisión tecnocrática se nos empuja a la decepción —pero no cualquier decisión—. Se puede percibir que todo esto exige una teorización del Colectivo. Podemos apoyarnos en esta pequeña frase de Lacan en el seminario «*De un discurso que no sería del semblante*». En la segunda página hace razonamiento epistemológico. Dice: «no hay hechos que no sean hechos de discursos». Reencontrarán eso, de una manera un poco variada, en el seminario *Aún*, que es una mina extraordinaria que habría que releer en todos los sentidos constantemente. «No hay hechos que no sean hechos de discursos»; no cualquier discurso, nada de charlatanería. Se trata de una estructura muy precisa, definida por él. No hay hechos ahí explotables, a no ser que haya un equipo o un grupo psiquiátrico que esté ahí para construir su propio medio. Esto va al encuentro de la dimensión más basal del concepto de transferencia para distinguir del concepto de repetición. La transferencia es ante todo «creacionista», una creación *ex-nihilo*. De lo contrario no es transferencia: «¡Ah! ¡Yo soy tu Papá!» Es una especie de debilidad psicoanalítica. Es idiota. Incluso si el paciente dice: «Papá» no es verdad. ¡No va! Eso es delirante y no se trata de alimentar el delirio.

Existe entonces este lado creacionista. Decir eso no es «lógico-positivista» para nada. Ahora ¿qué hace que exista un sistema, un conjunto, alguna cosa, que torne la creación posible? Se puede decir: «Ah sí, se parece un poco a Lenin. No hay revolución sin teoría de la revolución...» ¡No sé si el Colectivo es así! Es una máquina abstracta muy compleja. Para establecerse en la lingüística cibernética debe poner en práctica cosas difícilmente articulables. ¿Eso hace llamar al campo «transformacional» —en el sentido que le da Saumjan—? Ahora este campo «transformacional» es algo que permite el «creacionismo». Por ejemplo: encuentro, transferencia, es fundamental no «cosificar» esto... Entre los usuarios, el personal o los otros, hay personas con buena voluntad que tienen una atención irreprochable y que proponen: «yo me encargo de esto». Parece que por fatiga decimos: «Muy bien, él se va a encargar» y nos quedamos tranquilos. Ocho días, seis meses más tarde, ¡todo está liquidado! Pero él se presenta y dice que se va a encargar, no se va a echar a nadie por eso. El peligro está ahí.

Para situar esta cuestión he usado una palabra. Nos apasionamos por las palabras, les damos vueltas, las sostenemos, las situamos. Hay palabras privilegiadas. Hay una palabra que insistía, es la palabra «diacrítico». Al respecto, me pidieron por teléfono: «sería bueno si puede venir a la Suiza italiana a un coloquio, en Mendrisio. Hace diez años se ha creado un club en nuestro hospital y es extraordinario, funciona». Contesté: «Sí, iré». «Entonces dígame el título de su exposición, porque usted debe dar la apertura a las jornadas. Es sobre psicofarmacología. Pero es preciso hablar al mismo tiempo del club». «Bueno, lo volveré a llamar». Me telefoneó de nuevo y le di un título. No comprendió. Como es suizo italiano me hizo repetir: «Función dialéctica del Colectivo y su manifestación "en tanto" que club terapéutico». Me envía el programa y veo «función diacrítica». ¡Es extraordinario! ¿Por qué habrá puesto «diacrítica»? Desde luego, tuve que buscar el sentido. Estaba feliz porque intuitivamente era lo que debía ser dicho. Busqué la etimología de la palabra. No les haré un esquema. Busqué en un viejo *Petit Larousse*: «Se dice de ciertos signos tipográficos o de puntos que modifican el sonido de la letra a la cual están unidos» (eso es en gramática). En medicina también hay signos diacríticos: «Se dice de signos que permiten distinguir una enfermedad de otra». Después busqué signos diacríticos de otras cosas... «Un signo que impide la confusión de las palabras». Por ejemplo: un acento. Todos saben eso: mas y más, las dos formas de mas. Se pone un acento y cambia todo. O bien una coma,

19 DE SEPTIEMBRE DE 1984

un punto y coma, o puntos suspensivos, o una mayúscula. Al fin de cuentas, es la forma de un signo. En árabe es lo mismo: los puntos superiores cambian completamente la letra o la palabra. El *Petit Robert* dice: «Es lo que permite distinguir palabras homógrafas». Es necesario buscar: «distinguir», entonces leo: «Distinguir viene de distintivo, *diacríticos,* criba, *crinon*, de *critérium*, crítico, que juzga, interpreta». Es evidente que se puede cambiar el espíritu a fuerza de hablar, de improvisar... *Interpretar, criba, distinguir.* Pensé: «¡Pero eso es exactamente una función diacrítica!» Pone en práctica algo en un medio amorfo la mayor parte del tiempo, o serial, o «práctico-inerte» (como diría Sartre). Se intenta introducir sistemas —que Sartre llamaría «tercero regulador»— para que haya una «totalidad detotalizada» según su lenguaje. O bien aún para que haya un «proceso dialéctico».

Para que pueda haber algo que «remueva», que no haya estasis. Primera etapa. Pero al mismo tiempo esta función diacrítica permite distinguir cosas que están confusas, mezcladas. Así, incluso en el plano de la semiología, el hecho de que tal persona manifieste signos patológicos en ciertos lugares y no en otros es bastante conocido. Todos los martes voy a la tarde (antes a las tres, ahora a las seis) al dispensario de Blois. Todos los martes desde enero de 1950. Hay gente que sabe que estoy dos, tres horas y que durante ese tiempo ellos pueden pasear, hacer compras. Hay pacientes que piden venir conmigo en auto al dispensario. Ayer estaba la Srta. X, a quien conozco hace mucho tiempo y quien volvió recientemente desde su casa en un estado maníaco límite —incontinencia verbal, juegos de palabras— y al mismo tiempo bastante trágico, pues tenía un fondo melancólico: un duelo sin realizar, una cosa horrorosa. Volvió el lunes en un estado más que desagradable. Había que hacer algo. Le dije: «Tenemos que ponerte una inyección de Haldol». y me respondió: «Sí, de acuerdo. Ya voy». Ella tenía una tasa llena de café y me la tiró, ¡ploff!, de lleno sobre la cara. ¡Me enojé! Aunque, en fin, no era necesario enojarse tanto. Entonces me preguntó: «¿Puedo ir al dispensario?» Pensé en decir que no, pero luego respondí: «Sí, seguro» con autenticidad, «¡claro, con gusto!»... Fue a hacer compras, la gente la vio, ella estaba bien, no gesticulaba, aparte de algunas pequeñas picardías tal vez. A lo sumo fue —esto no es verdaderamente patológico— a comprar «un» cigarrillo al kiosco. Un cigarrillo. No es tan terrible. Pero cuando llegó al dispensario, ahí fue el gran circo. Todo esto para decir que la calle, los negocios, el dispensario, el consultorio, el patio, su pieza, son desde luego muy diferentes. Estos son los elementos que deben articularse con lo que les recuerdo siempre: la «patoplastía». Es decir, la influencia de los entornos. «Entornos» es una palabra del siglo XIII. Prefiero quedarme en el siglo XIII para no decir «medio». Entornos. Se pueden variar los entornos y modificar cosas. No modifica profundamente su estado de exuberancia, pero modifica algo y ella enseguida registra todo. Eso también modifica la manera en que se la debe acoger y otras cuestiones.

Dicho de otra manera, vemos, por la posibilidad de ese viaje a Blois, que el auto tuvo una función diacrítica, permitiendo distinguir «los signos de la dolencia». Pero tendríamos que hablar nuevamente de los entornos. Es uno de los aspectos que vamos a intentar poner en práctica este año, entre muchos otros aspectos, para tratar de una manera azarosa y precaria algo del orden de una teorización siempre en construcción, sin dar por sentado cosas en sí. No hay que dejarse abusar por razonamientos tecnocráticos objetivos.

En un artículo de 1971 sobre la psicoterapia institucional llegué a decir (Tosquelles me lo reprochó un poco), que a fin de cuentas la psicoterapia institucional permite distinguir lo endógeno de lo que no lo es. Seguramente es un poco superficial...

Tenía pensado igualmente que se podría presentar —dejo la lista de efectos a partir de los cuales se podría, por inducción, teorizar algo del orden de la máquina abstracta—, las cosas dando otros rodeos. Lo importante es distinguir institución y establecimiento. Lo Colectivo no es ni un establecimiento ni una institución.

Se puede remitir, en lo que concierne al término «institución», a un libro aparecido en 1952: *Vocation actuelle de la sociologie* de Gurvitch. En la primera parte hay un análisis que es la elaboración de una microsociología, la coordinación «de las plataformas de existencia social»... Pero no se trata aquí de «plataformas».

¿La máquina abstracta, lo colectivo, es del orden de lo que Tosquelles llama «polifonía» y multirreferencias, multidimensionalidad? No, pues estos son solamente efectos de la máquina abstracta.

¿Es lo que Félix Guattari llama «transversalidad»? Eso tampoco puede ser más que un efecto.

¿Y las *relaciones complementarias de Dupréel* a las que se les prestan mucha atención? Eso no es más que un efecto.

¿Entonces hay un modelo, en el sentido de la teoría de los

modelos? ¿Es un modelo en el sentido elaborado por Alain Badiou: modelo logístico? No, pero me remito a Alain Badiou a propósito de un artículo (en el cual critica más o menos a Althusser) sobre el materialismo dialéctico. Habla de un conjunto: el conjunto de las instancias. Hablé sobre esto frecuentemente con el grupo de pedagogía. El conjunto de las instancias, con la instancia dominante que reparte lugares y funciones en el conjunto. Las instancias no siendo más que prácticas sociales tomadas en un conjunto, por oposición a una práctica determinante, frecuentemente económica en el materialismo dialéctico y que es representada en el conjunto al nivel, por ejemplo, de la dominante o de otra instancia. ¿De eso se trata? No, no es eso. Es simplemente uno de los aspectos posibles y todavía es necesario desconfiar de los modelos.

¿Es lo de la *Crítica de la razón dialéctica*? Seguramente hay muchas cosas que se pueden sacar de ahí. ¿Es del orden de lo que Sartre llama tercero regulador (para preservar el proceso dialéctico por oposición al práctico-inerte)? ¿Es el Otro del conjunto social, como dice Sartre? No. Que hay procesos dialécticos, sí. Pero no es más que un efecto.

¿Es algo del orden de una apercepción gestáltica? ¿Es la teoría de la forma? ¿No es algo que potencia cambiando el aspecto de las cosas, a modificar la configuración? ¿O algo que se acerca a la elaboración de Lévi-Strauss a propósito de la estructura: lo que se llama conjunto de invariantes? Contesto que «no». Ciertamente que eso juega al interior, seguro. Pero no es eso... ¡Se lo puede añadir! ¿Es, por ejemplo, algo del orden del *phonologisme*, que está de moda desde hace veinticinco años, por intermedio de Troubetzkoy y de Lévi-Strauss? ¿Es decir, un recorte en unidades pertinentes?

19 DE SEPTIEMBRE DE 1984

Lo que va a acercarse un poco a una suerte de tablatura de significantes, o para decirlo como Lacan, de trazos unarios. No es eso, entonces es justamente lo que se intenta poner en práctica, una «distintividad» eficaz, no en el sentido del *phonologisme* sino en la problemática del efecto de sentido.

Se puede continuar esta enumeración, hasta evocar la tesis de Claude Poncin cuando habla de *situemas*. Es importante también. Pero otra frase de Lacan me parece interesante a propósito de las estructuras. Ustedes saben que siempre lamentó que se lo ponga en la misma bolsa que a los «estructuralistas»... Él dice «lo asférico»... Es un fragmento de frase que cito... (es siempre peligroso citar un fragmento de frase): «Lo asférico encela en la articulación lenguajera como efecto de sujeción de sujeto». Es una de las aproximaciones de la definición misma de estructura. Él decía siempre: «La estructura es el lenguaje». Entonces, se le da raras vueltas cuando dice: «El inconsciente está estructurado como un lenguaje»... Felizmente inventó: *lalangue*. Se ve bien que es a este nivel que se apoya el problema de lo Colectivo.

«Lo asférico» es justamente la puesta en cuestión del sujeto pero no del yo (*moi*). El sujeto no es el yo (*moi*). Y lo que está en cuestión justamente en la psicosis, es que el sujeto está estallado, «descarriló» del simbólico, está en un estado de sufrimiento (como digo a menudo: «en la *Abwarten*», en una suspensión infinita, en espera, sin esperanza de que se lo venga a buscar). Es el sujeto del inconsciente que descarriló... Entonces no es diciéndole: «Yo, yo, yo» que cambiará alguna cosa. La estructura no es una cosa. «Oh, yo tengo una buena estructura, yo tengo un hospital, ven a ver, está verdaderamente bien puesto mi hospital». A esto contesto:

«Cállate», «lo asférico encela...» Nadie comprende nada más y me echan. «Lo asférico encubre en la articulación lenguajera como efecto de sujeción del sujeto».

Se puede recordar pequeñas frases como esas. No es para decir: «¡Oh, San Lacan!» Pero hay puntos de referencia. Cuando dice, por ejemplo: «El significante, signo del sujeto», es desde luego algo extraordinario. ¡Pero no pienso que eso pueda servirme para mi historia de caja negra!

Lo mismo cuando habla de la «substancia» gozante. De eso se trata. El goce: de estar vivo, ya. ¡Es para respetar! De ahí viene la articulación entre el «plus-de-goce» y «la plusvalía». Se dice: el goce no sirve para nada. ¡¡Entonces sí, eso no sirve de nada!! No simplemente a partir de una cierta edad, desde muy niños... ¿no sirve para nada el goce? ¿Un «en plus», un «en menos»? Me parece que ahí *hay* algo.

Otra frase: «El significante viene a trufar el significado». Imagen un poco comestible, ¡pero elocuente!

Todos estos puntos son a precisar. Pero para intentar comprender de qué se trata sería necesario retomar la noción de patoplastía. Lo Colectivo sería tal vez una máquina para tratar la alienación, todas las formas de alienación, tanto la alienación social cosificante producto de la producción, como la alienación psicótica. Es evidente que hace falta que haya en alguna parte —si se quiere verdaderamente poner en práctica algo eficaz al nivel de la psicoterapia de las psicosis— una máquina que pueda tratar la alienación.

Habría muchas otras cosas para decir. Pero, pienso que eso da una primera impresión de lo que está en cuestión en esta noción de Colectivo.

19 de septiembre de 1984

Interviniente (A): Me parece que lo que mejor encaja con esta historia del Colectivo es quizás lo que dijiste al principio. Es decir: la decisión, que es imposible hacer esto o aquello... que es imposible hacer esto o aquello... hay personas que dicen: «No hay nada que hacer con los psicóticos, es imposible, no hay nada que hacer»... Tal vez haya algo que se muestra y que al mismo tiempo son efectos y sostenes de la estructura. Es la decisión que se toma de decir que es posible de... Tengo la impresión que es la definición misma del Colectivo, es tal vez algo que así se ilustra. La decisión, la ética...

Interviniente (B): Función de anticipación...

Jean Oury: Ah sí, de anticipación. Pero es necesario precisar.

Interviniente (A): Imagino a Tosquelles en su campo de concentración, cuando acaba de ser condenado a muerte y pasa la frontera, se encuentra en una emboscada y rápidamente los compañeros le permiten salir de ahí. Él se recobra en Saint-Alban. ¿Cuál es la parte de anticipación, para él, en su cabeza, de lo que va a ser su trabajo institucional en Saint-Alban? Y —contrariamente— ¿cuál es la parte de lo que va a elaborar día tras día? Y en ese momento, ahí entra en juego inmediatamente el encuentro, los fenómenos de encuentro entre la gente, que van a hacer que eso no sea obra de uno solo sino, por definición, de un Colectivo. Se trata de leer algo entre varios.

Jean Oury: Es una anticipación, pero no forzosamente un proyecto explícito. Es más una manera de ser, de aprehender el problema de los encuentros, del azar. Hay en efecto, un problema de decisión en el plano ético. Pero es al mismo tiempo un problema de «justificación»: de lo que ahí se hace. ¿Qué se hace ahí? Esta justificación no es una racionalización. Es una justificación de esta dimensión ética. Es lo que se llama (es una palabra fundamental) en alemán *Sollen*. Walter Benjamin habla de *Sollen*. Y está en el corazón mismo de lo que se hace. ¿Por qué se hace esto? Sin embargo, no es un «deber moral», es un «deber ético». Se vuelve a jugar ahí una definición de Lacan en su seminario sobre la ética (en psicoanálisis) cuando dice que la ética es esta suerte de relación, de justa medida, de articulación entre el propio deseo y la acción. Es todo un programa. Se ve que acarrea problemas muy serios si hay falsedad, si no está verdaderamente bien articulado entre el deseo del médico o del enfermero, y lo que hace. Esto vuelve a traer la problemática de la transferencia. La transferencia es «el deseo del analista»: ahora bien, si hay falsificación en ese nivel, puede desencadenar mecanismos de culpabilidad. Esta culpabilidad es rápidamente metabolizada ahí, en los medios cerrados, aunque estén abiertos, como se dice, al exterior. En esos medios donde hay «convulsión» se tiene mucha prisa en pasar la culpabilidad a las espaldas de otros. Esto es lo que se llama «paranoias institucionales». Todos somos vulnerables. Es muy difícil vacunarse contra esa enfermedad profesional. Cuando sucede algo: es el de al lado, que encima hace bromas, y al que todavía no se le recetó Largactil, etc. Hay una suerte de proyección cotidiana, que es una mascarada de los propios errores. Si te analizas verdaderamente en tus relaciones con lo que haces, es decir en articulación con tu propio deseo, no vas a joder a tus compañeritos diciendo que es su culpa. Es en esta dimensión que puede inscribirse algo de ese concepto tan difícil que es la decisión.

Pero la decisión misma, que es del orden de la demanda, si se quisiera, topológicamente sería, no un corte cerrado sino un corte abierto. De lo contrario no sería una decisión eficaz. Se puede también plantear de manera fantasiosa: «La interpretación es una forma particular de decisión».

Se sabe que la interpretación es algo del orden del deseo. La interpretación es un corte. Y el deseo no se atrapa así como se atrapa una mariposa.

El ejemplo que das de Tosquelles llega un poco al azar, hay que decirlo: salir del campo de concentración para venir a Saint-Alban... Era mejor que quedarse en España condenado a muerte. ¡Claro! Pero es verdaderamente por azar que encontró esos tipos ahí en Saint-Alban, y entonces salió adelante, funcionando como había funcionado siempre, casi sin «proyecto».

Él hacía funcionar «el impulso anticipatorio», en el sentido de Heidegger. El impulso anticipatorio hacía que él no pudiera hacer otra cosa que decidir eso. Porque hay una cierta articulación entre la acción y el deseo, y el estilo. Y enseguida hay encuentros con gente interesante —o con textos interesantes— y esto cambia todo.

Interviniente (B): A propósito del «sin proyecto». Por ejemplo, en La Borde hay algo que impactó mucho a la gente: ¿Cómo re-centrar todo lo que pasa a propósito de un mismo enfermo? El reagrupamiento es sumar lo que pasa en la ergoterapia más lo que pasa en el pasillo más lo que pasa... Ahora bien, me parece que debería haber ahí una dimensión del Colectivo que haga la economía de lo que tal reagrupamiento pueda tener de artificial.

Yo quisiera proponer una especie de variación: de pasaje de lo uno a la multiplicidad, es decir de la singularidad a la multidimensionalidad.

Jean Oury: El sin proyecto tiene sus armonías. Se habla de impulso anticipatorio. Claro que se puede decir que es lo que está en cuestión en la dimensión del «Ideal del yo», por un lado; por oposición al «Yo Ideal», por otro lado. Hay una suerte de inscripción, de posibilidad de inscripción en un registro simbólico. Y si fuera previsto de entrada estaría jodido.

Eso es algo creacionista. Es el futuro anterior, es basal; inicio que queda justamente desconocido para poder articularse con lo que va a hacerse. Eso me recuerda el primer encuentro (en marzo de 1955) en una cafetería con Hélène Chaigneau. Dijimos: necesitamos reunir, reclutar ciertas personas, gente que tenga tal vez... «¿Que tenga qué en la cabeza?» Lo que se llamó después, con Tosquelles, el «tanteo de los melones»: para elegir un melón no es necesario cortarlo, pero es una ciencia. Al melón se lo siente, se mira si tiene rabillo o no... Y entonces dijimos con Hélène Chaigneau: «Pero, ¿cuál debe ser el criterio?» Estaba bien antes de lo que se llamó el «GTPSI».

¡Eso era ancestral! Y enseguida se tiene en conjunto el mismo criterio: «El religioso B». A lo sumo, si se pasa con la pregunta «¿Usted es del religioso B?». Si es del religioso B, no responderá. Sería contradictorio.

19 de septiembre de 1984

Religioso B. Está en Kierkegaard. En particular en «Postscriptum». Tiene algo que ver con el «*telos* absoluto». Le opone al religioso A, el *telos* relativo: se va a la misa para ir al cielo. Y es suficiente ir a misa, hacer bien sus oraciones, confesarse, etc., y se estará tranquilo. Es un seguro de vida eterna. Eso es el religioso A.

¿Entonces, a las personas que son del religioso A, más le vale no meterse en un establecimiento, porque ellos pasarán por al lado? Recuerda a eso. No es, por lo tanto, que haya que ser idiota, ni imaginar algo, ni hacer proyectos...

17 de octubre de 1984

Jean Ayme: Lo colectivo sería una máquina para tratar la alienación en todas sus formas. También es la forma del colectivo de psiquiatras del servicio público. Algunos de ustedes estuvieron aquí durante estos cuatro días. Formamos parte de la departamentalización, que en sí es buena pero que no se aplica a la psiquiatría. Ya hablé un poco de eso. Parece que las reducciones presupuestarias debieran ser temperadas por el tubo de oxígeno que nos prometen, pero en fin, todavía estamos en reanimación. La reforma del período de residencia de los estudios de medicina nos va a llevar a no tener a nadie más para formar en los próximos años para continuar nuestra profesión. En fin, todo esto no es muy regocijante. El colectivo expresó su descontento. Hubo dos días por fuera de las jornadas médicas sobre la «ciencia» que estuvieron centradas en la investigación, la investigación específica de la psiquiatría. Y eso va un poco con lo que yo decía la última vez sobre la necesidad de encontrar un rumbo, una metodología. Estamos ahora en la investigación de la investigación en psiquiatría, si queremos escapar de la psiquiatría epidemiológica o de la genética. Hay medios, hay personas reconocidas como investigadores en ese otro dominio distinto a nuestra práctica cotidiana, de la clínica, del psicoanálisis. No se han intentado grandes cosas, al menos después de Freud y en el marco del colectivo en el cual trabajamos. Entonces, es desde ese punto de vista que quisiéramos intentar algo, ya sea a través de medios autorizados con poder de decisión y financieros, ya sea por nuestros propios medios. Es en relación a esto que apelé a ustedes el otro día, diciéndoles que intentábamos —en el marco del Instituto Édouard Toulouse, el viejo instituto de salud mental y de biología social creado hace treinta años— orientarnos a través de los medios de investigación que sean específicos a nuestra práctica psiquiátrica y en esta avanzada teórica que ahí hacemos cada mes.

Paso la palabra al doctor Oury para lo Colectivo en su esencia.

Jean Oury: Lo Colectivo está en cuestión en todo trabajo que se haga, sea público o privado. Es, tal vez una noción general que desborda totalmente el campo de la psiquiatría. Una cuestión de «método» —como decía Sartre— que siempre es necesario precisar. Si no, corremos el riesgo de patinar, de ser tergiversados en una teorización cualquiera, en una ideología. Por ejemplo, cuando empleo el término «justificación»: «¿Qué justifica que hagamos esto?» Algunos de ustedes conocen las sucesivas elaboraciones del término «justificación» y todos sus deslizamientos de sentido desde al menos dos siglos. Es interesante quizá, cuestionarnos cuando estamos en un estado un poco depresivos, un poco aburridos, un poco «hasta la coronilla». Se sabe que, en su mayoría, los «grandes pensadores» eran depresivos, si no melancólicos. Eso les daba ideas. Tal vez sea necesario aprovechar los momentos un poco difíciles —que sin duda aparecen todos los días— para plantearse cuestiones. La cuestión, por ejemplo, de saber si en un hospital, cuando hay hospital, o en lo que llamamos «el sector», cuando hay sector (lo cual no es una obviedad), podemos poner en práctica un medio de vida un poco más animado, «hacer un club», reagrupar los talleres para que las personas puedan circular más libremente y que sea más interesante que quedarse encerrado en una célula. Pero queda una cuestión bruta, una cuestión depresiva, obsesiva: «¡Para qué!»

Además —ya conté esto aquí—, encontré un himno, un «himno de la psicoterapia institucional». Se lo presenté hace más de treinta años a Tosquelles. ¡No le prestó atención! Está —se toca con un organillo— en *L'Opéra de quat'sous*: «La inanidad del esfuerzo humano». No puedo desde luego, cantárselas. En la psicopatología de las estructuras obsesivas hay siempre una duda sobre la validez misma de lo que se hace, y se plantean cuestiones: ¿por qué esto en vez de otra cosa? ¿De qué sirve hacer un club? etc. Esto sobrepasa ampliamente la psiquiatría. Por ejemplo, en pedagogía —porque parece que hay psiquiatría y pedagogía separadas— cuando un profesor en una escuela, una «escuela-cuartel» como dice Fernand Oury, quiere aplicar métodos llamados modernos, como Freinet y compañía, eso le demanda mucho tiempo, mucho trabajo. Los colegas, al principio, se sorprenden y lo reprueban: «¿Cómo, no sales a las cuatro y media? ¿Haces prácticas gratuitamente durante las vacaciones? ¡No se entiende! ¿Por qué haces eso?». A lo que le sigue un montón de racionalizaciones: «hago eso para..., para no importa qué..., para salvar a los niños de la miseria cultural, o para qué sé yo».

Pero el trasfondo del problema es: «Pero, ¿por qué?»... ¿Por qué un club en un hospital, por qué una estructura tan diversificada, talleres, una asamblea general, un secretariado...? Es sabido que a los «trabajadores» no les agrada esto. Menos a los sindicatos, sean de la tendencia que sean... No daré detalles, pero ustedes mismos lo han podido constatar. Y cuando se tiene el espíritu un poco filosófico o esquizoide, se plantea la cuestión fundamental de la metafísica: «¿Por qué esto y no, más bien, nada?».

¿Por qué esto y no mejor otra cosa? Puede parecer humorístico, pero de humorístico no tiene nada. Es un poco bizarro plantear tales cuestiones, pero lo que está en juego no es fácil de enunciar. Prefiero intentar decirlo, aunque balbucee... Entonces, cuando hacemos algo, en el sentido de una práctica ya bien elaborada, cuando ya resolvimos esos problemas difíciles de las relaciones entre la teoría y la práctica —que prefiero llamar praxis—, incluso cuando está bien agenciada, se puede decir que queda un problema sin resolver. Porque durante la organización de un cierto campo bien delimitado de trabajo —que podemos llamar, para usar los términos epistemológicos tradicionales, campo pragmático y empírico— quedamos rápidamente apresados en el movimiento de las cosas, en conflictos, en una cantidad de cosas así. Además, cuando alguien habla con ustedes de su ambiente de trabajo en detalle, frecuentemente se ve aparecer una cantidad de cosas, de conflictos de todo tipo, aparentemente muy graves, que pueden llegar a desencadenar exclusiones. Parece extraordinario visto de afuera. ¿Cómo puede ser que se tomen tan en serio? Pero no se puede hacer de otra manera, ¡y tanto mejor! Porque si se tomara en broma, sería mucho peor. Estamos como fascinados por lo que hacemos, por los conflictos. Hay manifestaciones, subgrupos de presión, oposiciones a la instauración de cualquier cosa.

No podemos liberarnos fácilmente de todo eso. Hay que ver las peleas de las escuelas —tanto en psiquiatría, como en pedagogía, o en psicoanálisis— ¡todas las escisiones! Cuando se escuchaba, cuando se veía discutir a las personas, parecía serio. Tan serio que podía llegar a ser cuerpo a cuerpo. ¿Qué es lo que está en cuestión entonces? ¿Será que algo fue evitado? Una «buena organización» de un campo pragmático se puede encontrar en cualquier ámbito. Por ejemplo, en un campo de concentración puede haber una muy buena organización, un club, teatro, montones de cosas, con una finalidad: una finalidad «sublimatoria» en forma de humo. Por tanto, es una estructura empírica bien hecha. Se puede incluso imaginar una suerte de «psicoterapia institucional» en Auschwitz ¡Por qué no! Si se fija en un campo empírico se puede plantear la cuestión: ¿por qué esto mejor que otra cosa, o incluso mejor que nada? Una respuesta local: había una necesidad empírica.

El problema que yo quería intentar esclarecer se puede

plantear así: hay ciertamente algo del orden de una justificación. Palabra muy tradicionalmente cargada de significaciones. Podemos preguntar: «Pero, ¿por qué haces eso?» Y se justifica. Y frecuentemente, para justificar, se queda en el campo empírico. Pregunten a un médico, por ejemplo: «¿Por qué le diste 250 gotas de Haldol en vez de Terzuflina... y luego por qué tuviste que darle algo?» Hay siempre una respuesta «científica» que tiene en cuenta la historia del paciente. Se puede, a veces, responder: «Sí, me equivoqué, voy a modificar la dosis», etc. Se puede discutir. Estamos en el campo de un trabajo concreto.

Pero no se trata de ese nivel de justificación. Es un nivel de justificación empírica. Kant, en la *Crítica de la razón pura*, plantea el problema de la justificación. En alemán es un término más sutil: el verbo *sollen*. *Sollen* quiere decir «deber hacer alguna cosa», pero en una dimensión ética. Es un llamado a una suerte de jurisdicción. Pero en el campo empírico solo se puede tener una especie de racionalización de lo que se hace. Al contrario, en el campo trascendental es otra cosa totalmente distinta. Ese término de *sollen* ha sido fuertemente criticado ya a justo título por Hegel, en particular en la *Fenomenología del espíritu*. Luego ese problema se apagó un poco, pero a fines del siglo pasado reapareció con el neokantismo. Esto no hace más que acentuar la distinción entre lo trascendental con lo empírico, entre el nóumeno y el fenómeno. Puede parecer lejano de nuestro propósito, pero me parece que, si no hay recurso del orden trascendental, no podremos clarificar el problema de la justificación en nuestra praxis. Y es justamente esto lo que está más oculto.

17 DE OCTUBRE DE 1984

Se puede abordar el problema de manera diferente. Puede ser que lo que le faltaba a Kant, Hegel, etc., fuese lo que podríamos llamar como tipos de «mediaciones». Ahora el lenguaje es una mediación, eso es lo que la lógica de Peirce puso en valor.

Es importante insistir sobre ese problema. Lacan decía frecuentemente: «Ustedes creen que digo cosas originales, que fui yo quien encontró eso. Pero no hice más que desarrollar lo que se elabora en muchos niveles de la reflexión contemporánea». Decir por ejemplo: «el inconsciente está estructurado como un lenguaje» fue condensar en un marco particular lo que ya estaba en el aire desde hacía muchas décadas. Por ejemplo, lo que se llama la evidencia cognitiva, empírica, intersubjetiva, no puede concebirse más que a través de, en, o por el lenguaje. Pero «lenguaje» no entendido simplemente en el sentido «comunicacional».

Por tanto, para plantear el problema del *sollen*, de la justificación —no empírica sino trascendental— de lo que se hace, no se puede contornear lo que Lacan llamaba *parl*être. No el ser hablante sino el *parlêtre*. Hace dos años, hice referencia varias veces a las reflexiones epistemológicas de Karl Otto Apel, de Frankfurt. Él elaboró de una manera que me parece muy rigurosa lo que llama «pragmatismo trascendental». Toma de posición contra el reduccionismo «cientista», que padecemos mucho, y que se marca políticamente, es decir, económicamente.

Jean Ayme hace un momento habló sobre lo que pasó en Lille. Estuvo en cuestión la investigación en psiquiatría. Pero la «investigación» aún es vivida en una dimensión lógico positivista. O sea, es entendida por medio de problemas biológicos, químicos; lo cual es absolutamente honorable, pero los problemas específicamente psiquiátricos no son considerados de ninguna manera. No se los tiene en cuenta, porque no tienen estatuto epistemológico. El discurso de Karl Otto Apel hace referencia justamente al reduccionismo, a todo lo que es elaborado en el marco del cartesianismo. Pone nuevamente en cuestión la duda cartesiana. ¿La duda puesta en duda? Para que la duda pueda funcionar —es un «método»— ¡no debe ser puesta en duda! Los desarrollos sobre la *falsabilidad*, por ejemplo, en la epistemología de Karl Popper —que se encuentran ya en muchos lógicos, en primer lugar en Peirce, lo que él llama el *falibilismo* como campo empírico— suponen que haya al menos una certeza, la certeza de la duda. Porque si la duda es dudosa, se convierte en cualquier cosa. ¿Nos cuestionamos frecuentemente este problema? Si hay un *falibilismo* absoluto, como tienden a plantear los sucesores de Karl Popper, caemos en cosas como lcomo las que ya se ven desde hace algunos años en Francia. Habría que hablar nuevamente del «comportamentalismo» y de sus derivados. Hay entonces una certeza, la duda es la duda. Pero, ¿de dónde viene esta certeza? No del campo empírico...

Pueden muy bien decirme: «¡No nos molestes con tus cuestiones aburridas! Yo trabajo, tengo otras cosas que hacer como para plantearme esas cuestiones». Sin embargo, hay personas que no dicen eso. Hace mucho tiempo, en Barcelona, en septiembre de 1958, habíamos ido a uno de esos encuentros extraordinarios organizados por Moreno. Hubo foros, mesas redondas. Hubo entonces un pequeño grupo sobre psicoterapia institucional presidido por Henry

17 DE OCTUBRE DE 1984

Ey. Llegué a decir que lo que está en cuestión en un cierto campo de trabajo —incluso en un sistema aleatorio donde hay encuentros, azar que funciona, donde no todo es taponado con dogmatismos y donde no todo es previsto de entrada— es una cierta forma de dialéctica. En tal campo se lidia con una dialéctica que intenta descifrar de qué se trata (recuerdo que ya usaba el término) la demanda, en el sentido bien definido por Lacan... Una dialéctica de las demandas, precisando que el problema del análisis es, justamente, no dejarse «atrapar» por las demandas. No se trata siempre de demandas verbales o incluso gestuales, sino de alguna cosa que a menudo no se ve, de la que no se tiene ninguna percepción. Entonces empleaba el término de demanda e insistía en ese paciente trabajo de descifrar, que comparaba al desciframiento de un palimpsesto. Pero no dije cuál era el producto que había que usar para hacer aparecer la escritura que había debajo. Yo no tenía la fórmula: nunca la tuve, por otra parte... Estaba en ese nivel empírico. Decía que había que tener en cuenta lo que se podría llamar la *subyacencia*. Hay una subyacencia...

Abro aquí un paréntesis. El miércoles pasado —como les anticipé en septiembre, estuve en un hospital psiquiátrico suizo en Mendrisio, en el Tesino. Ahí se habla principalmente italiano. Hablé de «subyacencia». Les pregunté a varios italianos: ¿Cómo lo traducirían? No pueden traducir «subyacencia». Incluso alguien lo tradujo por ¡«sugestión»! En fin... Subyacencia, quería decir con esto que hay otras dimensiones aparte de esas que son tomadas en la dialéctica de las demandas. Entonces, está la tentación de decirme: «Si no es la dialéctica de las demandas, es otra dialéctica, a la cual no se puede acceder directamente. Y en ese momento no queda otra que retomar el alfabeto de Lacan». (Observarán que nunca empleo el término *lacaniano*. Siempre digo «de Lacan». Puede parecer sutil pero en fin, es una toma de posición y siempre, desde hace muchos años, pongo mucha atención. Nunca empleo el término *lacaniano*; salvo ahora, para denunciarlo) En el sentido de Lacan, se puede decir que la subyacencia es el lugar del deseo. Algunos años después de 1958 leí un artículo de Lacan aparecido entonces en los *Escritos*: «Subversión del sujeto y dialéctica del deseo». Esto me sorprendió: ¿por qué dice «dialéctica del deseo»?... Debía de estar yo «empirizado», enfermo de empirismo. Me decía: «Hablé de dialéctica de la demanda, pero ¿dialéctica del deseo?...» Esto me costó años. Hacía semblante de comprender, porque no hay que tener aire de idiota: «Sí, sí, sí», como muchos «lacanianos». Se llega a hacer como si se comprendiera, para estar en el consenso, como se dice. Y entonces decimos: «Pero como dialéctica del deseo, ¡está claro! ¿Por qué no?» Pero entonces ¿cómo articular este asunto? Supongamos entonces, como primera hipótesis: de acuerdo, tomo la palabra deseo y la pongo ahí, en la subyacencia. No es el nivel de las demandas. Es por esto que se dice que no se tiene acceso directo al deseo. No se lo puede atrapar por la cola, como se dice cuando se es poeta. Entonces, está a otro nivel. Pero me digo: «Hay que prestar atención». Supongamos que me hablan, podrían decirme: «Le vemos venir. Nos habla del pragmatismo trascendental. Nos va a charlar sobre la evidencia cognitiva intersubjetiva». ¿Pero de qué sujeto se trata? ¿Del sujeto trascendental? Karl

17 DE OCTUBRE DE 1984

Otto Apel dice: «sujeto *épistémê*» Eso es, totalmente de acuerdo y los filósofos asienten con la cabeza: es un «sujeto *épistémê*». «Pero entonces ¿va a poner el deseo al nivel de los sujetos *épistémê*?» Es una hipótesis. La planteo desde luego, aunque tenga que retirarla enseguida. Pero ¿podemos decir entonces que lo que va a justificar —*sollen*: es también la palabra que empleaba Freud en su fórmula «*Wo es war soll ich werden*» [Donde ello era yo debo advenir]— es el deseo pero en el campo trascendental? Ahora se puede plantear la cuestión: ¿Por qué eso y no, más bien, nada? A lo que se puede responder que Karl Otto Apel no lo dice tan bien, además tal vez no sea su trabajo. No es necesario, sobre todo, responder: «porque me gusta». Pero se puede decir: «Ciertamente es algo del orden de mi deseo.» Si es que puede decirse ¡«mi deseo»! Hay castillos que se llaman así: «mi deseo». Pero si es del orden del deseo, es del orden de una suerte de *index* —no lo digo al azar— en el sentido de la lógica de Peirce. Es un *index*, *index* del sujeto, pero del sujeto de lo inconsciente, $, no es el yo [*moi*] sobre todo. Y justamente Kant no tenía los medios, Hegel tampoco, de distinguir el yo [*je*], sujeto del inconsciente y el yo [*moi*]. Ahora tenemos los medios, pero la inmensa mayoría de los «pensadores» no se preocupan. Es un desperdicio.

Entonces, en un campo pragmático trascendental, en lugar de decir «sujeto de la *épistémê*», diría mejor «sujeto del inconsciente». Freud dice que es preciso saber poner en suspenso la comprensión que se puede tener de lo que se hace, es decir, de lo empírico. No hay que procurar buscar la razón de lo que hacemos al nivel de la existencia cotidiana, sino en una metodología particular que se puede llamar de interpretación. En una función interpretativa, correlativa de un concepto —que no es un concepto puramente explicativo, ni puramente de deducibilidad, sino un concepto inalcanzable—: lo inconsciente. Freud descubrió que en lo que se hace hay una sobredeterminación que nunca se llega a cernir completamente. Si no, sería una suerte de tautología, de contradicción en los términos: si se llegara a tomar, a captar todo eso de manera completa, no habría más inconsciente. Hay que establecer una lógica particular y, para franquear esa dificultad, alcanzar la lógica del «no todo» como mínimo.

Para volver al lugar mismo de lo que se puede «justificar», me parece interesante decir que esta justificación debe tener en cuenta lo que ya está puesto en práctica en el plano epistemológico; que hay una sobredeterminación de lo que hacemos y que lo que está en cuestión no es algo del orden de lo empírico en el sentido habitual del término. Se sabe bien que puede haber inclusiones en la vida cotidiana, inclusiones pasajeras, de lo que revela lo inconsciente. El campo empírico pragmático es el campo de la acción: «¿Qué haces?» «Hago esto». Pero el campo indexado provisoriamente trascendental —ahí donde hay deseo— plantea el problema de su relación con el campo empírico. No se trata de hacer un mal kantismo y decir que el campo trascendental evoluciona por sí mismo y que lo empírico va por otro lado, que hay entre ellos un abismo infranqueable. Aún ahí, habría que definir algo del orden de un pasaje.

Esto puede precisar la relación entre el deseo y la acción. Me refiero una vez más —porque me parece que es en este sentido— a esta precisión «epistemológica» de Lacan cuando, en su seminario de 1959-1960 sobre la ética, definió de qué se trata la ética en el campo del psicoanálisis: una medida que hay en la acción entre la acción y su propio deseo. La validez de tu acción, en el sentido ético del término, está en que se relaciona con tu deseo. Lo que puede parecer, si se tiene una mala definición del deseo, un escándalo: si la palabra deseo se confunde con el placer, el goce, etc. Hay que distinguir bien las cosas. Es entonces esta suerte de medida de la acción por el deseo que define la ética. Todo esto para llegar a decir que para justificarse, no en el sentido de una racionalización, no para la bondad o para el bien —no se trata de ser una especie de caballeros al servicio de los bienes—, para poder justificarse de modo ético, es necesaria esta especie de doble articulación entre dos registros diferentes: entre lo empírico y lo trascendental. O, haciendo analogías groseras, entre el campo de la acción, el campo de la demanda, y el campo del deseo, campo del sujeto del inconsciente, etc. Hemos vuelto a lo que decía hace un rato del *sollen*, de la justificación.

Me acuerdo de una conversación con alguien —hace mucho tiempo, en 1950— que había venido a refugiarse en la clínica donde yo trabajaba entonces, en Saumery. Había venido a refugiarse ahí para pasar el tiempo, porque tal vez experimentaba cierto malestar. No estaba loco. Había renunciado a una vocación. No quería ser cura. Había renunciado al seminario. Lo cual no impedía que estuviera muy impregnado de esa primera formación. Lo veía todos los días... él estaba ahí, en la vida cotidiana. Me veía agitado con un montón de personas, consultas, noche y día... Me decía muy sinceramente: «no entiendo, verdaderamente no entiendo por qué hace esto». Me sorprendía que me planteara esta «cuestión». Para él no había duda —cabe decir— y continuaba: «Si me dices que crees en Dios entendería enseguida, pero no me dices eso. Entonces no entiendo por qué haces esto». No quiero desarrollar más... Pero está muy claro que él recurría a una justificación ético-religiosa, teológica-ética: «Hacemos esto porque Dios existe».

Entonces, hay que prestar atención para no poner a Dios en lo trascendental. Él ya está en el trascendental, pero no hay que tenerlo en cuenta, si no está acabado, no vale la pena hablar, es muy simple... Dios no es el Gran Otro, entonces hay que ahorrarse la hipótesis de Dios. Porque es tentador. Se llama dios a cualquier cosa. Dios puede ser el partido, puede ser un monumento, un fetiche. «¿Por qué haces esto? —Porque el padre lo dijo, porque está escrito—. ¿Y dónde está escrito?» Se puede citar cualquier libro, desde la *Biblia*, *El Capital* o Buda... tiene el mismo valor a ese nivel. «Está escrito en algún lugar, por esto es que lo hago». Entonces se me dice: «¿Tú haces esto por nada?» y frecuentemente, cansado de discutir, respondo: «Sí, por nada, nada de nada».

No sé si ustedes discuten eso en sus sindicatos públicos o privados, pero deberían, desde luego... Es verdad que eso no aporta gran cosa. ¡Pero debería! Porque, por el hecho de no tener bien elaborada la cuestión, terminamos siendo malinterpretados. Por ejemplo, la utilización de la psiquiatría con fines políticos... eso da de lleno en el sujeto. Tal vez ya estemos malinterpretados, en fin, no sabemos. Pero es preciso plantearse la cuestión. Es urgente. Tal vez sea necesario decirlo en otra jerga, distinta del pragmatismo trascendental, intersubjetivo, qué sé yo... *épistémê*. Si eso no gusta ¡tanto mejor! Pero hay que encontrar alguna cosa. Si no lo hacemos, pronto degenera, somos rápidamente encerrados.

Felizmente o desgraciadamente, cuando se está un poco sensible, hay quienes están ahí para recordarnos con su presencia que hay alguna cosa que no funciona en lo empírico. Esas personas, no hace falta decir que son los locos, porque desde que Foucault escribió sus libros ¡es mejor decir que todo el mundo está loco! Pero digamos: estructuras psicóticas —lo que no tiene nada que ver con la locura—. Las estructuras psicóticas, los esquizofrénicos (los verdaderos aún existen), están ahí para recordar que lo empírico no tiene nada que hacer... Es incluso por eso que están ahí. Entonces, ahora se dice que no es necesario el hospital, los echan para afuera. Y desaparecen. ¿Ustedes saben que el 50 % o casi, de los mendigos de París son esquizofrénicos? No defiendo los hospitales psiquiátricos, defiendo simplemente los lugares en los cuales debe haber, desde luego, algo respetable.

En esta dimensión, me parece que los esquizofrénicos están en relación directa con el nivel trascendental. Ellos tienen dificultades en lo empírico, pero están muy enredados en el trascendental.

Al respecto, recuerdo una reflexión de Tosquelles en la época de mi llegada al hospital de Saint-Alban. Yo no sabía muy bien lo que era la esquizofrenia. Fue en 1947. Me dijo: «¿Qué tiene el esquizofrénico? Tiene un colapso de la trascendencia»... Y me hizo un pequeño dibujo. «Mira, él está ahí pero no puede ir y venir entre los dos niveles, entre la existencia y la trascendencia. Está completamente bloqueado en la trascendencia».

Habría que hacer un catálogo de las reflexiones, de los testimonios de los esquizofrénicos. Una de las dimensiones de la vida cotidiana más difíciles de vivir cuando se es esquizofrénico es algo, no del orden de la duda en el sentido cartesiano del término, sino de una duda casi encarnada en el sentido en que Karl Otto Apel llama «evidencia cognitiva».

Un enfermo esquizofrénico que conocí escribía reflexiones en un cuaderno. O, mejor dicho, una suerte de «constataciones», de manifestaciones alucinatorias, y a veces nos planteaba cuestiones a propósito de la evidencia como estas: «¿Qué quiere decir la palabra *sombrero*?» No se trata aquí de responder de modo empírico, porque en este dominio él sabe tanto como nosotros. En realidad plantea la cuestión del *sentido*, porque él está fuera del sentido. «¿Qué quiere decir la palabra *sombrero*?» Esta cuestión hace razonar. No se puede responder. Esta es «la» cuestión. Freud, a propósito de la esquizofrenia, señalaba bien esa relación reñida entre las palabras y las cosas. ¿Qué es lo que sostiene entonces la evidencia cognitiva?

No se trata de angustia en el sentido habitual del término, sino que podríamos decir angustia de la evidencia. Es un trastorno fundamental de la esquizofrenia.

¿Hay entonces una suerte de desarticulación entre el campo empírico y el campo trascendental? Se podría decir que la posición de Kant —ciertamente mal comprendida— es casi esquizofrénica si se la masifica: hay *noumenal y fenomenal*, trascendental y empírico. ¿Cómo se articulan? Si no hay posibilidad de articulación en la praxis misma, no vale la pena hablar de trascendental. La dificultad es esta articulación entre el campo de lo empírico, que sería el campo de la demanda, y el campo trascendental, que sería el campo del deseo. La articulación entre los dos en el esquizofrénico estaría «lesionada». ¿No habría una ruptura, una destrucción de la relación entre el deseo y la demanda? Esto, a título de hipótesis. Recuerden el primer esbozo de la topología propuesta por Lacan, en particular en su seminario sobre la identificación en 1961-62. Dibujó esta primera figura topológica: el toro, la cámara de aire, pequeños círculos, D, círculos de la demanda que parecen dar la vuelta al toro, y haciéndolo trazan otro (d, círculo vacío interior). Es en la evolución, en la dialéctica de esos pequeños círculos, dialéctica de la demanda, que se delimita el vacío central, el círculo del deseo (d).

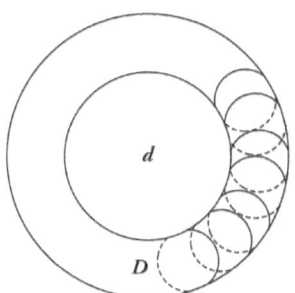

Reencontramos ese mismo esquema más tarde, particularmente al final de los «cuatro conceptos» en la figura del ocho interior, imagen del proceso analítico. El gran círculo (D) va a delinear el círculo pequeño interior (d) con el punto de transferencia (T) y la Identificación (I) que hay que atravesar, etc.

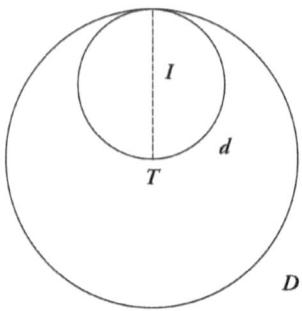

Así pues, además hay una articulación posible, topológicamente articulable entre la demanda y el deseo. Quería decir que es esta articulación la que no se hace más o que se hace mal en la disociación esquizofrénica. Es como si hubiera una ruptura, una destrucción. A título de hipótesis, se podría decir que, en los esquizofrénicos, hay demanda pero errante. Y el deseo mismo se manifiesta, pero en lo que se podría llamar la cara negra del deseo, un poco como la otra cara de la luna. Destrucción, zona de ruptura entre el deseo y la demanda. Habría que desarrollar esta idea. Tal vez sea una fantasía pero que parece interesante, incluso clínicamente. Porque es sabido que es cuando no podemos llegar a articular algo de una relación, una relación de todos los días con el psicótico, que existe justamente un riesgo de emergencia de destrucción, tanto de heterodestrucción clástica como de autodestrucción: Cuando hay un defecto de articulación. Sería interesante precisar que, para poder dar forma, para articular una estrategia en el campo pragmático-empírico (es decir en nuestro campo de trabajo) se necesita, no una simple estrategia al interior de ese campo, no una «célula» de estrategia tipo centralismo democrático degenerado o mejorado, sino una «consistencia», la cual implica constantemente una suerte de evidencia cognitiva intersubjetiva trascendental. Es decir, no simplemente: «¡Ah! ¿Está de acuerdo?», sino algo a elaborar que dejo en blanco por el momento. Me parece que, si se quiere hablar del Colectivo, es a este nivel que nos debemos ubicar y no en un nivel empírico. Porque al nivel empírico se puede hacer un grupo de organización, una grilla de empleo del tiempo, de estrategia, de lo que queramos —está perfecto y es necesario— pero para poder justificarlo éticamente (y está claro que es ahí, en la ética, en donde estamos cuando tratamos con este tipo de personas) es preciso dar un salto; es decir, pasar a un nivel trascendental.

Pero para poder articular estas cosas diferentes, es necesario hacer lo que llamé la vez pasada un «análisis diacrítico»: separar los planos, los registros, lo cual puede ser útil en la dimensión grupal o de un sistema institucional. Distinguir lo que está en cuestión al nivel de los registros —simbólico, imaginario, real— de la realidad. Para decirlo de otra manera, poner en cuestión esta articulación nodal que Lacan presentó a propósito del nudo borromeo: articulación de lo Simbólico, de lo Imaginario y de lo Real y sus entrecruzamientos: la compacidad, el objeto *a*.

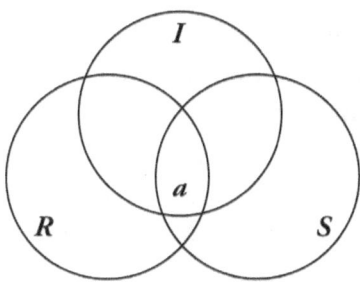

Se sabe que en una cadena infinita de anillos borromeos, basta con cortar un anillo cualquiera para que todos los anillos se separen y se apilen sin orden, haciendo un montón de anillos. No hay más cadena. La esquizofrenia, la *Spaltung*, es una ruptura de un anillo. Toda la cadena, en ese momento, se quiebra; y no hay objeto *a*. Hay que «funcionar», desde luego. Son pedazos de cuerpos, pedazos de existencia, de recuerdos, que llegan a tener lugar de objeto *a*, para que eso se mantenga más o menos. Una suerte de bricolaje de existencia, que es siempre frágil.

Existencia frágil es todavía otra imagen. Se sabe que, si no hubiera esta «distintividad» entre Simbólico, Imaginario, Real, si no hubiera esta suerte de puesta en cuestión de «¿Qué es la realidad? ¿Qué es el objeto *a*?», no se podría hablar de fantasma, ni de las relaciones entre el deseo, la demanda, etc. Esto remite, de una manera uniforme, uniformizada, a la pequeña rutina cotidiana. Claro que se puede siempre racionalizar, darse buena conciencia pero sin más. No habrá esta justificación ética. Se podría decir de otra manera. Hay, tal vez al nivel de esta suerte de «dificultad» esquizofrénica, algo que se podría llamar «disfunción de una función performativa». Pero no está solo el esquizofrénico en este caso; la cantidad de personas que tienen «buenas ideas» que ¡no sirven para nada!... Performativo quiere decir: puesta en acto. Y puesta en acto implica que el acto es siempre algo significante.

Quería aclarar un poco parcialmente algunos avances, porque es forzosamente parcial. No pretendo otra cosa que aclarar un pequeño espacio. Me parece que hay posibilidad tal vez de discutir un poco.

17 DE OCTUBRE DE 1984

Jean Ayme: Antes de que hablases de Dios, me decía a mí mismo, escuchándote: es la primera vez que voy a adherir al trascendental, pues lo presenta de una manera laica.

Jean Oury: No me gusta la palabra «laica».

Jean Ayme: Ya sé, pero a mí me gusta, ¡tú lo sabes!

Jean Oury: Es como aquel que dice: «Yo soy ateo», ese es el peor deísta. Es mejor desconfiar, pero en fin...

Jean Ayme: Pero antes que cambies de página, en la página anterior hablaste de Dios diciendo que hay que desconfiar...

Jean Oury: Claro que hay que desconfiar. No se debe hablar de eso en cualquier lugar. Ni decir cosas muy poéticas sobre Dios. El año pasado estuve en Milán. Un periodista me pidió hablar de Dios durante una hora y media. Fue muy difícil, hay dos páginas. Terminé diciendo: «Dios es un gran conejo». No sabía qué más decir. «Dios es un gran conejo», era Jacques Prevert quien decía eso. Comencé diciendo que no era necesario hablar de Dios y que estoy a favor de una teología negativa. No es necesario, sobre todo, pronunciar esa palabra. Pero no es en esa dimensión de teología negativa que dije hace un momento que no es necesario hablar, fue principalmente por cuidado lógico... Entonces, adhieres. Retengo e inscribo: adhieres a la palabra «trascendental».

Jean Ayme: ¡Sí!

Interviniente (B): Me quedé muy interesado cuando hablaste de una especie de trabajo que el psicótico hace y, singularmente, logra destruir algo que liga *D* y *d*. Eso me hace pensar en Freud: desde 1920 introduce el dualismo pulsional y habla de la pulsión de muerte que sería una especie de desligamiento. Sería interesante que hables de esta historia de desligamiento en relación con el trabajo particular del esquizofrénico, esta aptitud que tiene (podríamos decir) de disociar la demanda del deseo. Otra cuestión corta: me gustaría que articules algo a propósito de la evidencia y del semblante.

Jean Oury: Podemos decir, simplemente, que lo que está en cuestión al nivel mismo de la vida institucional es una suerte de «apercepción» o, mejor —apercepción es mucho decir— de «cualidad sensible» en el sentido de Peirce, de «primeridad». Un sentimiento simple de las cosas en lo que pasa. Cualidad sensible que existe o no existe. No simplemente al nivel de lo que llamamos sentimientos *páticos*, de saber si es agradable estar ahí, si es liviano o pesado, sino algo que se podría definir casi por la negativa. Se dice (aunque pueda parecer idiota):

«Estaba en una sala donde las personas discutían» (puede ser tanto en un sindicato como en una sociedad erudita),

«Y bien, ¡no había!

¿Qué? ¿De qué hablas?

¡Del semblante!

¡Ah bueno!»...

No había semblante... es interesante definirlo por la falta, es decir, una atmósfera que llevaba a pocas cosas. Claro, si quisiéramos ser rigurosos, el semblante no es lo verosímil, no es el semejante, no es el «como sí». El semblante está situado, topológicamente, en el orden mismo del discurso. ¡Pero todo es del orden del discurso! El semblante es lo que permite, justamente, que haya un discurso cualquiera. Si retomáramos la topología de los discursos de Lacan, así sea el discurso del amo, de la histérica, del analista o del universitario, el semblante está siempre en el mismo lugar. Es lo que le va a dar un impulso al discurso, lo que se llama agente del discurso.

A ese nivel, en una reunión por ejemplo, hay momentos donde se siente algo que llega a ser casi eficaz (aunque la palabra sea un poco pesada). Ahí, hay semblante. Por ejemplo, hablábamos hace un instante de campo pragmático-empírico y de campo pragmático-trascendental. Cuando se habla de este o aquel esquizofrénico, o de tal o cual psicópata, etc. como «¡Ah, aquel de ahí es "apragmático"!», es una manera de decir lo que fue dicho: es apragmático pero, en tanto que apragmático, tiene una dificultad, la de articular algo del orden de una estructura, es decir, de un discurso. Tiene una deficiencia casi crónica de la función del semblante.

Interviniente (B): Fue una pregunta que me vino así, pensando en las fórmulas de una esquizofrénica que dijo: «Sé que es una evidencia cuando el día está lindo, cuando el día... lo siento, pero no concibo el sentido de la evidencia. Y el sentido de la evidencia es esto que sería yo [*moi*]».

Jean Oury: El sentido de la evidencia que ella no concibe, el sentido que no tiene de la evidencia... «Sería yo», dice ella. ¿Es así? ¿Se puede decir así?

Interviniente (B): Sí.

Jean Oury: ¿Quién quiere comentar este aforismo, que no es forzosamente esquizofrénico? Se puede decir —quedándonos en un nivel muy lejano— que para que haya sentido es necesario que haya una suerte de movimiento, de pasaje. «Pasaje» de un sistema de un lugar a otro. En los cuatro discursos, el sentido es el pasaje de un discurso a otro. Pero esto no es concebido si se queda en un solo discurso. Además, no es posible. No habría sentido. El sentido no es la significación. El esquizofrénico no confunde significación y sentido. Un empirista absoluto confunde los dos en general, a menos que sea un lógico extraordinario, Frege y compañía. Pero el esquizofrénico no puede pasar de un discurso a otro. Se sabe, por ejemplo, que las estructuras psicóticas eran definidas como estructuras fijas, como si hubiera estasis, una estasis dialéctica a cierto nivel. Ejemplo: la catatonia. El sentido reaparece cuando hay movimiento, es decir de un estado a otro, cambio de fase, para retomar una expresión de la física.

¿Y el yo? Es justamente un yo disociado. ¿Por qué está disociado? Porque no hay una *ley de sentido*. Se puede, entonces, retomar la elaboración de Gisela Pankow a propósito de la disociación. La dialéctica entre la parte y el todo, y la relación entre la forma y el contenido que obedece a leyes: son las leyes que son defectuosas, que hacen que no haya pasaje porque no hay dialéctica posible entre la parte, que es vivida como el todo —el «todo» como disociado—

y que no puede por tanto articularse en el conjunto. ¿Qué es el conjunto? Es lo que ella llama «imagen del cuerpo». En muchos esquizofrénicos crónicos, cuando hablan con ustedes, a veces se tiene la impresión que van a buscar decir. Pero es imposible. Eso me impacta mucho, desde hace tiempo. Es, a menudo, desesperante. Se ve a alguien todos los días, cuenta una historia y... se tiene la impresión de que es eso. «Bueno, hasta mañana». Porque no nos podemos quedar tres horas. Al día siguiente, ¡es eso! No. Al cabo de un año: «¡Ah!». Si somos pacientes, al cabo de diez años... podemos reducir el tiempo, en vez de tres horas: cinco minutos. Entonces, lo que es casi presentido, de una manera atroz —y es necesario sobre todo no hacer «análisis» a este nivel— lo que es presentido es inalcanzable: es lo que Lacan llama «Hay uno». Se puede decir: «No hay...» ese «Hay uno» que es presentido.

Al respecto (para quienes les interese) hay un pasaje de Hölderlin en el que se reconoce en la esquizofrenia. Está en una comunicación sobre el lenguaje que escribió en 1799, me parece, y donde habla de una especie de *Stimmung*, de una intensidad, ¡de una calidad extraordinaria! Ahí tiene el presentimiento de alguna cosa. Pero no tiene más que el presentimiento. Ese pasaje está muy bien analizado por Henri Maldiney en su libro *Regard, parole, espace*, en el último capítulo a propósito de una crítica de Hegel. Comenta esta parte del texto de Hölderlin en el cual se siente alguna cosa terrible pero de una enorme calidad: eso se sitúa a un nivel *pático*, pero lo más refinado posible y no puede ser aprehendido. Me parece que eso es por falta de un operador y este operador sería el objeto *a*.

Dicho de otra manera, cuando se dice «yo», no es del yo de lo que se trata. El yo está lejano. La esquizofrénica en cuestión tal vez tenga un poco de lectura, entonces habla del yo: mi «yo»..., pero no es eso lo que quiere decir... No es el yo el que está en cuestión, verdaderamente. Es más bien la plataforma, la subyacencia del yo: el «Hay uno», es decir la unidad, eso es lo que no camina. Parece que solo puede caminar si hay sentido que circula. Pero eso sería ya tener resuelto el problema.

Es difícil. Habría que retomar los textos. Uno de los textos de Antonin Artaud, por ejemplo. En un texto muy pequeño, Artaud describe perfectamente esas cosas, *El pesa nervios*. *El pesa nervios* dice bien lo que quiere decir. Es terrible. Estar en lo trascendental es eso. Él habla por los otros que no pueden articular algo a ese nivel, porque no tienen los medios. Se puede decir que si se pone a esas personas en lo «empírico» puro, es una falta de respeto: «¡Vaya al taller! ¡A la ergoterapia!...», «¡Hölderlin, lustre mis zapatos!» En ese nivel de respeto del otro, de ética, es necesario saber lo que se hace, en qué nivel se interviene. Entonces, si no se aprueba esto, si no se articula esta ruptura, esta fisura, esta destrucción entre la demanda y el deseo, seamos modestos.

Pero habría que hablar nuevamente del semblante. Me parece que lo que es destruido, al nivel del proceso esquizofrénico, es la subyacencia. ¿Podemos decir que la subyacencia del lenguaje es *lalangue*? *Lalangue*, se acuerdan de lo que decía Lacan: «¡No hago lingüística, hago lingüistería!» Si no hubiera lingüistería no habría lingüística. Si no hubiera *lalangue* no habría «lengua». Es una manera de decir, de afirmar que hay sistemas inconscientes de sobredeterminación.

Es un problema que se plantea a muchos niveles. ¿Se puede decir, por ejemplo, que la esquizofrenia es el resultado de una «lesión», de una destrucción al nivel de *lalangue*? ¿O bien al nivel del «decir», por oposición al «dicho»? ¿O aún al nivel de una trascendencia? Me parece que hay que desconfiar. Lacan sitúa la Verdad no al nivel de una subyacencia ni en un nivel trascendental, sino del lado del discurso articulado; es decir, al nivel del dicho. Es lateral. No es grandilocuente. ¡A tal punto que la tontería tal vez sea lo más próximo a la Verdad!

Claro, esto no es magnífico, pero es con lo que se trabaja. Y habría que esmerarse un poco más sobre la subyacencia en el plano epistemológico. Si se quiere tener créditos para «investigación» hay que hacer epistemología. ¡Hay que ser serios! Si no, solo se tomarán en consideración las técnicas físicas, mecánicas, o «bioquímicas». Durante mucho tiempo, la Seguridad Social no reembolsaba más que las actas «armadas». Las k, en la firma «neuropsiquiatría» solo eran reembolsadas si eran usadas jeringas: «Narcoanálisis», etc. El médico-consejero podía preguntar: «¿Pusiste una inyección? —¡Ah, no! Bueno, entonces no te reembolso...» Es un defecto epistemológico. No pasa a la caja registradora. Por esto es necesario hablar de la incidencia de *lalangue*, del sentido, del objeto *a*, qué sé yo... del «decir», del «dicho». Trabajamos al nivel de la verdad, pero no es glorioso, ni gracioso. ¡Eso es la investigación!

Preparé algo para Mendrisio, donde estuve. Solo dije una centésima...

Interviniente (A): Pensé, retomando la cosa de la identificación, en el problema de la repetición y de la rumiación. ¡Eso tiene algo que ver con la pulsión de muerte!

Jean Oury: La pulsión de muerte; hay quienes podrían hablar... Se puede decir que, en tanto hay destrucción, hay vida. Entonces, hay que aprovechar. ¿En cuanto a la pulsión de muerte...?

Interviniente (A): Pero a menudo tenemos que soportar de todo con los psicóticos, por ese tipo de cosas. Tenemos la impresión de que somos los reservorios representantes de la pulsión de muerte del psicótico. Al cabo de un instante, hay un cierto número de ellos que, si no se les habla en los grupos de control, o qué sé yo, o saltan por la ventana o se ulceran... Hay una representación en alguna parte de lo que la pulsión de muerte que viene del psicótico, nos hace. Es por eso que me interesé por esta otra manera de decir eso: que hay una destrucción entre demanda y deseo.

Jean Oury: Es eso. Porque hay una dificultad de articulación al nivel del «decir». ¿A qué nivel desintegra la pulsión de muerte? Me paree que es a nivel de la maquinaria del «decir». De ahí los injertos de transferencia, como dice G. Pankow: eso que llamé, en un nivel institucional, espacios del decir, donde puede tener emergencia.

Pero la pulsión de muerte se puede decir que no se manifiesta. Freud, en *Problemas económicos del masoquismo*, insiste sobre esto. Es la destrucción que se «manifiesta». Eso me hace pensar en un título de Marguerite Duras:

17 DE OCTUBRE DE 1984

«Destruir, dice ella». Ella habla del deseo. No es la pulsión de muerte. La cosa más grave está al nivel casi deficitario, en algunas formas esquizofrénicas gravísimas, que Klages describía bajo el término de «estados pelágicos». Pequeñas islas así y que ni hacen más ruido.

21 de noviembre de 1984

Jean Ayme: El mes pasado, Oury nos presentó lo trascendental en su dimensión laica. Al término de una serie de intercambios con la sala, concluyó: «Lacan habló de la Verdad diciendo que ella no está en la subyacencia ni en lo trascendental, sino al nivel del discurso articulado, del "dicho"». Esto no es grandilocuente. No es maravilloso. Sin embargo, es con esto con lo que se trabaja. Es necesario intentar definir la epistemología de la psiquiatría. Hay que hacer un programa serio. Antes, la Seguridad Social solo reembolsaba las sesiones armadas con jeringas. Es un defecto de epistemología. La maquinaria del decir; se gana terreno como en un pólder. Es preciso intentar colonizar la pulsión de muerte, hacer colonizar la pulsión de muerte por Eros». Con esto terminaste... ¡Qué programa!

Jean Oury: Estaría bueno colonizar la pulsión de muerte

por Eros. ¡Si fuera verdad! Si los inspectores nacionales de salud fuesen Eros que vienen a colonizar... Habitualmente, Ayme evoca el futuro extraordinario de la psiquiatría actual. ¡Pero ahora no se anima a más! Habría que hablar de esto otra hora, porque pesa mucho. Desanima incluso hacer un discurso así... Pero hay que continuar, desde luego. Entonces, sobre esto tengo dos anuncios para hacerles: tal vez ustedes sepan que cuando comenzamos este seminario en Sainte-Anne, hace cuatro años, fue porque antes había otra cosa que no pudo ser realizada aquí, por falta de lugar y de horario libre. Durante diez años (desde 1971), mensualmente en la École freudienne de la calle Claude Bernard, pudimos aprovechar una gran sala. Las personas que venían no formaban parte necesariamente de la École freudienne. Habíamos organizado una especie de fórum. Había treinta, cuarenta, hasta setenta personas que venían de todos los rincones de Francia... La moción de orden era: «Digan todo lo que no va, lo que les molesta de su lugar de trabajo» ¡Había mucho por hacer! Y jamás se tomaban notas. En cada encuentro, había entre quince y veinte centros diferentes que rotaban. Ciertamente, había un núcleo de base, pero no formalizado. Y entonces las personas hablaban, a veces eran pequeñas monografías parciales, otras veces hablaban durante una hora, una hora y media. Naturalmente, no lo hacían los veinte centros en cada encuentro, pero lo que se decía tenía eco, incluso para los que no decían nada. Porque las miserias son siempre parecidas, no hay nada más monótono, en un hospital psiquiátrico, un I.M.P., un Hogar, o un I. M. Pro... Todo tipo de establecimiento estaba representado. En diez años, vimos unos trescientos, quizás.

21 DE NOVIEMBRE DE 1984

Estábamos en el llano, ¡nunca hubo grandes discursos teóricos sobre epistemología, etc.! Sorprendentemente, para muchos este reagrupamiento tenía una gran importancia. ¿Quiénes venían? Enfermeros psiquiátricos (no muchos), sobre todo educadores, algunos psicoanalistas, psiquiatras de hospitales y personas de todos los servicios. Pero cuando tuvimos que interrumpir, no por falta de combatientes sino por falta de lugar, y no pudimos recomenzar, recibí cartas: «Entonces ¿cuándo reanuda?» Contesté: «Mientras tanto, haremos algo en Sainte-Anne». Pero esto no tuvo, de ninguna manera, el mismo alcance... Habría que recomenzar esta experiencia ¿pero dónde? Volveremos a hablar de esto. Estaría bueno para darle una forma algo diferente, en la que no sea yo, nominalmente, «referente». Parece que en los congresos, en las reuniones de cualquier tipo, dentro de los lugares de tratamiento, hay una demanda. ¿Qué demanda la gente? Esto: «Nos gustaría hablar, en algún lugar, de lo que hacemos». Incluso en La Borde hay demandas así. Ayer mismo alguien me dijo: «Quisiera poder hablar de lo que hago». Hay, ahí, algo muy sutil. No digo que se pueda hablar de todo en un grupo como este, pero hay resonancia, puesta en eco, y eso puede tener una importancia muy grande.

El otro anuncio es que me comprometí —de nuevo sin reflexionar mucho, como de costumbre—, y ahora se me convoca una vez por mes para hacer una exposición en el marco de la Facultad. Es cada cuarto miércoles del mes, en la calle Guy-de-la-Brosse, una pequeña calle cerca de Jussieu. Comienza el miércoles próximo. Tengo que reflexionar un poco. Puede venir quien quiera. No necesitan acreditación para entrar. Me comprometí por teléfono:

«¿De qué vas a hablar?». Dije: «Los síntomas primarios de la esquizofrenia». No sé qué pasaba por mi cabeza ese día pero en fin, ¡está inscrito! Durante seis o siete meses.

Terminados los dos anuncios. Con esto gano tiempo ya que no tengo qué decir. Estoy muy impresionado por las noticias de las inspecciones que pasan por los hospitales. No puedo decir más, pero... Los consejos dados en los hospitales ¡son como volver a la psiquiatría de antes de la guerra, o más o menos! Diferenciar, hacer una segregación por camadas: los agudos, los semicrónicos, los crónicos, los dementes, los jodidos, los viejos... No agregaron el horno crematorio ¡pero es lo que faltaba! Y luego, en cuanto al personal, si ustedes quieren más personas trabajando pueden echar algún enfermero diplomado para tomar tres auxiliares de enfermería ¡es más económico! ¡Esos son los consejos ministeriales! Es para decir todo bien... ¡Y la investigación! Pueden leer en ciertos diarios: «¡Estoy harto de que haya personas que hablan de Freud y de todos esos imbéciles! ¡Eso está fuera de moda! La investigación científica es la neurobiología...» Pueden apreciar que esto no alienta a hacer discursos sobre lo «trascendental laico». No fui yo quien empleó la palabra «laico». No uso esta palabra, porque para mí lo laico es otra religión, una religión especial, cuyos efectos podemos observar actualmente.

A partir de ahí, pensando en todo esto tal vez debería detenerme. Pero, por el hecho de que me encuentro obligado a hablar, no solo por entrenamiento sino porque me dicen: «¡Venga a sentarse aquí!», entonces hablo. ¿De qué? Se supone que hable de algo de lo que nadie ya se anima a hablar en público: la psicoterapia institucional. Luego, se supone que hable de lo que la rodea en el plano de la teorización, pero sobre todo de la práctica de lo que se hace, así de sencillo; es incluso lo que se llama epistemológicamente como una suerte de negociación con —para hablar de una manera trivial— las ideas. Hay ideas que se reconocen o que no se reconocen, pero todos tenemos ideas, aunque no forzosamente sobre alguna cosa... Y al mismo tiempo, es preciso intentar hacer una suerte de negociación con las personas que escuchan, y también con uno mismo. Dicho de otra manera, esto plantea un problema que es —me parece— un problema constante, de todos los días, sobre esto que hacemos. Por eso hablé de una preocupación filosófica, que es también una preocupación ordinaria y se llama *Darstellung*, presentación. Así se traduce, en una primera aproximación. Pero es un tanto más complejo. La *Darstellung* es un término muy importante en la filosofía alemana. Desde Kant, Hegel, Marx, etc., nos cuestionamos sobre la *Darstellung*. ¿Qué pasa, a partir de ciertas ideas, para que se las pueda comunicar? ¿Hay una «congruencia» entre los discursos y sus ideas? Por ejemplo, si digo: «Hay cierta teorización de la psicoterapia institucional», el simple hecho de decir esto muestra que hay (si es un discurso congruente, más o menos serio) teorización.

Y la cuestión grave que se plantea es saber si hay una teoría y luego alguna práctica. Hace tiempo que respondemos que no hay teoría de un lado y práctica del otro. Ayme dice a menudo «teórico-práctico». A mí me gusta decir *praxis*. Es interpretable de diferentes maneras. Hay que prestar atención. En un momento dado decía: «Pero teorización todo el mundo hace en su práctica de todos los días». Lo que intentamos elaborar es siempre una suerte de traducción —si lo que digo aquí tiene cierta congruencia— de alguna cosa de lo que hacemos. Esto debe formar parte del mismo proceso de pasar por el discurso con cierto estilo. Reflexioné vagamente sobre esto. ¿Por qué? Porque desde el mes de septiembre reanudé mi discurso en el plano epistemológico, apelando a las articulaciones entre campo empírico y campo trascendental... Pero me parece que el campo trascendental forma parte de lo que Kant y otros llaman sistemas, y el campo empírico sería el discurso. Podríamos hablar también de la relación entre la idealidad y la escritura. Podemos decir, también, que hay una articulación entre unidades semánticas y unidades sintácticas. Dicho de otra manera, lo que tendríamos que intentar definir es una suerte de dispositivo que se podría llamar (restringiendo el campo epistemológico) un dispositivo lógico-lexical. Es un problema que encontramos con muchos matices en las relaciones entre semántica y sintaxis, como si fueran dos dominios diferentes, aunque no sean de ninguna manera dominios impermeables uno del otro.

Dicho de otra manera, lo que está en cuestión es un proceso, no de traducción sino de pasaje de una cosa a otra, que aparece como algo empírico. Por ejemplo, si se enuncia esta constatación empírica: «En un hospital o en un sector, en un establecimiento, se debe definir lo que nos parece un elemento esencial al trabajo: un lugar». Un «lugar» para que algo pueda manifestarse. Lo que llamé hace mucho tiempo un «espacio del decir» en correlación con la transferencia. Propuse, en un artículo de la *Encyclopédie* en 1971, una fórmula «ayuda memoria». Propuse que un lugar «L» es producto de dos funciones. Escribí así: L = f (Colectivo) x f (club). Función Colectivo *por* función club. ¡Esto no es alta matemática! Es simplemente una constatación. ¿Qué se entiende por esto? No sé si eso les dice algo, «Función Colectivo». Es para definir algo que, con frecuencia, difícilmente sea admitido por la «tecnocracia». Un sistema que permite la emergencia de alguna cosa, que permite que haya vida simplemente, y que no sea ahogada por las tramas represivas. Por ejemplo, viene un inspector. Puede tener una vista general de las cosas y decir: «Tienen que hacer grupos en sus hospitales, grupos donde la gente pueda encontrarse, hablar, expresarse...» Entonces, si tiene un poco de lectura o si tiene un doctorado del Estado dirá: «Tiene que tener una dimensión analítica; pueden contratar a un psicólogo clínico, un psicoanalista, es necesario hacerlo». El inspector puede hacer esta recomendación al jefe médico: «Hay que hacer esto». El jefe médico dirá: «Bueno, Señora o Señor inspector, haré eso...». A continuación se reunirá con los administradores, diciéndoles que a partir de ese día habrá que hacer grupos donde la gente pueda, etc.... Se encontrarán lugares: «Listo, bien elegido con sillones, un ritmo bien elegido. Sí, haremos grupos así». Esto puede funcionar un poco, pero no mucho tiempo. Lo atractivo de la novedad. Habrá que hablar de la sorpresa, el factor «sorpresa». Pero esto acaba rápidamente cuando se repite.

Me parece que nuestra posición (si hay una posición todavía) es decir que no se puede crear algo así, de la noche a la mañana.

Ciertamente, es más complejo que esto.

Crear un «espacio del decir» donde haya personas que vienen o que no vienen, pero que pasan por ahí, y que llegue a emerger algo, donde haya personas que se «modifican» al cabo de algunos años; esto solo puede acontecer en una dimensión no directa (en orden a sus administrados) sino indirecta, con al menos una doble articulación. Voy a dar algunos ejemplos. El esquema tan particular de esta función del Colectivo es lo que siempre recuerdo de esta famosa experiencia de Stenton y Schwartz, estos dos sociólogos de una clínica norteamericana que habían estudiado el problema de dos psicoterapeutas que se ocupaban del mismo enfermo. No estaba funcionando, al contrario. Esto comenzó a marchar cuando los dos psicoterapeutas pudieron hablarse.

Se puede generalizar esta fórmula: cuando hay casos difíciles, se puede reunir lo que llamamos «constelación», es decir a las personas que están en relación más o menos explícita con tal o cual personaje psicótico. Hablando durante una o dos horas y haciéndolos hablar entre ellos, quedamos frecuentemente muy sorprendidos al ver cambios extraordinarios en el enfermo en cuestión, algunas horas después. Éste ya no está suicida, no intenta fugarse, no está senil... Se mantiene o no, pero en fin... Dicho de otra manera, para tratar al paciente psicótico, no es el abordaje directo el más eficaz. Lo que está en cuestión es algo que está al nivel de la constelación. Lo que importa no es establecer relaciones directas con tal o cual enfermo, sino relaciones indirectas, teniendo en cuenta la estructura colectiva y los sistemas de «mediación». *El Club,* en su conjunto y en el detalle, es una estructura de mediación en la vida cotidiana; los investimentos que se hacen sobre los elementos del club —la biblioteca, el bar, las salidas, los viajes, etc.— tienen aún más eficacia si existe un circuito de intercambio constituido.

21 DE NOVIEMBRE DE 1984

A fin de cuentas, incluso los enfermos delirantes, reticentes, consiguen investirse parcialmente de una manera más o menos neutra, en los sistemas puestos en práctica, los cuales sirven de soporte transferencial. Lo que permite descifrar y orientarse de una manera más rigurosa.

No hay club «en sí», no hay cosas en sí. Si no, sería una impostura colectiva. Siempre es necesario que esos conjuntos sean tomados en un sistema, a condición de que cierto número de usuarios, de personas que ahí trabajan, estén un poco «en el juego». Por ejemplo, hubo últimamente una reunión enorme de los CEMEA, alrededor de mil personas... Circuló un pequeño fascículo de un hospital. El título: ¿Qué haces con la convicción?

Eso me parece muy justo. Si no hay convicción, no hay nada. Pero ¿cómo puede definirse la convicción? Decimos: «Se debe estar determinado». ¿Para qué? No es fácil de definir. Y, por tanto, esto es alta epistemología. Es muy importante hablar de sinapsis, de neurobiología, de efectos dopaminérgicos, etc.; me agrada mucho. Es al menos tan interesante como *La légende des siècles* de Victor Hugo. ¿Pero cuál es el estatuto epistemológico de la convicción? ¿Se puede exigir a alguien que tenga convicción? Pregunté. Me dijeron: «Sí, había algunos que querían». Hay quienes tienen convicción, entonces ¡es una pena no utilizar esta energía! Hay convicción que se pierde. Pero es ciertamente más complicado. Habría que ver esto de cerca... A veces, ¡mientras más convicción tenga, menos puntos tendrán a fin de año! Hay curvas... Hay momentos donde eso retorna, pero hay otros momentos —la mayor parte del tiempo— en los que mientras más se tiene más pierde. Habría que hacer estudios científicos sobre la convicción. Pero es cierto que, por ejemplo, si reunimos al Señor jefe médico y al Inspector: «—Yo comprendí bien —en ese momento es superdotado— lo que es la psicoterapia institucional; y deberían, en los casos difíciles, reunir la "constelación". —¡Sí, Señor inspector! Tráigame la constelación del Señor Zigomar, esquizofrénico crónico que quiere tirarse por la ventana cada tres días. ¡Tráigame la "constelación"!» Pero, ¿a quién dirigirse para traer la "constelación"? Seguramente hay quienes comprenden mejor que el inspector, quienes tienen «determinación» entre los enfermeros, o los auxiliares de enfermería. Pero esto no se articula porque, en general, el jefe médico ¿a quién le va a pedir esto? ¡Al supervisor! ¡Al jefe de división o, entonces, al compañero sindicado! Y después, a fin de cuentas, se apercibe que la constelación es una noción y que no hay «constelación» en sí. Me van a decir: «Ya empiezas a jodernos con tus cosas en sí, tus estados en sí, tus constelaciones en sí». (¡Es el fin de los *soyeux*!) Pero para que las «constelaciones» se concreten, es necesario que las personas puedan vivir un poco, circular un poco. Van a decir: «Eso es, aquí está de vuelta el viejo ritornelo que apareció en un célebre número de *L'information Psychiatrique,* una conversación sobre la libertad de circulación...»

La «constelación» implica un mínimo de «libertad de circulación». Está claro que los esquizofrénicos no hacen una elección administrativa de las personas que le agradan o que no le agradan. No eligen entre los diplomados. Eligen a su compañero, eligen a la encargada de la limpieza, eligen a las personas que ven cada día y que tienen una cara que les agrada.

Eligen a un residente que pasa, o a un enfermero, o al cocinero si va a la cocina. La «constelación» tiene tanta más eficacia cuanto más heterogénea; es «heterogénea» si las personas no se parecen. Por ejemplo, si se convoca en una constelación a diez psicólogos diplomados es mucho menos eficaz que si se convoca un psicólogo más una encargada de limpieza más un cocinero más un jardinero más un esquizofrénico más un jefe médico más un *raton laveur*... Hay, entonces, muchas más posibilidades de sorpresas, de intercambios, de manifestaciones, de expresiones. Pero para poder convocar a personas tan diferentes se necesita libertad de circulación; también, es necesario que ellas puedan expresarse: «¡exprésese sin miedo, mi valiente!». En cambio, el tipo se dice: «Si digo una tontería me van a restar tres puntos a fin de año. Nada de historias, mejor cierro el pico». Por tanto, esto pone en cuestión la jerarquía tal como es vivida. Los encastres, unos en los otros, ¡son bastante obscenos! Además, si se observa de cerca, la jerarquía se sostiene encajándose así; atraviesa los grandes acontecimientos. La misma jerarquía, los «mismos» tipos, atravesaron la guerra del 14, la guerra del 40, los campos de concentración, la bomba atómica. ¡Siempre los mismos! Ellos son reemplazados, pero quedan siempre los mismos en el mismo lugar. ¡Tenemos que expresarnos libremente! Esto es lo que se llama la jerarquía médico-administrativa. Como decía Lucien Bonnafé: «Es necesario poner la jerarquía en cuestión». Y digo: «Señor inspector general, usted me dice hacer una "constelación" porque leyó eso en no sé qué cosa de un español lejano, pero luego usted no me brinda los medios, en absoluto; porque ahí donde trabajo no hay tal libertad de circulación, hay una jerarquía espantosa. La gente no se anima a hablarse. Hablan pavadas, para no decir nada. Entonces, ¿qué quiere hacer?» Volvemos al punto de partida. El resultado es que no se puede reunir la constelación. Es muy grave, porque aunque no las reunamos explícitamente, si todo el sistema funciona, igual hay «efectos de constelación» que desconocemos.

Para que pueda hacerse, es necesario que haya un sistema de soporte muy diversificado, muy estratificado, que pueda ser la ocasión de investimentos muy parciales y variables. Ya definí el club. Para que eso no sea una fantasía, para que sea verdaderamente concreto, materialmente concreto, con una verdadera gestión que no sea un patrocinio cualquiera, es necesario que haya una función que llamé Colectivo. Podemos muy bien encontrar sistemas de constelación incluso en una simple conversación o en una reunión del club. Todo esto se desenvuelve en las estructuras colectivas de las *relaciones de complementariedad,* en el sentido de Dupréel. Lo que puede sostener ciertas constelaciones.

Lo que acabo de evocar me recuerda a la *Darstellung*. Cuando se va a un lugar donde hay trabajo psiquiátrico, se pueden plantear cuestiones de este tipo: «¿Qué es lo que pasa?» Es una expresión interesante. Se puede decir también, lo que tal vez sea importante: «No se deje atrapar». O aún: «Si va ahí, cuidado, no se deje atrapar». Algo pasa. Se puede llegar a decir a ciertas personas: «Mi viejo, después de tanto tiempo ahí... Pero no estás del todo. —Sí, estoy ahí desde hace años. —Pero no estás, me parece que estás completamente afuera». Esto también es dicho. ¡Son muy importantes los pies!

21 DE NOVIEMBRE DE 1984

La última vez evoqué la palabra «subyacencia». Es decir: algo pasa, pero no tanto al nivel que se cree. Eso es común. En cualquier pueblo, en el fondo, es necesario estar verdaderamente interiorizado para comprender lo que pasa. Si nos quedáramos solamente seis meses no sabríamos mucho.

Un residente que viene y se va seis meses después, de acuerdo, puede ser súper inteligente, pero tiene chances de quedar al margen, y dejarse atrapar por quienes saben correr los telones para mirar lo que pasa y transmitirse un montón de cosas después. Pero decir: «hay subyacencia» es una *decisión*. Es un acto «decisorio» epistemológico. Es una decisión decir: «Hay otra cosa distinta que lo que vemos». Dicho de otra manera, es tomar partido por otra teorización más compleja. Y en particular, es tener en cuenta que debemos poder articular alguna cosa del orden de lo inconsciente. La invención de ese concepto que se llama inconsciente debe servir para algo. Se habla aún como antes de Freud, y se hace como si no hubiera inconsciente... Pero no se trata de confundir, de amalgamar el inconsciente a la subyacencia. La subyacencia es ciertamente más compleja. Entonces, siguiendo los lugares, podemos hacernos los ingeniosos y decir: «Ustedes saben, hay subyacencia; es un poco como un palimpsesto. Pero ¿cómo encontrar el modo de descifrar algo que no está ahí, bajo los ojos? El problema es estar, no simplemente a la escucha, sino en una posición que es forzosamente de interpretación, en el sentido analítico del término, poniendo atención a no zozobrar en un delirio interpretativo». «¿Qué haces ahí? —¡yo interpreto! ¡Es un delirio total! ¡Pero yo soy psicólogo diplomado, psicoanalista!» ¡Es una «interpretitis»! ¡Un accidente de trabajo!: «¡Toma quince días de licencia, vas a hacer reposo porque es grave!» ¡Si no, se va a convertir en una «interpretitis» crónica! Pero al mismo tiempo, hay un soporte, una base material, económica: ¿cómo viven las personas que están ahí? ¿Cómo trabajan? ¿Hay o no libertad de circular, de intercambiarse, qué sé yo? Todo esto echa raíces en un cierto humus (como decía en esa época: «¡Una suerte de humus, función noble del humus, no de la podredumbre, sino un humus que echa brotes a una cierta profundidad!») Pero es cierto que hay un factor económico y que hay que luchar contra la miseria económica en ciertos lugares, lo cual no es contradictorio con otra cosa que es del orden de una sobredeterminación, en el sentido inconsciente del término. Pueden decirme: ¡Usted sabe que yo relaciono la subyacencia con el *hypokaïmenon*! «*Kaïmenon*» me parece que es algo del orden de lo que se presenta ahí, delante, que no se extiende, sino que viene a la superficie y se dispone. E «hypo»... es como el «sub» de *subjectum*: «hypo/kaïmenon»; «sub/jectum». *Hypokaïmenon* es también el sujeto, es decir, lo que se presenta debajo de lo que está ahí.

Es lo que expresa Lacan cuando escribe su famosa fórmula: «Un significante representa al sujeto para otro significante». El sujeto no está en la línea de los significantes. Está por debajo. Está sobredeterminado por los significantes. Por tanto, es *hypokaïmenon*: $\frac{S1}{\$} \rightarrow \frac{S2}{a}$ al nivel del significante.

El significante es material. Pero el sujeto no. Y el sujeto

del inconsciente está situado debajo de esta disposición sobredeterminante de los significantes.

Cabría entonces, aproximar la subyacencia de *hypokeimenon* y de *subjectum*: cierto lugar, cierto tópico en el cual hay sujeto. Entonces, se puede definir al psicótico como alguien cuyo sujeto «descarriló» y puede estar mucho tiempo así descarrilado. Incluso, en una vía muerta, en un no-lugar, un estado de espera infinita, pasivo (*Abwarten* por oposición a *Erwarten*): no espera nada, espera en ningún lado, es «un sujeto descarrilado del simbólico», como decía Lacan. Se puede decir entonces: «Pero en fin, estos tipos que están ahí, todas esas personas... de acuerdo, la libertad de circulación, primeramente el club, las mediaciones, los investimentos parciales, relaciones complementarias, etc., pero no es suficiente». Una de las funciones del Colectivo debe ser poner en ecuación esta noción de «subyacencia». La subyacencia está en correlación con los aspectos socioeconómicos. Por ejemplo, cuando los decretos ministeriales reducen el número de enfermeros o los créditos, cuando ya no se puede practicar más la psiquiatría de sector por falta de vehículo, se puede decir que hay un ataque directo al nivel de la subyacencia; en el sentido de que no habría más posibilidad de poner en práctica algo enraizado profundamente en la vida de las personas. Hay entonces un abordaje socioeconómico, dimensión siempre tomada en una cierta alienación. Pero también está el abordaje del que acabo de hablar, de descarrilamiento en el simbólico. Entonces, ¿cómo poder tratar ese tipo de fenómeno?

El inspector dirá: «Tendrían que hacer un trabajo profundo. Además, leí por ahí que existe la psicología abisal, la psicología de las profundidades. ¡Tendrían que meterse en eso!». ¡Zapatero a tus zapatos! «Subyacencia» no quiere decir que está bajo tierra. No está forzosamente bajo los pies. Puede estar arriba de la cabeza. No está en ningún lado. ¿No es situable «ahí»? ¿Y qué es «ahí»? ¿Qué pasa «ahí»? No es un espacio geométrico. Es algo a definir. Una cierta topología... «¡Ahí está, nos va a hablar de topología! El *toro*, el *cross-cap*, etc.» De acuerdo, se trata, en efecto, de topología. Pero habría que hacer una crítica en el plano epistemológico de lo que se podría llamar una topología que sea también volver a poner en cuestión aquello de lo que nos servimos de una manera abusiva: una estética trascendental tradicional. No hay que tener miedo a estas palabras... ¿Con qué, a qué nivel trabajamos? Es sabido que hay modificaciones de la personalidad que pueden producirse al cabo de diez años, quince años... Claro, esto no es muy aceptado por los poderes públicos. «—Sabe, hace quince años que está ahí, pero valió la pena, porque al cabo de quince años me dijo "Buen día"». «—Especie de soñador ¡quince años a cargo diario para que un tipo les diga "Buen día"! ¡No va! ¡Está claro que los psiquiatras están locos!» Me acuerdo, por ejemplo, de un congreso de la *Croix-Marine* en Montpellier hace algunos años; un participante nos proyectó una película realizada en el Macizo Central, por un pequeño grupo de psicólogos y psiquiatras que se ocupaban de niños psicóticos. Vimos una niña; diez años antes estaba completamente embrutecida: «Es una débil profunda —decían los espectadores—, una psicótica grave». ¡Cinco años después estaba igual! Y luego hubo una modificación en el equipo, reforma de los edificios, un trabajo enorme. Diez años más tarde: ¡extraordinario!

¡Ella sonreía! Diez años de trabajo encarnizado de todo un equipo... ¡simplemente para una sonrisa! Los aplaudí. Valía la pena. Hay personas que nunca comprenderán un discurso semejante. Y no llegan a ser utilitaristas a la Stuart Mill. Son mucho más terribles que eso, porque Stuart Mill era un poco lento. ¡Pero ellos no! ¡Son tecnócratas bien formados!

Hubo infiltraciones ideológicas desastrosas en La Borde, en cierta época, como en todos lados. Pero la cosa se va recuperando un poco desde hace algunos años. Retoma forma después de esta moda «anti» que siguió a los acontecimientos que no quiero citar... Hay un tipo que atravesó esto, un esquizofrénico, uno verdadero, autentificado, estampillado. Y bueno, desde el año pasado, este tipo —que estaba completamente fóbico del espacio, que no se aproximaba a nada, que andaba de un lado a otro, alucinado, flaco, muy inquietante— este tipo todas las mañanas, todo el día inclusive, anda en bicicleta; ¡y él fue quien compró la bicicleta, además! ¡Veinte años de esfuerzo para andar en bicicleta! Entonces, anda en bicicleta a veces, cuando pasa, baja de la bici. Ayer, bajó de la bicicleta y me dio los buenos días, apretándome la mano y diciéndome: «¿Cómo le va?» ¡Me pareció formidable! ¡Pero discursos semejantes no pasan a la computadora! Porque son desanimados, desanimados por la tecnocracia. Se dirá: «—¡Pero en fin, tendría que haber andado en bicicleta desde los primeros ocho días, eso hubiera hecho la estadía más corta!». «—¡No teníamos la técnica, Señor Inspector! Ahora, usted sabe, tenemos mucha experiencia. Al cabo de treinta años, alguien puede andar en bicicleta» ¡Entonces, nos toman en broma! «—Ustedes saben que Freud no es serio». «—¿Subyacencia? ¡Es un concepto rústico ese! Se embarran los pies con su subyacencia. La prueba... tomo lo que usted dijo, ¡habló de humus!» «—Sí, Señor Inspector, hablé de humus». Como vemos, son imaginaciones un tanto campestres estas. «—No tenemos subyacencia, estamos a favor del empedrado. Incluso más ahora, ¡porque sabemos lo que las piedras pueden hacer!» Están a favor del asfalto. «¡No es cuestión de subyacencia! ¡Y cuando se embarren, cambien de zapatos, será mejor!» «—¡Sí, señor Inspector, eso haré!» Paremos aquí.

Ahora, para volver a los viejos tiempos de la psicoterapia institucional, parece que se trata de trabajar la subyacencia. Entonces, ¿Qué puede poner en cuestión esta complejidad que se llama «subyacencia»? Aquí podemos recitar: el club, los grupos de control, etc. Por ejemplo, como conté hace un momento, una monitora me dijo ayer: «Me gustaría poder hablar en algún lado de lo que hago». No fue una ofensa (aunque hay muchos grupos funcionando actualmente). Entonces le dije: «—Sin embargo, usted va a tal grupo...» «—Sí, pero no puedo hablar en grupo. Tendría que hablar con alguien, pero sola». Estos son los problemas que se plantean...

¿Qué es exigible para que podamos lograr algo además de, simplemente, que un esquizofrénico pueda andar en bici; un verdadero nivel de modificación estructural, que pueda poner en cuestión los comportamientos psicóticos? Me acuerdo de una discusión en el grupo de Sèvres en 1957-58 (el grupo de Sèvres había sido organizado por Daumézon, Tosquelles, Bonnafé...) en el cual uno de los temas fue, entre otros: «La psicoterapia en el hospital y los enfermeros». Había ahí unas sesenta personas, entre psiquiatras, psicoanalistas;

mucha gente, personas de todo tipo. La manera en que ciertos psicoanalistas que trabajaban en hospitales hablaron de los enfermeros me llevó a decirles esta frase, ahora célebre: «¡Los enfermeros no son imbéciles!» Le dije esto a un «psicoanalista-jefe». Esto no creó una escisión, pero hizo ruido, a pesar de todo. Yo estimaba que lo que había sido dicho de una manera «objetiva» por una dama psicoanalista era verdaderamente injurioso frente a los enfermeros que pasaban su jornada con los enfermos. Pero hay que prestar atención en un momento así, para no hacer demagogia... Porque al mismo tiempo pensé, aunque no lo dije: «No tomo posición para saber quién es el imbécil. Puede ser tanto el psicoanalista o el enfermero... o yo mismo». Pero al fin de cuentas, hay que tomar una decisión, desde luego. Redacté un texto con ejemplos, en el cual me planteaba la cuestión de saber si un «ámbito», una colectividad, es verdaderamente psicoterapéutica. Por ejemplo, el club. Decimos «Club terapéutico» ¡pero se sabe que, en esos asuntos, todo es terapéutico! Usted se pone los zapatos, eso es terapéutico; usted se enoja, ¡terapéuticamente! A tal punto que dije: «Pero en fin, ¡es más rica la panadería de enfrente!» ¡Todo lo que pasa, los sentimientos, lo *pático*, las dimensiones trascendentales, cuando la panadera te da un *croissant*! «Gracias señora... ¡Mucho más rico que la cantina!» Y me dije: «Al fin de cuentas, no son terapéuticos estos enfermeros imbuidos como están por el medio. ¡Sobre todo porque los enfermeros no son siempre fáciles!» Pero en fin, no estaba obligado a decirlo. ¡Tanto más cuanto que la psicoanalista en cuestión me parecía estar por debajo de los enfermeros! Es una cuestión de relatividad; como cuando se intenta ver las estrellas en pleno día: se ve la luna pero no las estrellas. Con lo cual, los enfermeros no son imbéciles. Pero les confieso que todavía no resolví la cuestión. Porque todo lo que acabo de decir («libertad de circulación, constelación, club, subyacencia, etc.»), ¿será verdaderamente psicoterapéutico?

¡Pero atención! Es peligroso decir eso. Si fuera cuestionado, corremos el riesgo de ser rescatados por Racamier. ¿Qué dijo Racamier? «La psicoterapia no es para los enfermeros: para ellos son los cuidados. Y la psicoterapia... hay que estar verdaderamente especializado en ella, nada de bromas, es serio». Esto no es de ninguna manera lo que quiero decir. No obstante, yo mismo dije muchas veces que la psicoterapia institucional, todo lo que está puesto en práctica en ella, tal vez sea ante todo para tratar lo que llamé *patoplastía*. Es decir, las influencias del medio, todo lo que pasa alrededor de la persona y que crea de pies a cabeza, por reacción, síntomas; frecuentemente los más evidentes, como la agitación, la repetición, la furia, los contagios histéricos y otros. En ese momento se me puede plantear: «Pero entonces, ¿está a favor de lo endógeno?» A lo que podría responder: «No pronuncié esa palabra. Es más complicado que eso». Claro que estoy por lo endógeno, pero no lo endógeno como ellos creen. Pienso en algo que justamente queda ahí, aunque se trate del medio. No soy ingenuo, desde luego. ¡No estoy a favor de la *metanoia* de ayer! Y no soy «anti», por favor. Considero que hay un núcleo, síntomas primarios de la esquizofrenia, por ejemplo. Y por más que se modifique el medio, tal vez tal o cual «enfermo» sea más soportable, pero ese nudo no cambiará. «Entonces, si

21 DE NOVIEMBRE DE 1984

la psicoterapia institucional está simplemente para volver a las personas más soportables, mi viejo... ¡tenemos que hablar más de ética!» Es ahí que puedo responder a mi cuestionamiento de 1958: porque, si se pone en práctica algo bien «construido» es posible que, incluso al nivel de ese núcleo, haya un efecto psicoterapéutico que toque otra cosa que la *patoplastía*. Si se puede agenciar alguna cosa, modificar algo al nivel de la subyacencia... Supongamos que haya una banda de tipos que trabajan juntos en un sistema así, tipos que tienen determinación, que tienen convicción (cuando trabajamos juntos, se puede advertir quién tiene convicción y quién no). Supongamos que haya alguien con convicción. Esto no es suficiente, ¡porque conocemos a las personas que tienen convicciones y trabajan juntos! ¡Frecuentemente resulta catastrófico! Entonces no es suficiente, ¿podemos decir que es ahí necesario hacer aparecer (en un sistema complejo, colectivo) lo que llamé hace mucho tiempo, asociando dos palabras, una *estrategia analítica*? Esto no quiere decir que haya que ir a analizar de una manera estratégica, la estrategia analítica sería hacer que las personas tengan responsabilidades. Es necesario distribuir las responsabilidades... ¡Las personas que trabajan en algún lugar precisan tener, como mínimo, algo para hacer! En un sistema así, en un establecimiento (no una institución, sino un establecimiento, como dice Tosquelles) por ejemplo, al grupo de médicos, a los psicólogos, a algunos enfermeros, a aquellos que aparentemente tienen convicción, podemos decirles: «Toma, sería bueno dividir las tareas, repartir los puntos más importantes de la estructura. Ocúpese, por ejemplo, de tal reunión del club, esto no le impedirá hacer consultas.

Y luego sería bueno hacer un pequeño grupo didáctico, luego un grupo de estudio de casos, etc.» Un reparto de tareas, de tareas aparentemente materiales, de tareas que se ven. Pero, para que pueda funcionar, una vez que se haya estudiado bien una suerte de tablatura de «intervenciones crónicas» se puede decir que este grupo de personas que tienen convicción no pueden verdaderamente funcionar de manera eficaz (es decir terapéutica) a no ser que pase algo, no necesariamente en el sistema interrelacional, sino a otro nivel. Cuando estas personas se reúnen, no se trata de que se pongan a reflexionar para intentar comprender algo, de ser como algunos que torpemente dijeron, hace una veintena de años: «Hacemos grupos analizadores». ¡Sería el colmo! Un poco como en una máquina donde habría un sistema de analizadores. Eso es a menudo el fantasma de los otros. Cuando un pequeño grupo de personas que tienen convicción se reúne, las personas que no tienen dicen: «¿Qué están tramando estos cabrones?» Pero en el interior mismo del grupo, a menudo se habla totalmente de otra cosa... ¡Pero entonces! ¿Será necesario que cada participante de ese grupo esté en análisis? Hay que dejar la cuestión abierta. Es cierto que esto debe estar en juego. Pero lo más importante es que haya ahí, en ese lugar, un *espacio del decir*, que haya posibilidad de expresarse, incluso si no se dice nada. Que haya alguna cosa ahí, una manera de estar a gusto. Esto supone, evidentemente, no dejarse engañar. Porque lo que pasa en esos grupos, si no estamos atentos es que —por el hecho mismo de estar en grupo y mirarnos así, más o menos de frente o de reojo— hay siempre situaciones de prestancia, de rivalidades que son frecuentemente no dichas y que no solo vuelven completamente ineficaz, sino hasta peligroso ese tipo de grupo. Dicho de otra manera, habría ahí una condición esencial que tendría que intentar formularse: ¿qué necesita un grupo de personas con convicción para que pueda funcionar eficaz y positivamente, y que eso pueda articularse con algo al nivel de una estructura compleja (donde hay un club, etc.) tal como la subyacencia?

Me parece que solamente en ese momento podemos entrar en una discusión más teórica, a propósito de la transferencia y de sus relaciones con lo Colectivo, a propósito de la noción de «fantasma» y a propósito de las condiciones mínimas para que pueda haber un tratamiento analítico de ciertas formas de psicosis. Dicho de otra manera: ¿Qué concierne (o no) al objeto a? Me parece que solo a partir de ahí —y es una plataforma— se puede hablar de «estrategia analítica». Sería necesario, claro, precisar esto de una manera más adecuada.

Pienso que aquí podríamos, tal vez, abrir un poco la discusión. ¡Camarada Ayme! ¡Asegure su función presidencial de sesión!

Interviniente (A): ¿Podrías retomar lo que dijiste a propósito del semblante: articular la subyacencia con el semblante?

Jean Oury: ¿Usted se refiere a que, por ejemplo, en un sistema demasiado jerarquizado, donde hay posiciones defensivas que pueden rozar la «paranoia experimental» (de un grupo a otro o de un sujeto a otro), donde hay problemas vitales (de ascenso o de dinero), que en ese tipo de sistema hay una mala puesta en práctica del semblante? Se puede revelar el negativo: no hay semblante, entonces no hay, de ninguna manera, posibilidad de discurso eficaz.

Interviniente (A): Lo que quiero decir es que, ya sea en el discurso paranoico o en el discurso histérico, no hay más que verosímil.

Jean Oury: Así es, es lo verosímil pero no es el semblante.

Interviniente (A): Cuando el discurso tecnocrático es parecido: «Usted debería hacer esto, doctor...» Parece tan natural poner todos los débiles juntos, así ¡para tener más eficacia! Ahí se tiene la impresión de que la subyacencia está completamente aplastada. No sobra nada más.

Jean Oury: Así es. Se puede decir que lo más frágil es lo que constituye el «ambiente», a fin de cuentas: es una cierta cualidad del semblante. Ya se ve que todo lo que ocurre en el tejido social de vida cotidiana, con todos los matices que esto pueda representar, la manera de saludar a alguien, etc., todo eso puede ser completamente quebrado. Y que esta destrucción (si retomamos las categorías clásicas ahora) no toca el nivel de lo real, ni el nivel del simbólico, ni el de lo imaginario: esos sistemas no pertenecen a la subyacencia, sino que son el sustrato de lo que está en cuestión. El tejido mismo de la existencia, lo que hace que se pueda discernir alguna cosa rápidamente y que va a comprometer otro nivel de pensamiento, hay que nombrarlo con una palabra. Lo que va a hacer actuar, lo que va a hacer que haya algo que se mueva, que nos permita pasar de lo que estábamos pensando a otra cosa, me parece que se puede, en un primer momento, llamar *semblante*.

Se puede relacionar esto, de manera aproximativa, con lo que está en cuestión en cierta fenomenología, la de la presencia. Se sabe que los esquizofrénicos no están en ningún lado, incluso estando aquí. Eso confunde: ¡en ningún lado y aquí! Ahora, lo que está en cuestión es la calidad de manifestación —por ejemplo, de un discurso— lo que hace que haya presencia. Presencia es un término retomado por Jacques Schotte en sus estudios sobre Szondi en 1964. Decía: «¿Pero el presente?» Lacan respondió: «El presente es cuando hablo». Esto resuelve un poco la cuestión. Evita deslizarse a través de versiones «fálico-teológicas» del *corpus christi* presente. Eso está bien para la eucaristía, pero no para todos los días, no todo el tiempo, no día y noche. Todavía se ve que siempre hay riesgo de deslizamientos del lado del *corpus christi* presente. Por ejemplo: «¡El Señor inspector llega!» Se escucha ruido de galochas... «Está aquí». Recuerden esa película (que debería estar en todas las cinematecas de la psicoterapia institucional, habría que poner una o dos películas): *Cero en conducta*, de Jean Vigo. Es una película primordial. Ahí tienen ejemplos: cuando el vigilante pasa por los dormitorios. Y el tipo con el sombrero grande y el enano que es director... Se puede decir que eso es «fálico-teológico». Señor inspector entra. Señor jefe médico va a hacer su visita... Cuando hablo de presencia no es en esta dirección fálico-teológica, de ninguna manera se trata de ese tipo de presencia. Es por esto que nombro a los grandes filósofos. Y que nombro a Heidegger: presencia en el sentido de la *Anwesenheit*, lo que emerge ahí, no frontalmente, sino en una suerte de dejar estar que permite que eso pueda presentarse así. Fundamentalmente, no impedirlo: lo que se presenta no es forzosamente lo que se va a ver. Y en este sentido dije que lo que está en cuestión —y tal vez esto sea el semblante— lo que se aproxima más a esta versión de la presencia, se podría decir que es el «aparecer de lo celado».

«Entonces, ¿qué dices? ¿No se ve?» No, no se ve. ¿Y el semblante tampoco se ve? Siempre se podrá poner un espejo y no se verá el semblante reflejado. A veces puede haber un pequeño signo «ah, sí, hay semblante». ¿Pero dónde? ¿No vio algo ahí? ¡No el semejante, sino el «semblante»! ¡El aparecer de lo celado! La palabra clave es *Unverborgenheit*, el «des-celamiento»: no la eclosión, no la emergencia. Y lo que cuenta para alguien, ya no es vociferar o hacerse ver (para un esquizofrénico, por ejemplo) sino que pueda rehabilitarse en una presencia del aparecer de lo retirado, que no sea una fuga permanente. Parece que ahí el semblante es tocado.

Ahora, para volver a ese problema de la estrategia analítica, uno de sus efectos sería tal vez, hacer que haya un poco más de semblante; es justamente a esto que son particularmente sensibles aquellos para quienes el semblante está pendiente, los esquizofrénicos.

Les recuerdo que en la tipología de los cuatro discursos de Lacan (que algunos filósofos actuales podrían aprender un poco mejor, ¡les evitaría decir un montón de tonterías!; es una pena, porque son tipos muy inteligentes, pero carecen de material) el lugar del semblante es el lugar del agente del discurso, es lo que va a desencadenar el discurso. Esta casilla del agente va a estar ocupada de manera alternada por S1, S2, $, o *a*, según el tipo de discurso. Sobre todo, no hay que instalarse diciendo: «Les voy a mostrar, yo soy el amo del discurso». ¡Pues, esto sería verdaderamente histérico!

Hay una palabra sobre la que podríamos volver. Es la palabra que usé hace un momento, a propósito, cuando dije: «Pero, ¿qué *pasa* aquí?» Se trata de toda la temática del pasaje. Se puede decir que la *Darstellung* es una forma de pasaje de una idea a un texto o a un discurso, con toda la complejidad que eso representa, las ilusiones que se ven tanto en Kant como en Hegel y otros. Por ejemplo: ¿Será tan interesante que haya un grupo que se reúna una vez por semana regularmente, atentamente, para leer un texto de Freud y comentarlo? Hay que prestar atención para no obsesionarse por lo utilitario. Pero, ¿verdaderamente esto cambia algo frente al trabajo colectivo? Porque podemos preguntar: ¿por qué los participantes de tal grupo hacen eso en lugar de ir a juntar hongos? Tampoco es que lo hacen por un ascenso, es gratuito. Entonces ¿será que hay un efecto al nivel de la subyacencia? Dicho de otra manera: ¿no habría nada mejor que hacer? Se trata aquí del pasaje y de una problemática de la *Darstellung*.

Hay un texto publicado en la revista *Critique* de enero de 1978. Es un comentario hecho por Denis Kambouchner sobre un pequeño libro publicado en aquella época, de Jean-Luc Nancy, llamado *Logodedalus*. «Dédalo» es el gran arquitecto, aquel que construyó el laberinto. Y *Logos* es la lógica y el lenguaje. *Logodedalus* da cuenta de que lo que es tratado es la *Darstellung*. Desde entonces, Jean-Luc Nancy escribió otros libros, sobre todo uno muy interesante (volveré a hablar de él) que se llama *Le partage des voix*. El *Logodedalus* presenta diferentes tipos de *Darstellung*, en particular en Hegel y Kant. Pero se tropieza con el hecho de que hay palabras intraducibles que provocaron discusiones sin fin, palabras claves que juegan un papel muy importante, particularmente la palabra de Hegel: *Aufheben*. Para *Aufhebung* propone una traducción, desde mi punto de vista poco satisfactorio, que retoma Derrida. En cuanto a mí, pienso que en el *Aufhebung* la palabra clave, de lo que concierne a la *Darstellung*, es el pasaje. El *Aufheben* es el pasaje de un registro a otro. Les recuerdo que hubo toda una discusión aquí mismo, alrededor de los años 60, en lo que se llamaba (no era *l'École freudienne* en ese momento) la *Société française de psychanalyse*; Lagache y otros tipos hablaron académicamente de la sublimación. Lacan intervino y dio una suerte de definición rápida; dijo: «A fin de cuentas, la sublimación se aproxima a una doble alienación...». Mejor que una alienación se podría decir una *Aufhebung*, es decir, el pasaje en el registro del lenguaje y del trabajo». Es más o menos esto. *Aufhebung*, algunos lo traducen por «asumir». Derrida dice «elevar». Hay páginas y páginas de discusión sobre la traducción del término *Aufhebung*.

Es cierto que, institucionalmente, siempre se plantea el problema de: «¿Qué está en cuestión para que pueda haber pasaje?» Si no, no se iría más allá de discusiones académicas y podrían hablar entre ustedes de cualquier cosa, sin que cambie en nada la existencia cotidiana de tal o cual catatónico. Aquí, de nuevo, se ve que la problemática interrogada —solamente en la noción que propuso Lacan en octubre de 1967 pero que, hay que decirlo, nunca funcionó bien— es esta noción de «pase». Lacan la propuso para intentar explorar concretamente «esto que pasaba» en ciertos momentos de un proceso analítico. Parece que es siempre la cuestión de la *Darstellung*, es decir la puesta en acto, la puesta en escena de la presentación, la puesta en texto para hacer pasar algo. Y es solamente en ese momento (y esa es la paradoja) que se podrá saber si hay alguna cosa que pasó o no; es decir, si hay, no una substancia, sino algo a definir que constituye todo el trabajo del análisis colectivo. Por esto nombraba a Karl Otto Apel y a la pragmática trascendental. Salvo que tanto Karl Otto Apel como Jean-Luc Nancy o Kambouchner no cuentan con suficiente acceso a conceptos tales como inconsciente o función fálica. Porque es de eso de lo que se trata, desde luego: Φ, el operador del pasaje, de la reversión, etc.

Además, en el segundo tomo de los estudios heideggerianos de Jean Beaufret, hay un capítulo que se llama «La *Darstellung*» donde habla esencialmente de Kant. Estas son referencias bibliográficas. Pero está muy bien visto, muy sutil de parte de Beaufret... Asimismo, carece del concepto de inconsciente, no tiene Sujeto del inconsciente, no tiene Φ. Mientras tanto, es con esto que se trabaja.

Podemos delinear de qué se trata. Cuando hablo de la función fálica, el pasaje no es una transgresión; todos los niños del coro del psicoanálisis teológico (no digo quiénes) hablan de transgresión. Pero hay que hablar de «reversión...». No es al azar que Lacan emplea un símbolo lógico que llama «ocho invertido».

Pasamos del exterior —sin percibirlo— al interior, después nos reencontramos en el exterior. Es el corte del *cross-cap*, etc. Se puede decir que el pasaje tiene esta naturaleza. Pero si es una transgresión, en ese momento se trata de palabras de orden... de notas de servicio. Se podría recomendar al jefe médico, al supervisor general, redactar notas de servicio en subjuntivo; así tendrían tiempo de reflexionar, sería menos directo: «Deberían haber llegado a una hora más precisa para que...» ¡Pero mientras hablamos de esto, hacemos la reversión!

19 de diciembre de 1984

Jean Oury: Hoy Ayme no está... Habitualmente, él dice algunas palabras introductorias. Voy a intentar continuar lo que anuncié en septiembre; voy a intentar reflexionar acerca de esta noción tan particular que llamé lo Colectivo. Es difícil de articular. Lo Colectivo no es el «establecimiento» en el sentido de Tosquelles (cuando distingue establecimiento e institución). Tampoco se trata de instituciones diversas que somos llevados a crear en el interior del establecimiento, ni de grupos o subgrupos. Tampoco se trata, por ejemplo, del club o de estructuras similares.

Es esencial formular esta noción de Colectivo —aunque la llamemos de otra manera—, que es más una función que una estructura. Es una función ciertamente muy compleja, cuya finalidad esencial es hacer funcionar todas las estructuras institucionales en una dimensión psicoterapéutica. Lo cual no va de suyo, para nada. Una de las estructuras que me parecen dominar este Colectivo es lo que llamé *función diacrítica*. Insistí un poco sobre esto retomando la palabra «diacrítica» en el sentido más común del término, que se emplea tanto en gramática como en medicina: función que permite distinguir diferentes cosas para poder separar los planos, los registros. A fin de cuentas, es una función de análisis estructural. Y esto se presenta de una manera práctica a partir de acontecimientos que pasan en un establecimiento. Un establecimiento puede ser tanto un hospital como el sector o un establecimiento escolar... Ocurren acontecimientos que pueden tener cierta importancia (o que pueden no tener ninguna), acontecimientos que deben ser interpretados. La dificultad entonces, está en plantear este problema en un plano epistemológico: una de las funciones de la interpretación es interpretar. Pero no se trata de interpretar «cualquier cosa». Primera prudencia. Se podría decir, epistemológicamente, que la *interpretación* es la *interpretación*. Porque si se dice, que es la interpretación «de» alguna cosa, ya se está planteando el problema como si hubiera alguna cosa que existe en sí, lo que pone una suerte de distancia frente a las cosas, que hace como que se va a interpretarlas. Por ejemplo, cuando se interpreta un sueño podemos rápidamente deslizarnos a una cosificación de lo que es interpretado. Al fin de cuentas, nos reencontramos con este problema en todos los giros de una reflexión sobre todo lo que se intenta hacer, sin lo cual me parece que corremos el riesgo de deslizarnos a través de una suerte de consenso, de hábitos, como si el material existiese incluso sin estar ahí. Una vez más, nos encontramos delante de algo que denuncio desde hace mucho tiempo diciendo: «En nuestro trabajo, sobre

19 DE DICIEMBRE DE 1984

todo al nivel de lo que está en cuestión en la psicoterapia (en un sentido muy amplio del término, una vez más), en esas tomas a cargo en particular de psicóticos, es necesario abstenerse de plantear problemas de una manera muy positivista. No hay «cosa en sí».

Puede parecer, a primera vista, una suerte de rumia (a fuerza de ser prudentes, llegamos a rumiar siempre las mismas cosas). Pero asistimos en todo momento a esos deslizamientos a través de una suerte de masificación. Claro, habría que dar ejemplos concretos, pero no puedo hacerlo y pienso que cada uno de ustedes debe hacerlo, remitirse a experiencias concretas que ustedes pueden tener sobre los diferentes terrenos de trabajo en los cuales actúan. Claro que hay muchos escritos sobre esto; pero hay una frase que se podría poner en epígrafe, una suerte de decisión. Es cierto que cuando algo pasa, es decir cuando hay un acontecimiento, este acontecimiento no es forzosamente indexado por todo el mundo como acontecimiento. ¿Cuál es la razón que hace que destaquemos algo en tanto que acontecimiento? La frase que quería poner en epígrafe es: «No va nada de suyo [*Ça ne va pas de soi*]». Luego, si quisiéramos ser más sutiles, podríamos señalar las dos negaciones. La primera «No [*ne*]» es clásicamente lo que se llama del orden del «discordancial». Mientras que el «nada [*pas*]» es del orden del forclusivo. Esto ya plantea una cuestión sobre la cual intentaré volver. Pero esta frase se opone inmediatamente a otra que es: «Va de suyo [*Ça va de soi*]» Y para estar tranquilos en sus trabajos (¡porque lo llamamos así: «el trabajo»!), para tomar sus vacaciones tranquilamente, para volver a casa tranquilamente, es mejor optar por «va de suyo». Contrariamente, hay energúmenos que optan siempre por «no va nada de suyo [*ça ne va pas de soi*]». Entonces hay una suerte de clivaje a veces un poco difícil de trazar entre aquellos del «va de suyo» y aquellos del «no va nada de suyo». También podríamos decir sutilmente: existen aquellos del «va nada de suyo». Ellos hacen saltar el discordancial «no». Estos son los apasionados, tipos de los que hay que desconfiar siempre.

Finalmente se resume a eso. No tengo nada más que decir. Pero «¿quién decide que no va nada de suyo?». Ustedes tienen ciertamente, experiencias concretas al respecto. Por ejemplo, en el fórum —es decir, esta reunión donde las personas venían para hablar de sus establecimientos— que anuncié (y que no se realizará este año por negligencia propia, al no haber hecho contacto para obtener una sala) al comienzo la palabra de orden era: «Hablemos de los conflictos»; esto ya hacía una selección. Y la gran sorpresa (esto es una mirada estadística de la psicopatología nacional) es que a menudo son los mismos, ya sea que se trate de un establecimiento psiquiátrico, psicoterapéutico, pedagógico, etc. Estos se parecen mucho... Lo que se daba como palabra de orden, en el fondo ya era una puesta en función de una diacrítica: los que venían a testimoniar los conflictos, estaban en contacto en sus trabajos con algunos «va de suyo». Y ciertamente este clivaje debía provocar problemas en algunos establecimientos (nos enteramos de esto además, muchas veces) y por momentos conflictos bastante graves cuando los «va de suyo» se enteraban de que los «no va nada de suyo» habían venido a hablar de estas cosas a París y a publicar las miserias que para ellos iban de suyo.

19 DE DICIEMBRE DE 1984

La gravedad está en saber quién decide que «no va nada de suyo»; porque si es uno solo quien decide que «no va nada de suyo», rápidamente todo el mundo va contra él. Se dice: «¿Qué clase de paranoico es, esta especie de bestia?... ¡No entiende nada!» ¡Rápidamente tendrá que irse o callarse! Aunque tenga un alto cargo en la jerarquía. Porque se dice: «Este tipo, este médico-jefe, esperaremos que se vaya y después todo será mejor». Por el contrario, es importante saber si hay posibilidad de que haya una cierta cantidad de individuos —no sujetos ni personas: individuos— que tengan alguna cosa en común entre ellos. Es un poco vago decir que constituyen entre ellos cierta *Gestalt*, cierta forma en la cual haya cierto consenso; algo que comparten entre ellos sin tener necesidad de formularlo explícitamente, cierta «evidencia cognitiva». Y, además, si tienen entre ellos una evidencia cognitiva pueden evaluar en un abrir y cerrar de ojos: «Que en esto que acaba de pasar no hay nada que vaya de suyo».

Dicho de otra manera, lo que está en cuestión es otro aspecto de esta suerte de máquina abstracta que llamo Colectivo, otra función distinta de la *función diacrítica*. Esto no puede funcionar a condición de una *función de decisión*. Ahí también, es muy clásico: en todos los trabajos que ustedes quieran, se estudia la función de decisión. Hace mucho tiempo que hablamos de ella... «¿Quién decide?, ¿Decidir qué?» La decisión de considerar un acontecimiento como no evidente por sí mismo es ya el ejercicio de una *función diacrítica* que permite destacar este acontecimiento de una especie de monotonía cotidiana. Vemos que esta función de decisión tiene algo que ver con una *función de corte*.

Si dejáramos las cosas así, parecería bastante peligroso, porque una vez que se decida recortar un acontecimiento en tanto que algo que «no va nada de suyo», va forzosamente a desencadenar todo un proceso y reacciones de parte del conjunto de individuos que trabajan en el mismo campo.

Dicho de otra manera, va a exigir de parte de esta máquina abstracta que es lo Colectivo, otra dimensión que es una dimensión de *estrategia* —sin la cual se vuelve peligroso—. Hay que tener en cuenta el hecho de que, cuando se asume esta responsabilidad de distinguir un acontecimiento, es frecuentemente con la ayuda de buenos consejeros, de amigos: «Te das cuenta». «¡Escucha, cállate! ¡Deja hacer!» Y hay siempre una parte de verdad, de sabiduría. Lo que está en cuestión en la estrategia misma es una manera de hacer valer la especificidad de lo que se va a aislar como acontecimiento. Y para hacerlo valer se necesita una suerte de maestría de lo que está en cuestión en todo el ámbito con el que lidiamos. Dicho de otra manera, se necesita elegir en qué momento se va a poner en cuestión el acontecimiento para que no vaya nada de suyo. Hay cierto momento en el cual es necesario tener cierta maestría, *cierto momento histórico.* Por ejemplo, es necesario abstenerse de ser muy impulsivo e intervenir inmediatamente: porque en este momento, lo que acabamos de destacar como acontecimiento para que «no vaya nada de suyo» va a entrar inmediatamente en lo que «va de suyo». Puede volverse un hábito intervenir así, rápidamente. Es necesario respetar cierto tiempo de reflexión (para retomar las categorías clásicas), cierto tiempo que es necesario y variable según los individuos, *cierto tiempo para comprender.*

19 DE DICIEMBRE DE 1984

Dicho de otra manera, cuando hay cierto número de individuos que están verdaderamente en movimiento, que tienen cierto consenso y que localizan rápidamente un acontecimiento, esto merece ser puesto en relieve. En este momento, es el conjunto mismo de estos individuos el que podrá establecer cierta estrategia. Un poco como en un análisis: si el analista se hace el sabiondo diciendo: «Ya entendí todo, listo. Le explico, usted tiene un complejo de Edipo, una torsión, etc.» El paciente dirá: «¡Genial! ¡Extraordinario!» Pero, por un lado, esto no tendría ninguna eficacia; y, por otro, podría ser peligroso. Aunque el analista haya escuchado bien al comienzo, puede que intervenga muchos años más tarde sobre lo que estaba en cuestión desde el principio; sin lo cual no habría análisis. Es decir que lo que está en cuestión al nivel mismo de la intervención, que se puede hacer de una manera estratégica, es algo que se debe tener en cuenta (y esto interviene también en los elementos del Colectivo) desde un concepto fundamental que es *el concepto de lo inconsciente*. Se trata ahí de un cierto nivel que no es del orden junguiano de un «inconsciente colectivo», sino de un nivel donde lo inconsciente está en cuestión. *El tiempo para comprender*, es un tiempo que hay que medir de manera aproximada —no hay barómetro para eso—. Medirlo y estimar si la intervención debe ser hecha en tal o cual momento, sobre tal o cual individuo, sobre tal o cual grupo y de qué manera se debe intervenir. Dicho de otra manera, hay un «trabajo» que hay que intentar descifrar, un trabajo inconsciente que no es sin embargo un trabajo inconsciente en el sentido del «trabajo de transferencia»: *Durcharbeitung*. Para que haya *Durcharbeitung* tiene que haber ya todo un mecanismo de transferencia. Pero el trabajo inconsciente que se hace incluso cuando no hay transferencia es lo que Freud llama *Verarbeitung* [elaboración]. Creo que es muy importante distinguir los dos. Naturalmente, la posición analítica que se puede intentar mantener debe o puede atravesar el trabajo inconsciente del *Verarbeitung* en algo del orden del *Durcharbeitung*, es decir en algo del orden de la transferencia (que habrá que definir nuevamente). Pueden imaginarse siempre lo que ustedes quieran sobre esto. Es una primera posición que sería preciso, ciertamente, sustentar.

Pienso que sería importante intentar precisar cuál es la «razón» (en el sentido matemático del término) de esta *función diacrítica* de distinción de un acontecimiento y de esta decisión. ¿Cuál es su razón? Incluso para un grupo de individuos que están en movimiento, que no están distraídos (esto es raro); por momentos tenemos la impresión de «estar» en ese sistema colectivo, pero puede suceder que haya momentos de «cansancio» —es un eufemismo—. Si preguntamos: «¿Qué piensa usted de todo esto?... —¡Ah, estoy harto!... —Sin embargo, ayer decías que era escandaloso lo que acababa de pasar. —Sí, pero sabes, tengo otras cosas que hacer». No es por esto que él elige que «va de suyo». Pueden ocurrir accidentes en el equilibrio cotidiano de los «no va nada de suyo». Accidentes indexados como cansancio y también de pseudodepresión. «No iba de sí ayer a la tarde, pero dormí y al fin de cuentas... te preocupas por cosas insignificantes». Esto puede ser depresión. Pero no es del orden de la depresión endógena. Puede ser una depresión relacionada al acontecimiento que fue destacado.

Y que, justamente, desencadena mecanismos de inhibición. Pero si desencadena mecanismos de inhibición, hay algo que no funciona bien. ¿A qué nivel?

Tal vez ya evoqué aquí la problemática del «ideal del yo» y de su importancia (¿cómo puede situarse?) en un conjunto de individuos responsables de alguna cosa.

La dificultad cuando se habla del «Ideal del yo» está en que se trata del ideal del yo de cada individuo. Pero, ¿hay un «ideal del yo del conjunto» de personas que están ahí? Hay que desconfiar. Ustedes tal vez recuerden un pequeño esquema de Freud en *Psicología de las masas y análisis del yo*; el «I» que está ahí, ¿es el «ideal del yo» o el «yo ideal»? Ahí está la dificultad. Parece que, justamente en el conjunto de personas para los que «va de suyo», hay una propensión más o menos explorada a la *imaginarización* de cosas. Es decir que hay una suerte de deslizamiento de todo lo que puede manifestarse del orden del «ideal del yo» hacia el nivel del «yo ideal». Ustedes saben que cuando se trabaja en ese campo de la psicoterapia, del análisis, de la psiquiatría, etc., se trabaja en muchos niveles, particularmente al nivel de las identificaciones. Y cuando decimos que se trabaja al nivel de las identificaciones, lo mínimo que tenemos que hacer es distinguir bien los *diferentes registros de identificación*.

Recuerdo simplemente lo que Freud apuntó bajo el término de «segunda identificación»: es lo que llama «identificación regresiva al *Einziger Zug*», es decir al «trazo unario» como dice Lacan. (Esto fue traducido al francés en principio, como «trazo único» pero no se trata de trazo único.) Se trata del trazo de la pura diferencia. ¡Por esto es que se dice «regresivo»! Se reduce a una pura diferencia. Ahora, esto en lo que insiste Lacan —y es lo que especifica esta *segunda identificación*— no se trata de incorporación sino de introyección simbólica. En otras palabras: se trata del acceso al registro simbólico, al «Ideal del yo» (I); mientras que la *tercera identificación* es la identificación imaginaria que pone en juego algo del orden, no del «ideal del yo» sino del «yo ideal» que Lacan representa de esta forma: i (a). Pero particularmente en las estructuras psicóticas, se trata más o menos directamente de la *primera identificación* que está más próxima de la «incorporación» correlativa de los niveles más arcaicos: tanto al nivel oral como al nivel del cuerpo que se constituye. A menudo en lugar de decir «incorporación» digo: «encorporación», puesta en cuerpo, es decir encarnación. Es en esta dimensión que Gisela Pankow define a la esquizofrenia como «alteración de la encarnación». Está situado en el nivel de esta primera identificación, la más cercana a lo Real. A este catálogo hay que agregarle, además, otras formas clínicas de identificación, en particular lo que fue desarrollado principalmente por los kleinianos: la identificación proyectiva más frecuente de lo que suponemos en la vida cotidiana de los psicóticos... En la práctica, es la *función diacrítica* la que permite aislar, distinguir esos diferentes registros de identificación.

Todo esto es del orden de una necesidad analítica, necesidad que sólo puede aparecer después. Se trata de delimitar un acontecimiento. A fin de que este acontecimiento sea tomado no en el flujo de la vida cotidiana, sino explorado (en el sentido de la interpretación) en la dimensión de un proceso analítico del conjunto de los grupos. Esto pone en cuestión «diacríticamente» la prevalencia de cierto registro: el de lo simbólico. Ahora, la resistencia a esta *función diacrítica* está en colocar todo lo que puede distinguirse, todo lo que puede unarizarse (es decir, todo lo que puede hacer aparecer puntos específicos), hacerlo deslizarse en lo imaginario, meterlo en lo imaginario. Es lo que llamé hace un rato «imaginarización» de lo que puede aparecer, como siendo del orden de lo distintivo. Siguiendo esta dimensión, se puede decir que se ve florecer en todos esos establecimientos (psiquiátricos, pedagógicos, etc.) algo que está en relación directa con la «imaginarización» de esta dimensión simbólica. Y lo que aparece entonces son las pseudoparanoias de grupos. Se sabe muy bien que en las estructuras paranoicas se trata de una «imaginarización» del simbólico. La paranoia de grupo es extremadamente temible. Puede desencadenar estados depresivos, fragmentaciones estructurales del lugar de trabajo e incluso una eyección de personas que querían justamente intentar distinguir ciertos registros.

Se ve claramente que lo que está en cuestión, al extremo, es algo del orden del asesinato. Pero estamos en una sociedad llamada «civilizada». Sin embargo, habría que examinar de cerca, de una manera casi monográfica, a algunos individuos: podríamos decir, casi como Schreber, que hay asesinato de almas. Vemos llegar personas frecuentemente muy entusiasmadas, apasionadas y al cabo de algunos años se alistan a la tropa de los *va de suyo*. Entonces, ¿qué paso? No se debe acusar a nadie. Fundamentalmente, no hay que estar paranoico. Esto es lo difícil; una de las cosas más difíciles puede presentarse, cuando se está en la unión de diferentes grupos desde hace años, al tener que luchar contra su propia paranoia. Y su propia paranoia tiene un índice bien clásico;

alimentado por este goce extraordinario que Kretschmer ponía en la base de la paranoia: lo que se llama resentimiento. El resentimiento es la tentación.

Por ejemplo, esto pasaba en La Borde últimamente; un lugar donde hay un poco de todo, una población diversa... Hice referencia, hace un año o dos, a esta noción que no hay que olvidar nunca, que impide hundirse en un sueño de transparencia y de pureza, lo que Michel Serres llamó «rumor». Siempre hay rumor. El «rumor» es el ruido de fondo. Pero rumor en francés tiene una nota muy peyorativa. Y Michel Serres en *Genèse,* por una progresión de una gran poesía, llega a Beaumarchais: la calumnia. Hubo en La Borde, hace quince días, el desciframiento de algo del orden de una calumnia. No es por esto algo grave en sí. Mucha gente estaba al corriente de este «bullicio» y fortificaban la seguridad de cada uno en esta calumnia. No se trata de calumnia en el sentido moral del término, ni en el sentido en que «es verdad» o «no es verdad»; sería caer nuevamente en un registro un poco «imaginarizado» por demás. Es el hecho de señalar algo en determinado momento, en la difusión del mensaje de un anuncio en voz baja, al nivel del rumor: anuncio de la relación entre tal y cual... Claro, el «No es verdad» no resolvió nada; porque no se trata de una modalidad de tabla de verdades en el sentido lógico del término: verdadero-falso. Lo grave, desde mi perspectiva, es que una parte, un subconjunto de un grupo que se suponía que tenía cierta posición de responsabilidad, que no debería estar en la luna, y que pretendía, por tanto, ejercer cada uno en su nivel una *función diacrítica,* haya fortificado des-lealmente esta calumnia por el hecho de no explicitarla a la otra parte de este grupo de trabajo en el que estoy. Entonces, perfectamente se pueden preguntar: «¿Quién lo echó a rodar...?» Es frecuente este tipo de cosas.

Pero si plantea esta pregunta *a priori*, nos precipitaríamos en una posición casi paranoica. Rápidamente se encuentra un responsable, se acusa a alguien. Es un mecanismo del que hay que desconfiar, un mecanismo de fobia a espaldas de la dialéctica, que se puede mantener entre la fobia y el fetiche. Una dialéctica de chivo expiatorio: «¿Quién es el cabrón que puede contar semejantes historias?» ¡Formulación ya excesiva! La gravedad de lo que está en cuestión no se encuentra tanto en el contenido del mensaje (¡aunque tenga importancia, desde luego!), sino a otro nivel. Es que una parte de las personas que se suponía estar en el conjunto donde esto funciona, lo Colectivo, no se preguntaron: «¿Qué pasó?» Me parece que ahí hay un peligro extremo. Todo esto fue fomentado por otro subgrupo «muy conocido», podríamos decir el «de los enemigos» —¡se dan cuenta de los términos!—, llegué a decir incluso (pero era inoportuno) «enemigos de clase». Es decir, personas que no quieren trabajar en este modo de sensibilidad necesaria para poder ocuparse de psicóticos; y es por este hecho que siempre se afirmó que para poder modificar el medio hace falta una estructura rigurosa, un club, una secretaría... Hay que poner andamiajes, frágiles, y rehacerlos constantemente para lograr que haya algo que se sostenga. Ahora, sucede que es un momento cuando se pone en práctica algo de este tipo —una estructura, nudos que se aprietan— que el personaje que desempeña un rol esencial ahí adentro es señalado por esta denuncia calumniosa. Se trata entonces de una resistencia de cierto subgrupo. Cada vez que algo serio se pone en práctica, que algo puede inscribirse en el registro simbólico, cuando se va a anudar algo singular, mejor delimitado, que respeta una ley de «distintividad» que tendrá en cuenta lo Real, lo Imaginario y lo Simbólico, una suerte de follaje de cosas, hay un subgrupo que inventa algo para «imaginarizar»: «Ese tipo de ahí tomó este lugar, esta responsabilidad, pero es simplemente una coartada para poder hacer lo que quiera con fulana». La cuestión que se plantea es saber si los individuos que piensan ser soporte de una *función diacrítica* van a poder decidir que ese mensaje calumnioso y todo lo que eso provoca es un «acontecimiento». Es difícil. No se trata de hacer votar a las personas: «¿Quién está a favor? ¿Quién está en contra?» No es eso.

¿A qué nivel vamos a intervenir? ¿Es necesario intervenir al nivel del subgrupo que difundió el mensaje? ¿Al nivel de los inductores crónicos? ¿O bien intervenir de un modo didáctico, en el nivel de las personas responsables que no dijeron a la otra parte responsable lo que estaba en cuestión? ¿La gravedad que señalo no será algo que, a fin de cuentas, no tenga importancia? ¿No sería mejor suavizar todo? Una cantidad de cuestiones planteadas demandan cierto criterio de parte de las personas que deciden. Ahora, ese criterio no es dado. ¿Qué puede ser ese criterio? Podríamos resumir diciendo que el *criterio* es del orden del «Ideal del yo». Pero vemos que lo que se plantea como problema, es precisar algo que es necesario poner en práctica, respetar e interrogar y que sólo puede ser correlativo del trayecto analítico de cada uno de los responsables.

Se trata entonces de plantear de nuevo la cuestión —uno de

19 DE DICIEMBRE DE 1984

los axiomas de la psicoterapia institucional—: «¿Qué hago *aquí*?». Si se plantearan esta cuestión diez veces por día, el psiquiatra, el analista o el enfermero no guardarían para sí un mensaje, lo que les evitaría mantenerlo y difundirlo. Para introducir las cosas más noblemente presenté este axioma como una suerte de reducción (en el sentido de reducción fenomenológica) cuya eficacia es permitir cuando olvidamos algo, restablecerse de cuerpo entero con lo que se hace. Se sabe que en análisis cada sesión recomienza de cero; no hay histéresis, no hay una suerte de nebulosa que continúa e impregna la historia. Y cuando se trata de estimar lo que puede presentarse de un modo colectivo, es el mismo procedimiento. Entonces ¿estoy aquí para mantener el rumor? ¿Cuál es la correlación con tal o cual estructura psicótica de la que me ocupo? Lo que es planteado aquí no es medible al nivel del grado oficial de cada uno. Es algo del orden del «Ideal del yo» pero también de la dimensión sublimatoria. En el trabajo de análisis general del cual participamos, es esencial saber en qué lugar nos encontramos. Dicho de otra manera, en qué nivel estamos nosotros mismos, no en tanto que persona ni en tanto que sujeto sino en tanto que representante de cierto deseo. Esto que está en cuestión en la acción misma, en los actos de todos los días. Y el deseo debe ser distinto de todo lo que se puedan imaginar: la demanda, la necesidad, el goce. Lo que está en cuestión cuando se habla de transferencia es, como dijo Lacan, el problema del deseo del analista. Generalicé esta fórmula hace veinte años señalando que un psiquiatra o un enfermero, en cierto campo de trabajo, debe interrogarse sobre su propio deseo. La cuestión que planteo, «¿Qué hago aquí?», a fin de cuentas deviene en: «¿Qué hay de mi deseo de estar allí?».

Una segunda cosa importante a propósito de la ética. La ética es, dice Lacan, la articulación entre el deseo y la propia acción. El deseo entra, entonces, en la definición de la transferencia y de la ética. Pero también interviene en la fórmula del fantasma: $ $\Diamond$ a (a: objeto del deseo). Entonces, las personas supuestamente responsables de cierto campo estructural (del club, de los tratamientos puntuales, analíticos u otros), si esas personas sostuvieran el «rumor» ¿sería del orden de su propio deseo? Puede ser... Pero si este es el caso, entonces no tienen nada que hacer aquí. Pero ¿quién me permite tomar esta decisión? El hecho es que estoy tentado a decir impulsivamente: «Váyase, porque su deseo está en otro lugar. Si todavía está aquí a su edad para alimentar el rumor, y no puede localizar «diacríticamente» una resistencia a la estructura ¡vaya a otro lado! Hay muchos establecimientos que lo recibirán con los brazos abiertos» (Porque hay muchos que «*van de sí...*»). Pero no hay que decir esto, sobre todo porque es verdad; y la verdad, ustedes saben que no es una cosa que debamos manejar así, a menos que se esté paranoico. El paranoico dice la verdad ¡pero a qué precio! Entonces hay que intentar, no moderar, sino templar, en el sentido del «clavecín bien templado»; tocar sobre la gama y saber cuáles son las notas. ¿Hay una gama diatónica o cromática? Saber con qué se toca. Y puede suceder que este acontecimiento —que se vuelve más y más extraordinario— sea verdaderamente poca cosa. Y es justamente por eso que es un acontecimiento. Como decían los estoicos, un acontecimiento es un incorporal. No es el cuerpo, no es la mezcla de cuerpos, no es el alma. Es un incorporal. O como decía Deleuze: «Es el mundo de las *cuasi*-causas».

Podemos aprovechar, ahora, este acontecimiento. En fin ¡un acontecimiento! Las personas que no hablan en los grupos, hablarán en otros lados. Entonces, ¡hay palabra! ¡No son mudas! Hay que intentar recuperar eso. No dialectizar el acontecimiento, ni agravarlo, sino hacerlo acceder a una dimensión que no es del orden —como quisiera la mayoría— del «yo ideal», sino del orden del «Ideal del yo». Esto es serio, porque de uno a otro no se pasa así, ¡como si hubiera un ascensor directo! Les voy a dibujar un pedacito del «esquema del florero» de Lacan. El espejo-plano que es el gran Otro, (A); i(a), la imagen especular, es decir la imagen de mi semejante, el núcleo mismo del yo-ideal en el registro imaginario; y el Ideal del yo (I) en el registro simbólico.

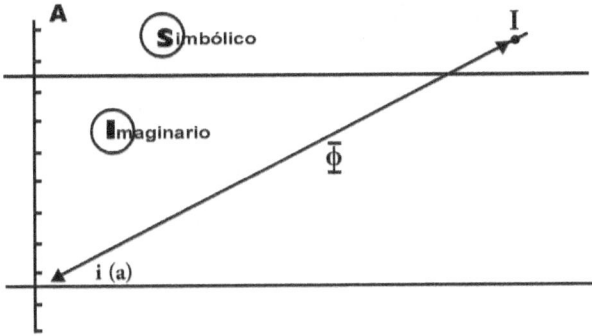

Les recuerdo que lo que distingue el análisis de la sugestión es que en el análisis, la metodología, la prudencia, consiste en mantener la mayor distancia posible entre el «Ideal del yo» y el «yo ideal». En la sugestión, se trata de una confusión de dos en la bola de cristal del vidente. «Dígame lo que haré mañana», entonces el «vidente» por intuición, o por lectura de pensamiento, responde. Adivinó por medio de un contagio telepático-imaginario; pero no es Simbólico. La sugestión en una colectividad, en los grupos, está en ese nivel de inducción histérica: inducción al nivel de las fascinaciones imaginarias. Lo simbólico está aplastado ahí dentro. Todos esos razonamientos repetidos en espejo para interpretar tal o cual cosa, son simplemente re-duplicaciones imaginarias que toman el lugar de lo Simbólico. Así llegamos a los sistemas paranoicos, de persecución. En todas las escuelas, hospitales, administraciones, de un consultorio a otro, o incluso de un escritorio a otro, hay sistemas de persecución imaginarios paranoicos. El lugar del «psicoterapeuta» es justamente el de intentar, incluso en un plano colectivo, distinguir, deshacer un poco el collage que se hace, muchas veces automáticamente, en los que «va de suyo»: eso pega, mezcla lo simbólico y lo imaginario. Aun así, no se debe a esto que para los que «va de suyo» se pueda despejar. A partir de esto, hablaré de estrategias.

No se pasa de un registro imaginario a un registro simbólico por transgresión. Es un proceso de reversión. Aquí se puede colocar la función Φ, que se manifiesta por el proceso de castración. Entonces, se entiende que sea mucho menos cansador estar del lado de los «va de suyo»; porque se dice: «Todavía vas a hacerte problemas, ¡no abramos la boca!» Y ustedes saben que podríamos definir los diferentes modos de vida, tanto en el plano patológico como el «normosado», podríamos especificarlos como *evitaciones de la castración*. Igual que la mayoría de los cuadros clínicos... ¡A tal punto que podríamos hacer un cuadro de la nosografía basado en los diferentes modos de evadir la castración!

¿Cómo distinguir los diferentes registros? Ahí está la dificultad, porque no existe un examen que juzgue (ni en la licenciatura ni en los posdoctorados) si está castrado o no. ¿Y qué quiere decir eso? Sobre todo, con la llegada del año 2000, ¡puede parecer extraño hablar de «castración»! Hace mucho que las personas no piensan más en esto, porque «va de suyo» que no hay (castración).

Se puede decir: «¡Vuelva a análisis!» Pero habría que mirar de cerca, ¡porque muchos analistas no están castrados! Es un estado de hecho, una cierta dialéctica de la historia... ¿Qué es lo que pasa en un establecimiento con enfermeros, psicólogos, psicóticos, esquizofrénicos? Esto es justamente lo que está en cuestión; porque en este tipo de cosas podemos preguntarnos, si no hubiera esquizofrénicos, psicóticos, psicópatas, etc., ¿habría establecimiento? En la «buena época» en La Borde —como ustedes saben hubo una época extraordinaria, después de los acontecimientos nacionales que Lacan llamó: los acontecimientos de *«mai-connaissance»*, el *mai-connaissance de 68*— se puede decir que hubo, durante diez años (todavía quedan rastros), un florecimiento de ideologías que confundían la verdad con lo real: o sea, «ideologías incestuosas». Fue una de las variaciones alrededor de la evasión absoluta de la castración. Aun no terminó. Todavía estamos en un período difícil. Esto no está mejorando. Y si hablo así, se me va a tratar (como lo hizo, el 15 de mayo de 1968 aquí mismo, una joven psicóloga) de «mandarín». No sé si le dije que ella era una mandarina... En fin, esto me hizo mucha gracia. Es verdad que está un poco pasado de moda, pero pienso que hay que guardar cierto rigor. «Y los esquizofrénicos... ¿existen? ¿Ustedes están a favor o en contra?» Voten a mano alzada. Dos o tres levanten la mano para decir «a favor»; los otros: «no».

Me acuerdo de una reunión en La Borde en esa época. Yo estaba sentado en el suelo, en un rincón de mi consultorio. Estaba lleno. Hacía calor ahí adentro. Alguien dijo: «Vamos a hablar de las depresiones». Y entonces dije: «¡Endógenas!» ¡Fue terrible! Me hubieran linchado, porque no era la palabra que tenía que decir. «Cabrón, capitalista, corrupto, etc.» Justo ahora puede decirse, nuevamente, la palabra «endógeno». Además es muy grave, porque si no se limpian esos espacios, esos pasillos, para tener cierto puesto, no de videncia sino de «distintividad», se pierde completamente lo que está en cuestión de una manera específica, el nivel de la existencia del esquizofrénico. Porque, ¿se le puede decir al esquizofrénico que evita la castración? Es un poco pesado. Propondré entonces una cierta división de la población. Por un lado, lo que Jean Ayme llama los «normosados». Tiene razón en decir así. Nosotros somos todos «normosados»; es decir que somos todos un poco «torcidos». «Normosados», porque decir «normales» huele a teología. Y por otra parte los psicóticos, los esquizofrénicos de cualquier tipo, los verdaderos, no aquellos que toman la máscara del esquizofrénico. Ahora, el «normosado» —lo sepa o no, es mejor incluso que no lo sepa— en su armadura, en su esqueleto interno, tiene fantasmas que funcionan de una manera «canónica». Es decir que, si escarbamos bien, encontramos que el sujeto del inconsciente $\$$ se articula con el objeto a: $\$ \lozenge a$; el objeto a es causa del deseo, no lo podemos dejar pasar. Es una función.

No es especularizable, como decía Lacan. No se ve. ¿Será que se siente? Eso es otro asunto. Pero en fin es, de todos modos, un elemento de estructura.

Por ejemplo, en las estructuras psicóticas no esquizofrénicas, tales como las estructuras maníaco-depresivas, se constata que, en las fases maníacas, el objeto *a* está ahí pero ya no tiene peso. Mientras que en la melancolía, este objeto *a* es demasiado pesado; es decir que no está tan protegido por esa envoltura imaginaria que nos protege de sus irradiaciones, que nos «norma». Al contrario, en las estructuras disociativas se puede decir que el objeto *a* no existe. Aun así, por necesidad, los esquizofrénicos también tienen fantasmas, pero fantasmas que no tienen valor en el comercio habitual. Es por esto que los esquizofrénicos son rechazados de la familia y de la sociedad. Pero tienen, de todos modos, fantasmas que llegan a fabricar con hilachas y que sostienen su lugar. Para que haya fantasma, es preciso que haya articulación del $, que puede estar escondido por lo imaginario con una suerte de «lugarteniente» de objeto *a*. ¿Y con qué lo fabrican? con lo que recolectan, con lo que está más próximo a ellos: pedazos de cuerpos en general, bricolaje. Pero apercibimos rápidamente que este bricolaje no es sólido; y todo nuestro trabajo es intentar que lleguen, al cabo de cierto tiempo, a poder retomar alguna cosa; retomar, atrapar, tomar en mano, para poder acceder así al concepto (*Begriff*), al concepto de objeto *a*. Requiere un trabajo gigantesco. Y para que pueda manifestarse, cuestiona el problema de la transferencia específica de lo que está en cuestión en el esquizofrénico. De ahí la repetición, el desmoronamiento y la reconstrucción permanente; el esfuerzo de fabricar un *pseudo*-objeto *a*, para poder vivir de forma fantasmática.

Pero están rodeados de «regenerados» ideológicos (en el sentido de Kierkegaard) que llegan ahí con toda ingenuidad, que no tienen consciencia del problema; son pisoteados y todas sus pequeñas construcciones, bricolajes de esquizofrénicos son aplastadas. ¿Pero qué ocasiona que haya construcción? Me parece que lo que aparece —y este es el interés de vivir con psicóticos— es el nivel usado, raído, del mundo del simbólico, del imaginario, etc. Están frecuentemente muy próximos de lo real. Es algo insoportable, imposible de vivir. Y por necesidad vital, están obligados a «fabricar pulsiones». Esto requeriría una explicación. La «pulsión» no es un ser mítico, es un concepto. Y Lacan tiene absoluta razón de situarla en los cuatro conceptos fundamentales: la transferencia, lo inconsciente, la repetición y la pulsión. Pero es un concepto fabricado, incluso en los «normosados». Es como una construcción surrealista con una máquina de coser, un paraguas, una cosa que gira... Se habla de «pulsión oral», «pulsión anal», etc. pero son fabricaciones complejas: no se trata de biología pura. Ahora, me parece que en la esquizofrenia, en este esfuerzo por acceder a un sistema de expresión es como si fabricase pulsiones esquizofrénicas. Pero esto demanda respeto entonces, para él es una necesidad vital. Es preciso entonces saber dónde se pisa. Por esto digo a menudo: «Los pies son más inteligentes que la cabeza». («Los pies no son tan estúpidos», como decía Prévert.) Saber dónde se pisa requiere una ciencia extraordinaria y no simplemente una ciencia de la cabeza; y sobre todo requiere no estar envuelto de ideologías, es decir no tener pantallas. A fin de cuentas, tener acceso a un sistema de «distintividad», de diacrítica.

Hice un artículo un poco polémico hace algunos años. Dije —fue un día en que estaba resentido—: en este trabajo estamos rodeados por personas (que sean enfermeros, médicos, ordenanzas, no tiene ninguna importancia) *a-fagas*... A veces pasan años para que un esquizofrénico bricole en un trabajo encarnizado con hilachas, «lugartenientes» de objeto *a* con el fin que funcione con un sujeto del inconsciente que está a la deriva. Y de vez en cuando funciona. Pero hay un espécimen que está ahí, psicólogo u otro, atraído por una esperanza de objeto *a*. Y lo devora... ¡*a-fagos*! Ustedes ven ciertas monografías: «Ah, qué interesante este esquizofrénico: vamos mi valiente, vamos a charlar...» ¡y se lo destruye para siempre! Este es una suerte de «consejo diacrítico» que doy.

En algunos lugares, generalmente se dice a los psicoanalistas que está prohibido hacer un diagnóstico. «¿Cómo, poner una etiqueta? ¡No soy un empleado del correo!» Se sabe que un diagnóstico demanda páginas y páginas. ¡Pero está prohibido hacer diagnósticos! Entonces suceden cosas graves. Escuché en ciertos círculos de analistas totalmente respetables, a personas que estaban orgullosas de no haber hecho diagnósticos. Otro decía: «Al cabo de seis meses pensé que era un psicótico...» ¡Cómo para remediar esto! Por ejemplo, al cabo de seis meses en lugar de salir por la puerta ¡saltó por la ventana! ¡Pero incluso sin ir más lejos, sucedió en un coloquio en la *Maison de la Chimie*! que no sabía que más decir. «¿Hablo o no?» Me levanté y les dije: «Los acuso (¡casi como Zola!) de homicidio por brutos»

¡Tuvo efectos! Una analista histérica incluso, se puso a llorar en ese momento.

Hacer un diagnóstico preciso es poder sentir un montón de cosas, saber con qué lidiamos, y no confundir un esquizofrénico con su abuela. No mezclar todo, como mínimo. Entonces, es necesario hacer un diagnóstico que pueda ser revisable, pero que es una aproximación estructural. Es el mínimo de respeto que hay que tener frente al esquizofrénico. Cuántas veces leemos cartas de psicoanalistas y psiquiatras diciendo: «Va a recibir un paciente que es esquizofrénico hace 24 años». Lo vemos llegar. Se trata de una psicosis histérica. Se observa enseguida. Esto es muy grave. Es necesario saber con quién tratamos.

Para poder distinguir, para poder hacer cortes, divisiones en el campo de nuestra *praxis*, se requiere de una *función diacrítica*. Pero no podemos hacerlo solos. Requiere una máquina colectiva. Hay que intercambiar información, impresiones, etc. Para que funcione, esta máquina tiene que poder distinguir diferentes registros; simbólico, imaginario, al menos. Es en este sentido que encuentro que a veces, *por decisión*, es bueno señalar, distinguir —a condición de saber con quién tratamos— tal o cual evento que puede ser del orden del rumor e interpretarlo como resistencia o como evasión del acceso a un registro de «distintividad»: lo simbólico.

Me parece una dimensión absolutamente reparable en la práctica misma de las cosas, de los encuentros, y de las decisiones que se puedan tomar. Puede suceder que un sistema colectivo, un grupo de personas responsables funcione a cierto nivel durante un cierto tiempo. Pero cuando cada uno vuelve a casa, puede pasar que haya «desánimos». Cuando el «Ideal del yo» está mal asegurado, puede que se sostenga colectivamente en los encuentros, pero que produzca una depresión cuando se vuelve a casa. Se delinea ahí toda otra temática, una suerte de reposicionamiento de la cuestión dialéctica de los diferentes participantes en esta función que se puede llamar lo Colectivo. Habría que retomarlo ahí, en ese nivel...

No podemos decir que sean las estructuras administrativas las que arreglan las cosas; a menudo no hacen más que «imaginarizar» los conflictos: «Hizo esto porque...» Y se buscan explicaciones...

Interviniente (A): Me parece que tal vez, por reacción no endógena hablaste del Colectivo en sus aspectos negativos. Es como si, finalmente, delinearas las sombras posibles de un grupo cualquiera. Lo que me interesaría más, sería esto que evocaste: cómo el psicótico fabrica su pulsión y su objeto *a*. Porque llegamos a decir que, debido a la ideología, debido a la constelación histérica, debido a la aparición de pequeños núcleos de resistencia en un grupo, existe eso que llamaste «lugarteniente» de objeto *a*. ¿Cómo, lo que ilustraste esta tarde a través de los efectos negativos de un grupo, puede tener efectos en el sentido contrario y permitir así la fabricación del objeto *a*?

Jean Oury: hablé así, de una manera un poco fantasiosa, de la fabricación del objeto *a*: Una suerte de producción precaria más o menos estable. Es una manera de hacer alusión a lo que dice Gisela Pankow: que todo el trabajo analítico en la transferencia (lo que llama *injertos de transferencia*) es intentar reedificar, reconstruir a pequeños pedazos, en una relación de transferencia parcial, lo que ella llama «imagen del cuerpo». La «imagen del cuerpo» no es simplemente la imagen que se ve en el espejo. Ella distingue «cuerpo sentido», «cuerpo reconocido» y «cuerpo vivido». Me parece que, por ejemplo, con la plastilina o con el tejido de punto o con las estructuras institucionales, o incluso con las fabricaciones de objetos, se puede perfectamente seguir la reconstrucción del cuerpo. Lo mismo con las esculturas o las pinturas, pero es más complicado. Hay reconstrucciones del cuerpo de la imagen, del cuerpo en tanto que «cuerpo vivido». Pero lo que es institucionalmente importante es que, sin descuidar este aspecto de reconstrucción de la imagen del cuerpo, se trata también de una elaboración de un «lugarteniente» de objeto *a*. No creo que Pankow hable explícitamente del objeto *a*. Este problema parece estar ligado muy directamente con lo que se hace institucionalmente. Hace algunos años, intenté hablar de la transferencia y de la psicosis. Por necesidad, hablé del espacio, retomando lo que dice Pankow: que no se puede tener acceso a las estructuras psicóticas a no ser por el espacio, y que no hay temporalización antes de que sea delimitado el espacio propio de quien padece psicosis. Y el primer espacio, el representante de todos los espacios, es el espacio de su cuerpo. Sin ser psicótico, hay casos donde el mundo se reduce a nada más que el cuerpo. Hay, por ejemplo, un pequeño libro de un psiquiatra magrebí, Bennani (*Le corps suspect*) que tiene la suerte de hablar árabe y que por esta razón se ocupaba en la región parisina de un dispensario para

19 DE DICIEMBRE DE 1984

inmigrantes magrebíes. Él llega a decir que, en las situaciones de grandes dificultades, con todos los problemas planteados, tanto en relación al racismo como en el plano del mercado de trabajo, etc., hay una suerte de reducción del mundo al cuerpo del sujeto.

Si hay alguna cosa que pasa, habrá, por ejemplo, sistemas de somatización, de hipocondría. Incluso en una dimensión normativa, el cuerpo continúa siendo el prototipo del espacio. O como lo recuerda todavía G. Pankow: «El cuerpo es el modelo estructural del espacio». En el plano institucional, una de las tareas esenciales es, por tanto, trabajar al nivel del espacio. ¡Pero no forzosamente como arquitecto! (¡Porque frecuentemente es entendido así! Tengo anécdotas, que callaré por piedad, con un profesor de psiquiatría que confundía arquitectura y espacio...) Cuando se dice «espacio», se trata de una topología particular. Se trata de intentar despejar —¡pero con qué trabajo!— «espacios del decir» (por oposición al dicho). El espacio del «decir» es el espacio que permite que haya posibilidad del «decir». En los procesos psicóticos, en efecto, lo que está alterado, las «lesiones», son lesiones de la «fabricación del decir». O, si se quiere, lesiones al nivel de *lalangue*, en el sentido de Lacan. Y *lalangue* es el lugar de la fábrica del «decir». Esto es lo que está en cuestión. Hay dificultades, frecuentemente insuperables, para que se pueda «decir» algo. Decir no quiere decir hablar, a menudo el decir está en el silencio. No es el «dicho». Y en este nivel, un límite, una delimitación es necesaria para que haya emergencia. Un discurso del orden del «decir», lo que Lacan llamaba un «discurso sin palabra». Es esencial recuperar el nivel de existencia del psicótico, el cual no llega, justamente, a delimitarse. Si no, en los casos más graves, «no están en ningún lado». Para luchar contra *ningún lado* es necesario un espacio del «decir», un espacio de emergencia. ¿Emergencia de qué? De eso que toma lugar de objeto *a*. No se puede hablar de transferencia sin hablar de objeto *a*. En el plano metodológico, hablar de transferencia sin evocar la problemática del objeto *a*, es hablar absolutamente de nada más que de las interrelaciones. Es en ese sentido —fabricación del lugarteniente de objeto *a*— que se puede decir que se trata tanto de la fabricación del espacio como de la fabricación del cuerpo.

Se sabe muy bien que las que se llaman «obras», estéticas o no —un criterio de valor variable según el comercio de las obras y según la época, con retornos de intereses estéticos a creaciones viejas, de hace varios siglos: lo que algunos críticos como Vuillemain llamaron «intereses estéticos de la Historia»—, las «obras» de esquizofrénicos no deben ser tratadas como objetos manufacturados, como objetos que tendrán un precio estimado y serán vendidos. A menudo, en efecto, se trata de una proyección total de sí mismo. Llegando a veces hasta el extremo que se describe en algunos procesos de autismo grave, de este lado de la esquizofrenia que algunos llaman «objetos vicarios», es decir vicarios de todo el cuerpo o incluso de los tipos de «máquina de influir», en el sentido de Tausk. Es un hecho que existen mecanismos de proyección, de «extrañación» que hacen que el objeto fabricado pueda ser una «pertenencia» más íntima al cuerpo. Claro que ese mecanismo no existe más que en los psicóticos. En los creadores verdaderos, pintores o escultores, es muy interesante ver la relación con el objeto fabricado. Pero, en fin, al nivel de la psicosis me parece que se trata no del objeto *a*, sino del «lugarteniente». ¿Cuál es el lugarteniente del objeto *a*? Se puede pensar aquí en lo que le faltó al psicótico: el arquetipo, la matriz del objeto *a*, que es el *objeto transicional*. Hay una correlación entre el «espacio del decir», el «espacio transicional», el objeto *a* y el cuerpo. Pero otra función del objeto *a*, causa del deseo, es ser también el «enforma» del gran Otro. «Enforma», término empleado por Lacan, es decir «puesta en forma». El objeto *a* es también la «puesta en escena», la delimitación. Es decir, el gran Otro en tanto que gran Otro barrado: No hay gran Otro que funcione en tanto que tal. El Gran Otro funciona por puesta en escena, puesta en forma, delimitación.

El psicótico no está bien delimitado, tiene dificultades con los límites de su cuerpo, de sus espacios. Se trata, entonces, de delimitar un espacio pero en un campo transferencial, por «injertos de transferencia», a fin de que, en un momento dado, algo de un discurso pueda manifestarse. Pero esta posibilidad está amenazada por la «ideología». Les doy de nuevo la imagen poética que evocaba un amigo psiquiatra italiano que trabajó en La Borde hace diez años y que ahora está en Roma: «Lo que decís me hace pensar en el desierto: en cuanto hay un poco de humedad, crece la hierba... Vamos a contarles a los compañeros: ¡Vengan a ver creció el pasto! ¡Volvemos y ya no hay nada! Así de frágil, tan precario como esto». Si hay hierba que crece, hay que prestar mucha atención. Es como si «aquellas personas», como decía Jacques Brel, no lo viesen. No ven que hay pasto que crece, están siempre con sus tonterías para entretener el rumor: «Viste a fulano con mengana». Hay que prestar atención, porque mientras ellos cuentan sus tonterías, caminan sobre la hierba y no queda nada. Ellos también son *a-fagos*. ¡Es muy difícil encontrar personas que no sean *a-fagas*! Todos somos más o menos *a-fagos*. Pero también, de tanto prestar atención a alguien, se vuelve como el láser; esto no es transferencia. Y la interpretación no es explicar, frecuentemente es no decir nada para que pueda hacerse, para que pueda emerger. Emerger no quiere decir salir como la hierba que crece. No es surgir como Dionisio en un jardín, en la forma de pequeño falo. «Emerger» en el sentido de «descerrar». El «des-encelamiento», es una traducción posible de la palabra fundamental de Heidegger: *Unverborgenheit*. Lacan en *L'Étourdit* escribe *Verborgenheit*. ¿Por qué descuidó el «Un»...? En *Unverborgenheit* se trata de algo relacionado con mi expresión: «El aparecer de lo encelado». ¡No es ciencia positivista! Hay que tener en cuenta los fantasmas, lo inconsciente, etc. Por ejemplo, en el «acontecimiento» en cuestión, lo dominante está al nivel del fantasma. Esto es importante desde mi perspectiva. ¿Qué es el fantasma en una estructura colectiva?

Interviniente (B): Me planteo una cuestión. Cuando hay lugares para el decir y esto no se dice, entonces, efectivamente hay algo que no funciona y se ve claramente que el «acontecimiento» no es una cosa, es una frase. Si esto viene a no decirse, puede ser la angustia de una intervención que no se puede verbalizar. ¿Qué puede hacer que alguna cosa no sea dicha? Me parece que hay dos posibilidades.

Hay *interdicción,* que está en el terreno de la neurosis; y además está la *imposibilidad,* en el sentido de desencadenar reacciones catastróficas, cataclísmicas. Pensé en estas dos categorías: lo interdicto y lo imposible. Del lado de lo interdicto, pondría la neurosis o lo «normalizado» y del lado de lo imposible la psicosis. Entonces, me parece que lo complicado es que si hay una posibilidad real de análisis —es decir, si no es un interdicto que pesa—, lo que no es dicho pertenece forzosamente a la dimensión de lo imposible. Y, porque hay imposibilidad de decir, debemos alertarnos. Pero, de hecho, lo más habitual es que sea un *colapso* de los dos. Es probablemente en ese colapso que no se dice.

Jean Oury: Sí, puede relacionarse con lo que se dice frecuentemente, de un modo quizás más general, más tradicional: que a menudo hay confusión entre lo objetivo y lo objetal; entre lo que se llama «*alétique*» y «deóntico». «Alétique», es decir las cosas tales como son de manera objetiva: «No, es imposible». Y lo «deóntico», algo del orden del juicio de valor, del prejuicio. Y entonces, en el lugar de imposible se dice interdicto. Está claro el matiz. Y frecuentemente se confunde lo interdicto con lo imposible. Porque es muy relajado decir: «¡Pero es imposible!» cuando está simplemente interdicto. Esto se ve en los equipos. Se ve bien el juego de esos registros.

Pero lo que está en cuestión en todo esto, igualmente, me parece que es la noción de pasaje de un registro a otro, de una estructura a otra, de lo imaginario a lo simbólico, o a la inversa. La sublimación siendo, a lo sumo, una forma derivada de un pasaje.

Para intentar definir de qué se trata la sublimación, podemos recordar todavía lo que Lacan rápidamente dijo en esta sala, en respuesta a Lagache: «La sublimación es una doble alienación». Es un proceso de pasaje de un registro a otro, del orden de la *Aufhebung*. Es decir, un pasaje de un registro a otro, sin que haya destrucción del primero, pero sin que haya tampoco una conservación de este primer registro tal cual. Doble alienación: en el lenguaje y en el trabajo. Trabajo entendido al nivel del *Verarbeitung*; pero también del trabajo concreto de lo que se hace. Se ve con claridad que, porque «esto no funciona», hay estanques de rumor. «¿Qué pasa aquí entonces?» Se podría desarrollar esta frase. Si se dice: «¡Ah! no pasa nada», es para que «*vaya de sí*». Pero si es para que «*no vaya nada de suyo*» ¿pasó algo? ¿Qué modo de pasaje? Es ahí que intervienen las nociones de imposible y de interdicto, que son los dioses del pasaje.

Interviniente (C): ¿Quién puede ser el garante para que este «espacio del decir» o este «pasaje» sean siempre posibles?

Jean Oury: Este es todo el problema del Colectivo. No hay «un» garante. Colectivamente, hay un conjunto de personas que compartirán alguna cosa que hay que definir, que permite el acceso a esta problemática del objeto *a*. Seguramente se plantea el problema del «Ideal del yo», de la *Aufhebung*, etc. ¿A qué nivel sublimatorio se ubica? ¿Dónde se localiza tu deseo? ¿Existe el deseo sublimatorio? ¿O un «deseo operotropizado» como dice Szondi? A este nivel debemos hacer crecer el pasto. No hay garante

19 DE DICIEMBRE DE 1984

absoluto. Hay siempre un riesgo. Pero una ley siempre es necesaria. Se trata, por tanto, del problema de la ley. La ley en tanto que intersticio; ese cuchillo que pasa por el vacío, la navaja de Occam que delinea, que recorta. Eso es la ley. No es el reglamento interior. Es tener acceso, no a una garantía, sino a una cierta seguridad de acción en correlación con el propio deseo.

16 de enero de 1985

Jean Ayme: es sorprendente, que sean tantos los que afrontaron la escarcha y a pesar de todo. A mí me resulta difícil engancharme en lo que Oury va a decir hoy, ya que no estuve...

Jean Oury: Justamente.

Jean Ayme: ... en la reunión de diciembre.

Jean Oury: Puedes inventar.

Jean Ayme: Generalmente busco la conexión partiendo de las notas tomadas en la sesión anterior, pero ahora no tengo nada anotado, me resulta difícil de...

Jean Oury: Continúa de todos modos.

Jean Ayme: Son de noviembre mis últimos registros...

Jean Oury: ¡Ah, no importa!

Jean Ayme: En noviembre, la reunión terminaba más o menos así: La *subyacencia* puesta en cuestión. Partiste del ejemplo de una banda de tipos que trabajan juntos y que tienen «convicción», agregando que con esto no alcanza. Ahí aparecía la estrategia analítica: repartir las responsabilidades, el club, los grupos didácticos, los legajos, los puntos de intervención crónica. Es necesario que algo pase, no para reflexionar y comprender, sino para otra cosa. ¿Es necesario que cada participante esté en análisis? Por ahora lo dejamos ahí.

¿Qué es necesario, en un grupo de personas que tienen convicción, para que pueda funcionar al nivel de la *subyacencia*? De ahí, hablaste de la posibilidad de una discusión sobre la transferencia, el fantasma y la posible toma a cargo analítica de ciertas formas de psicosis. Lo que concierne al *a*. Terminaste hablando de la *función presidencial*.

Jean Oury: Hablé del *a*. Esta tarde pensaba que, en estos ámbitos, somos un montón de personas y esto plantea problemas. Intenté, la última vez en diciembre, hacer una especie de clivaje: están los «va-de-suyo» y los otros —minoría—, los «no-va-nada-de-suyo». Si está aquí simplemente sin plantearse problemas, quedamos en la categoría de los «va-de-suyo», se asiste a lo que se podría llamar: el movimiento natural de las cosas, la pendiente natural de las cosas. Esto debe poder definirse. Si no se interviene, si no hay toma

16 DE ENERO DE 1985

de posición, si dejamos hacer, tal pendiente natural de las cosas conduce a lo que se podría llamar *arquitectónica de la necrópolis*. Todos somos agentes de la necrópolis. Puede parecer grandilocuente. Pero al fin de cuentas, hay muchos muertos vivos, cadáveres ambulantes. Si se permanece en la categoría de los «va-de-suyo», hacemos la fila en las avenidas de una necrópolis, hasta el retiro, si es que hay retiro. Habría que reflexionar sobre esto. De una manera más *metapsicológica* o *metasociológica*, deberíamos plantearnos esta cuestión: ¿en qué concierne la «pulsión de muerte» en estos ámbitos? ¿Cómo lidiar con ella? ¿Qué se necesita para evitar ese deslizamiento natural de las cosas? ¿Cuáles son las relaciones entre «pulsión de muerte» y vida cotidiana?

Para poder existir se recomienda ir contra la corriente. Remontar la corriente no es fácil. Depende de la masa de inercia y de la fuerza de la corriente. Hay personas que van contra la corriente, completamente solas, pero se ahogan rápidamente.

Además, son expulsados. En este sentido, para intentar combatir dichos deslizamientos hacia la necrópolis es necesario aplicar un postulado, un principio de base de la psicoterapia institucional: crear un ámbito donde haya diferenciación, con un medio heterogéneo. Pero con esto no basta. Para que pueda funcionar tal sistema infinitamente complejo, es necesario intentar hacer bajar la entropía. Entonces, en una primera aproximación, es necesario aumentar las chances de diferenciación. Por ejemplo, una de las dolencias más graves y más frecuentes de estos ámbitos institucionales es el despedazamiento en pequeños feudos: la administración, los médicos, los enfermeros, una multiplicidad de servicios. Podrían decirnos: se lucha contra la entropía, ¡se crea una multiplicidad de cosas! Sólo que, si miramos de cerca, esas cosas se homogeneizan: se pasa de una a la otra, pero siempre es el mismo estilo que se destila tanto en una como en otra. Dicho de otra manera: ¿es posible crear una multiplicidad, no de pequeños reinos o de pequeños feudos, sino de zonas o de pequeños sistemas *diferentes* unos de otros? ¿Es posible establecer una suerte de tabla general de «distintividad»? Reconocemos aquí, como lo recordé en septiembre, reflexiones de hace ya veinticinco años a propósito de la utilización microsociológica o etnológica de la fonología: recortar, en un sistema global, unidades pertinentes, un poco como los fonemas en una lengua. Y esas unidades pertinentes, articularlas, y saber lo que pasa cuando se pasa de una a otra. En su tesis, nuestro amigo Poncin hizo un análisis estructural del ámbito hospitalario; propuso el término «situème». Hay situaciones que se pueden crear, preservar para que no se uniformicen. Pero en aquella época se dijo que esto no era suficiente para poder comprender lo que pasa. No se trata simplemente de hacer un recorte en «situemas», es decir, en unidades pertinentes, lo que ya es un trabajo enorme, casi un trabajo de subversión frente a las estructuras habituales de un hospital psiquiátrico. En lugar de hacer un recorte siguiendo los principios administrativos estatales: la administración, la lavandería, la farmacia, el consultorio médico, el patio, el jardín, etc. En vez de que sea un recorte que aparece como yendo de sí, es necesario ir contra la corriente de ese recorte con el fin de repensar lo verdaderamente significante. En 1959-60 usé el término «lingistique». ¡Surgió de una reflexión sobre la lavandería!

16 DE ENERO DE 1985

La lavandería, en aquella época, estaba en relación concreta con el servicio de insulina (había insulina) y con una parte de la farmacia. Había un mismo *ambiente* en una parte de la lavandería, una parte de la sala de insulinoterapia y una parte de la farmacia. Recortábamos entonces alguna cosa que pasaba en tres territorios administrativos. Pero teníamos en cuenta que ese recorte no era un recorte de cosas en sí, de una vez y para siempre, sino que había variaciones posibles de acuerdo a cada sujeto. O sea, es necesario hacer intervenir una dimensión fantasmática, si no transferencial, frente al grupo. Ustedes saben bien que hay esquizofrénicos que ignoran completamente —está incluso muy por debajo del desconocimiento— ciertos lugares de un establecimiento; que, al cabo de diez años, veinte años, permanecen en la misma ignorancia de lo que hay detrás de la casa. Por ejemplo, en La Borde hay varios edificios y está lo que llamamos gallinero: caballos, gallinas, cerdos, etc. Algunas personas ignoran completamente esta topografía; escucharon hablar vagamente de «algo» por ahí. Nos divertimos, hace unos diez años, con algunos alumnos de arquitectura de la escuela de Bellas Artes que le pidieron a los esquizofrénicos que dibujaran un plano del establecimiento, del jardín, etc. Fue sorprendente. Algunos sólo habían investido el espacio al pie de un árbol, el resto no existía en absoluto. También reparamos en los itinerarios —un poco como Deligny con las «líneas del errar»— que eran específicos de cada uno. Se ve que hay algo de inesperado para el profano, como se suele decir; hay un desconocimiento total de las cosas. Dicho de otra manera, para algunas personas las «unidades distintivas» no son totalmente las mismas que para el médico, la administración, etc. Pero, asimismo, hay algo en común a otro nivel, en otra plataforma de estructura, algo común a unos y a otros. Y esto exige una reflexión permanente: intentar ver cuál es el estilo, cuál es el «color» de un lugar frente a otro. Ya hablamos hace tres o cuatro años a propósito de este recorte en unidades significantes. Para que pueda funcionar, es necesario que, si vamos a la cocina, no sea lo mismo que si vamos a la biblioteca, o al cineclub, o al bar. Esto parece evidente para los «va-de-suyo». Pero si estamos del lado de los «no-va-nada-de-suyo», se percibe frecuentemente que es parecido, que es el mismo estilo. Ese estilo que se impregna, que destila, que se infiltra; un estilo de monotonía, se podría decir estatal, de infiltración de una homogeneización. Por más que se contraten recepcionistas no cambiaría nada, ellas tomarían rápidamente el «estilo». Esto plantea, entonces, cuestiones así, un poco brutas, pero ¡en fin!, a partir de las cuales se podría intentar desarrollar algunas cosas. *A priori* —habría que demostrarlo— se puede decir que es necesario que haya una *distintividad*. Hay personas que pueden decir: «Pero no, no tienen que haber sorpresas cuando se pasa de un lugar a otro, justamente no hay que alterar a la gente. Tiene que ser el mismo estilo —aterciopelado o estremecedor, pero, en fin, que sea el mismo estilo— para no asustarla, para no desorientarla». ¡Hay ahí una parte cierta! Porque no se trata de hacer, en un mismo establecimiento, un lugar donde se grite y otro donde haya un silencio absoluto; no está en ese nivel. Dicho de otra manera: ¿cuál es la naturaleza misma del estilo en cuestión? Es importante, por ejemplo, que haya una suerte de coeficiente de acogida que sea más o menos el mismo de un lugar a otro, pero tampoco es a ese nivel que pasa.

16 DE ENERO DE 1985

Es en esta perspectiva que recurrí, para la acogida, para la «diferenciabilidad», a la dimensión de lo *pático*. En este sentido, hablé hace un momento de «colores» diferentes. *Pático,* no patético. Dicho de otra manera, lo *pático* en la cocina no es el mismo *pático* que en la biblioteca o que en otro lugar, en el bar, por ejemplo.

La última vez, hablé de cosas que pudieron haber sorprendido a algunas personas, visto que era un discurso aparentemente alusivo, relacionado con ciertos hechos que sucedieron en La Borde. Evoqué la noción de «rumor» (explicitada por Michel Serres) con su exacerbación en la forma de calumnia y el uso que podía hacer del «rumor» una determinada categoría de personal, justamente los «va-de-suyo». Los «va-de-suyo» pueden usar el rumor para luchar contra la puesta en práctica de una heterogeneidad. Lo que quiero decir con esto es que hay una resistencia al cambio y una resistencia a la puesta en práctica de una función de diferenciabilidad. Es una resistencia que, en mi opinión, es más o menos del mismo orden que la resistencia a la cura en el sentido de Freud: lo que le permite elaborar que hay un más allá del principio del placer. Las pesadillas, las neurosis traumáticas, las neurosis llamadas de guerra, parecían no obedecer a los principios de la metapsicología elaborada hasta entonces. O sea, alguna cosa se manifestaba por esta resistencia: la dificultad para un sujeto de renunciar al equilibrio patológico. Una suerte de beneficio, una suerte de goce que hace que él haga de todo para impedir que pueda arreglarse, que pueda cambiar. La resistencia al cambio es un efecto lejano de la pulsión de muerte, me parece. Hay un pequeño artículo muy elegante al respecto, aparecido en el último número de *Psychiatries* —revista de los psiquiatras particulares—, de un alumno de Schotte, Jean Florence: «La difficulté de guérir». Recuerda de una manera rápida y bien agenciada lo que está en cuestión. Me parece que podríamos servirnos de esta base de reflexión. Incluso en el plano colectivo, hay algo que produce que haya una parte de las personas que no quieran que esto cambie. Es habitual. Y entonces somos los «jodidos», como todos los «no-va-nada-de-suyo», quienes decimos: «¡Es necesario que esto cambie!» La cuestión está planteada. No puedo agregar más. Sería interesante estudiar estos tipos de agenciamientos de resistencia al cambio. Rápidamente caemos en ellos. La repetición, la compulsión, el imperativo de repetición —*Wiederholungszwang*— son cosas que tienen relación con la «pulsión de muerte», con un aumento de inercia, un aumento de entropía. Habría que aclarar esto de otra manera, tal vez...

Interviniente (A): Cuando hablas así, me hace pensar en aquella historia del clinamen de Lucrecio. En el clinamen, todo va siempre en el mismo sentido, la lluvia de átomos, al menos en el origen. Y lo que hace que aparezca vida es, justamente, que en la lluvia de átomos se produce un ángulo, los átomos carambolean y alguna cosa va a poder crearse. Y esto —¿de dónde viene?, no lo sé— es un poco el mismo tipo de movimiento que describiste: los «va-de-suyo» son la lluvia de átomos vertical, caen siguiendo la ley de gravedad. Y luego, justamente cuando se quiere intentar crear algo ligeramente nuevo, que sería del orden de un espacio... etc., es necesario finalmente tomarse por Dios en ese momento, y luego crear un mundo, porque verdaderamente se tiene la impresión de que se necesita un esfuerzo gigantesco para... Pero, en fin, es una asociación pura y simple.

Jean Oury: Ahora puedo dar un ejemplo paralelo, si se puede decir así. Todos los meses, desde hace un año y medio, formo un pequeño grupo en Blois, con trabajadores sociales que trabajan en los juzgados en temas de incesto. Hace un año y medio discutimos intensamente. Aprendo muchas cosas, porque ellos lidian con casos extraordinariamente complejos y que tienen soluciones siempre rengas. Casos de incesto hay muchos —son pocos los que llegan a los tribunales de justicia—. Lo que aparece en las vivencias mismas de los trabajadores sociales, los agentes, cuando trabajan con una familia incestuosa, es que son obligados a tener en cuenta no simplemente la estructura familiar tal como se presenta, sino a varias generaciones de familia. Pero para llegar a hacerlo, es indispensable que haya una devolución en una reunión grupal. Si no, quedan «paralizados», con malestar, molestia, sin saber dónde están parados, como si hubiera una pérdida de todos los puntos de referencia. El viernes pasado, en una reunión de este tipo, había algo descrito muy minuciosamente por una agente. Ella decía que hay un riesgo permanente de ser «enquistado» —ese es su término—. Agregó incluso que el juez de instrucción, sin darse cuenta, había sido «enquistado» por la familia y que no tenía ningún poder ya. Hay que saber quién interviene, porque es complicado: está la justicia, está la prensa, está el pueblo o la ciudad. Frecuentemente, esas familias incestuosas, vistas desde afuera, parecen familias modelo. Todo va bien, no se escucha hablar de ellas, el padre es un empleado modelo muy bien visto por los patrones, no crea problemas, es puntual. Verdaderamente no hay nada que reprocharle. Entonces, los agentes involucrados... ¡Con qué derecho van a entrometerse e incomodar el orden de esta familia! La dificultad viene del hecho de que todos los lugares están mezclados. Basta con mirar simplemente la traducción de las relaciones elementales de parentesco, sobre todo si hay progenie como resultado de esto: el niño —producto del incesto— es al mismo tiempo, por ejemplo, hijo de su madre y de su hermana, y a la vez el hijo de su padre y de su abuelo. Y los hermanos de su madre, que son sus propios hermanos, son, al mismo tiempo, sus tíos. Pueden complicarlo aún más... ¿Y la *mater familias*, quién es, a fin de cuentas, la fuente de todo esto, quién es? ¿Es la madre? ¿La abuela? ¿Es la mujer del padre? Se ve claramente que los lugares significantes están mezclados, y esto juega un gran papel. Sobre todo, porque ¡hay muchas complicidades al interior! En particular —estudiábamos esto el viernes pasado—, ¿cuál es el estatuto casi metapsicológico de lo que se llama frecuentemente «denunciante»? A menudo, es la hermana menor, pero ella misma «aprovechó», si se puede decir así, las ventajas del padre. Dicho de otra manera: la confusión de lugares provoca una especie de homogeneización. Por otro lado, es un mundo absolutamente cerrado, inexpugnable. Y lo que ocupa un papel importante es que, lo que se diga, no va a tener peso. Por ejemplo, la denunciante va a desconocer completamente, ocho horas después, lo que dijo. Y el padre incestuoso es verdaderamente el modelo de los «va-de-suyo»: «¿Por qué tienen que venir a joderme? —le dice al

16 DE ENERO DE 1985

asistente social o a la policía—; ¿por qué me encierran? Al fin de cuentas, yo educo a mis niños y creo que su iniciación sexual me corresponde en tanto que padre; es mejor que sea yo y no cualquier rufián que mi hija encuentre en la calle». El argumento, se podría decir «pedagógico» ahí es completamente coherente. A lo que, sin embargo, se podría responder: pero justamente, por el hecho de que queda en el interior de un todo homogeneizado, con una entropía máxima, es como si no hubiera iniciación.

Lo que aparece en esta situación es que nada se inscribe, no hay «palabra plena»; esta complicidad aparente no llega siquiera a ser una complicidad, sino una especie de sistema que se mantiene. Quería recordar, fundamentalmente, que esta dimensión incestuosa está ligada a la confusión de lugares, a la homogeneización, a la no inscripción, a la no iniciativa y, a fin de cuentas, al estancamiento. Lo que dijeron muchos agentes es que frecuentemente tuvieron la impresión de una especie de necrópolis. Dicho de otra manera, es una suerte de sistema que no evoluciona, el tiempo se detiene. En un plano clínico, queda claro que el padre que, por ejemplo, debe cumplir cinco años de prisión, cuando sale piensa encontrar la situación familiar exactamente como la dejó, como si nada hubiera pasado; el tiempo mismo es borrado. Esa suerte de borradura del tiempo forma parte de esta homogeneización de las cosas. Si proyectamos este modelo —que habría que desarrollar— en un establecimiento, me parece que se puede constatar que hay una dimensión incestuosa mucho más frecuente que lo que se cree. Dimensión incestuosa mantenida por las estructuras, sostenida por una arquitectónica arcaica tradicional. Por ejemplo, en un sistema rígido, jerárquico, sabemos que en algunos niveles de esta jerarquía —en el nivel, por ejemplo, de los enfermeros o de los estudiantes de enfermería, o del personal de servicio, o de los enfermos— es muy difícil poder decir algo, poder expresarse. Se apoyan en discursos banales; hay una imposibilidad de tener iniciativas. Un enfermero que quiere hacer algo está obligado a pasar por todo un sistema jerárquico y, al fin de cuentas, al cabo de algunos años termina renunciando a hacer algo; para no tener problemas va a querer pasarse a la tropa de los «va-de-suyo». Se puede decir que hay ahí una suerte de mantenimiento, de presión que hace que no haya posibilidad de inscribir alguna cosa personal, singular. Este es uno de los aspectos visibles de una «estructura incestuosa». Pero esclarezcamos esto por otra vía, por otra ventana. En sistemas complejos donde hay un montón de personas, se toman decisiones. Decisiones que son tomadas por X, por el «Se»; es cierto que el «Se» se concretiza en algún lado, no sabemos bien dónde, pero esto no impide que haya decisiones que son tomadas y que tienen efectos. En 1958, en un congreso acerca de la «formación del personal» en Barcelona, recordé diferentes experiencias en las que se veían claramente los efectos que podrían tener en el plano del colectivo, lo que llamé sistemas de forclusión *(Verwerfung)*. A ciertas personas, les decimos de hacer algo, cambiar de servicio por ejemplo, modificar no simplemente su empleo del tiempo sino su manera de estar; o se toman grandes decisiones sin que ellas tengan ninguna posibilidad de articular su punto de vista. Intenté articular los efectos «dereísticos» que esto podía tener; era, al fin de cuentas, una de las raíces posibles de lo que se ve desarrollar en ambientes donde hay montones de personas: una suerte de «paranoia» colectiva; lo cual es muy común. La paranoia colectiva se marca frecuentemente por un lenguaje particular: son ELLOS quienes nos hicieron esto, ELLOS lo hicieron... Resulta vago, con una dimensión algo kafkiana. Y puede llegar muy lejos esta paranoia colectiva. Lo que recordaba la última vez al respecto del «rumor», se puede decir que el «rumor» mismo es un efecto de estos sistemas de forclusión.

Otro aspecto que me parece reagrupar los diferentes puntos de vista, con correlaciones con la pulsión de muerte, el «va-de-suyo», la inercia, la homogeneización, se trata de la «culpabilidad objetiva». Les recordaré rápidamente lo que se llama culpabilidad objetiva. Freud habla de esto de manera precisa en diferentes escritos: en *El malestar en la cultura*, pero ya anteriormente en un artículo que cito frecuentemente: *Problemas económicos del masoquismo*. Él mismo se sorprende de tener que usar el término «culpabilidad objetiva». Por supuesto que esto se relaciona con el superyó, pero no simplemente. Les recuerdo también que Lacan habla de esto al final de su seminario sobre la Ética. Él definió las condiciones. Freud precisa que, en la culpabilidad objetiva, no hay «sentimiento» de culpabilidad, sino manifestaciones. Esas manifestaciones pueden aparecer en diferentes registros. Esto fue retomado en 1926-1927 por Hesnard y Laforgue, con la denominación de «procesos de autopunición», una suerte de manifestaciones psicosomáticas o provenientes de accidentes relacionados con una situación, entre otras cosas. Esta culpabilidad objetiva es situada por Lacan en su relación con el deseo: hay culpabilidad cuando el sujeto cede —así es su expresión— en su deseo. Puede parecer una ambigüedad, «ceder en su deseo» no quiere decir satisfacer su deseo, al contrario: ceder en su deseo es no ir hasta al fondo de su deseo, e incluso evitarlo. Dicho de otra manera, ceder en su deseo es evitarlo. Porque ir hasta el fondo de su deseo pone en cuestión al sujeto en su relación con el mundo y, a fin de cuentas, exige un coraje extraordinario. Se trata, en efecto, de franquear las amenazas, las barreras de la existencia corriente. Dicho de otra manera, se trata de no evitar la castración. Podemos agregar a esto que ceder en su deseo es tanto más fácil desde que se cede sólo para satisfacer algo que es justamente recomendado por las estructuras profesionales, por ejemplo, satisfacer lo que Lacan retoma de un término antiguo: el «servicio de los bienes». Estar a la altura, hacer bien su trabajo, hacer lo mejor, que todo marche bien, no joder, ser consciente; no se debe hacer el mal al prójimo, hay que respetarlo, respetar al otro; ¡no hay que violar la libertad del otro, fundamentalmente! Entonces, verdaderamente, obtener el máximo de puntos a fin de año, ser un buen trabajador. Y si somos buenos trabajadores, seremos recompensados, tendremos un ascenso, podremos pasar de un servicio a otro que nos guste; se promocionará, incluso, diciendo: "verdaderamente, aquel merece la legión de honor ¡es un gran servidor de los bienes!" Todos estos argumentos están para favorecer al máximo el evitamiento, para ceder en su deseo. Claro que habría que volver a definir qué es el deseo, qué le concierne, pero nosotros ya lo definimos bastante como para volver tan pronto. Entonces, ceder en su deseo está facilitado por la organización hospitalaria, la organización administrativa, la organización pedagógica nacional: ¡sistemas estos, todos instaurados para el «servicio de los bienes»! Hablo del servidor, el buen servidor. Podemos imaginar que el buen servidor un día va a reventar, después de su jubilación, o antes —si está muy cansado con el «servicio de los bienes»— y será convocado por San Pedro. Hasta aquí dice: «Es difícil vivir aunque, en fin, hice un sacrificio —siempre es hipócrita— pero estaba en el purgatorio». San Pedro le dice: «No estabas en el purgatorio, ¡estabas en la tierra, como todo el mundo! Ahora dime, ¡cuéntame cuál era tu deseo!» Podemos decir que está al pie del muro de San Pedro. Aquél intenta justificarse: «¡Ah! Claro que tenía un deseo cuando era pequeño, cuando era adolescente, o no sé, tal vez en mi vejez, pero... pero estaba obligado a... y luego, en fin, mi renombre y el Estado me demandaban eso y luego tenía una misión que hacer en ese momento...» A San Pedro le importa tres carajos y le dice: «Vamos mi viejo, ¡tendrás que volver!» Y si cedió demasiado en su deseo, lo enviará al infierno y se acabó; o si él está más generoso: «Vas a pagar mil años de purgatorio y luego volverás, y ahí veremos». El examen de San Pedro apunta al deseo. Entonces, hay una suerte de paradoja, de contradicción. Se debería poder tener un abogado: «De acuerdo, cedió en su deseo, evadió un montón de cosas, no se animó, quiso ser conforme a la sociedad en la cual se encontraba, pero fue un hombre de bien de todas maneras». Y claro, esto no es suficiente para San Pedro. En su defensa, se puede decir que ya pagó: una tarde estuvo verdaderamente maravilloso, rindió servicio a los pobres y esa misma noche chocó contra un árbol y perdió una pierna. Primero tuvo un accidente de auto la misma noche en que por la tarde había estado verdaderamente extraordinario al prestándole servicio a los pobres. Después somatizó, tuvo problemas pulmonares o qué sé yo; y entonces claro, vio médicos que le dijeron: «¡Ah! seguramente es tal microbio, pero puede ser psicosomático; tal vez sea esto o aquello. Pero en fin, ¡la peleó, eh!» San Pedro dice: «Bueno, sí, pero estaba escrito, ¡él no tenía que ceder en su deseo!» E incluso, aunque no tiene más su pierna tuvo cierto beneficio, una pensión por invalidez permanente o cosas así. ¡Pero no solamente eso! Diremos: «perdió la pierna volviendo de su trabajo, estaba muy cansado». Será admirado por su entorno. Y luego, su descendencia dirá: «El abuelo era alguien, ¡era tan bueno!» Dicho de otra manera, se benefició en cierta forma. Y lo que evitaba saltando la castración era asumir su deseo –en el fondo, la cosa más terrible que existe es asumir su deseo– y bien, ciertamente obtuvo un beneficio, ¿cómo llamarlo? No era su deseo, pero le aseguraba cierto equilibrio, cierto confort existencial sostenido por un estado de cosas que se podría llamar estado de goce. Defendía un goce, cierto goce de existencia que tenía sus ventajas. Entonces, al fin de cuentas, tenía ventajas.

Proyectemos ese esquema celeste en la ciudad terrestre del hospital, del sector, etc. Hay tipos que, cuando se los mira de reojo, entrecerrando los ojos, a la mañana cuando llegan, vemos bien que hay alguna cosa... Debe ser que tienen aire de satisfechos, pero hay algo que no encaja. Hay algo que no está muy claro. Afortunadamente, ¡no los vemos todas las mañanas! Y sabemos que en esos ámbitos es difícil encontrar personas, no para pedirles consejos, sino simplemente para hablar, cuando tenemos molestias o caprichos, o cosas que

16 DE ENERO DE 1985

pensamos y que nos llenan la cabeza... ¿A quién hablarle? A fin de cuentas, a esas personas no les hablaremos. Les diremos: «¿Cuándo son tus vacaciones?; ¡Ah!, ¡tienes mucho trabajo!, ¿Trabajaste hasta tarde anoche?; ¿Duermes bien? Está lindo el día... ¡Sabías que hizo menos dieciocho grados esta mañana!» Esto alimenta una conversación extraordinaria, la nieve, el frío. Nos contentamos, pero, en fin... Multipliquen este tipo de individuos, ¡y hay varios!, son incluso la mayoría en un establecimiento que se precie como tal... Atiendo a varios en psicoterapia, en análisis... Cuando son psiquiatras o enfermeros, poco importa, les digo: «En este trabajo de psiquiatría lo que importa, si ustedes quieren salir bien —no irse, sino salir bien parados—, ese bien sería que pudieran hablar de lo que hacen con algunas personas». Es tan vago como eso. Entonces, podemos agregar: «Sería importante que hubiese un pequeño grupo de control». La palabra «control» es mucho decir pero, en fin, así se llama. Ahora, es extremadamente difícil, para cualquiera en tal medio, encontrarse con cuatro o cinco personajes que acepten —y a quienes tengamos ganas de contarles— encontrarse una vez cada quince días, sólo dos o tres horas, o cada ocho días para poder hablar de todo, ¡que sea un verdadero control! Sin guardarse cosas para sí, que no se animen a decir. Es decir, hablar a alguien. A menos que sean historias de goce llamadas perversas o no sé qué, y se aproveche ese grupo para ejercitar el cerebelo. Pero en ese momento, ya no se trata de un grupo de control, es un grupo de satisfacción mutua. ¿Cómo reconocer un verdadero grupo, en el que se pueda «hablar»? Me parece que puede ser reconocido gracias a las personas que intentan, al menos por momentos —no siempre, porque es difícil—, no ceder en su deseo. Se siente, tiene un cierto «olor» (*Geschmack*) como diría Tellenbach. Un cierto olor y un sabor al mismo tiempo, una suerte de atmósfera, bien dispuesta. Se nota cuando podemos hablar con alguien. Si no hay desconfianza. Y bien, tal grupo es difícil de encontrar. Y el hecho mismo de que sea muy difícil de encontrar en el medio, según como lo veo, es trágico. Es dramático, teniendo en cuenta que lo que está en cuestión en el trabajo que hacemos es, justamente, la articulación de lo que es el propio deseo con lo que se hace.

Vuelvo, por ejemplo, a las reflexiones de los agentes que intervienen en las familias incestuosas. Rápidamente, lo que se plantea como problema es que estamos obligados; si no, caeríamos en el engaño, o nos romperían la boca (puede suceder). O, las jóvenes trabajadoras sociales particularmente, caerían seducidas. ¡Las hijas incestuosas lo saben! Ellas son englobadas por la familia, enredadas. Estamos obligados a hacer una suerte de análisis rápido del sí mismo que se podría formular así: «¿Cuál es el lugar de mi propio deseo en mi intervención?». Y el corolario es que, si no hay tal análisis, o bien nos dejamos seducir o somos como policías, funcionarios de la justicia, lo cual es peor. Esto impone, entonces, experimentalmente, la urgencia de hacer un análisis rápido —a veces en un segundo— a partir de la fórmula de base: «¿Qué hago aquí?». ¿Qué quiere decir intervenir? ¿Tiene que ver conmigo? Y lo que se perfila debajo —que aparece cada tanto— es lo que verdaderamente se puede llamar una dimensión ética. Es decir, el problema de la relación —como diría Lacan— de mi deseo con la acción que sostengo (esa es la definición más simple de la ética). Este lugar del deseo y su articulación con la acción que sostengo en ese

16 DE ENERO DE 1985

campo de trabajo —así sea la familia incestuosa o el hospital— es la interrogación más concisa, más condensada del proceso analítico. Cuando Lacan dice que la transferencia es el deseo del analista, me parece que lo que quiere decir es: ¿cuál es el lugar del deseo del analista para que él esté ahí? ¡Es una situación verdaderamente extravagante, visto de afuera! ¿Qué quiere decir que alguien venga, dos o tres veces por semana, a ver un tipo y contarle cualquier cosa, y que el otro tipo haga «mhum, mhum»? ¡Parece ridículo, es una *dispraxia social* si no hacemos esta reflexión! Al contrario, se hace un «trabajo», pero ese trabajo no es un trabajo libresco (no es como se hace ahora, pasando una admisión de psicoanálisis), es un trabajo sobre sí... ¡pero no consciente! La dificultad es que, si decimos esto al ministro de Sanidad, no le va a hacer gracia, no tiene tiempo... Esto no puede pasar en las prescripciones del Estado: «Listo, es necesario que cada empleado del hospital psiquiátrico pueda decir o articular algo en relación con su propio deseo». ¡Se imaginan el texto ministerial en el boletín oficial! Ridículo... Con los psicóticos es como con las familias incestuosas. Los neuróticos están tan enredados en los chismes que no se animan a decir, hablan por lo bajo. Pero los psicóticos son directos, apuntan perfectamente a donde ustedes están en relación a sus propios deseos. Hay incluso algunos que saben, a veces, lo que soñamos. Sobre todo porque ellos, los esquizofrénicos, ¡sólo tienen eso para hacer! Tienen antenas enormes, monstruosas, a veces andamos sobre ellas sin prestar atención; tienen grandes antenas y se fijan en ustedes. Creo que era Hélèn Chaigneau quien contaba, hablando del mundo de los esquizofrénicos en el hospital: ¿De qué se alimentan los esquizofrénicos? Se alimentan de todas las pequeñas historias que suceden entre el «personal», todo lo que sobrepasa... Todos los «rumores», claro, pero además de los «rumores», los «antirumores» también, cosas como esas. Todo esto es recibido, no forzosamente tematizado, pero sí apuntado. Se puede decir que estamos ante una especie de radares permanentes. Claro que se puede desconocer esto, acentuar la cosa diciendo: «¡Ah!, todo eso es un delirio, no es serio, yo estoy ahí para el servicio de los bienes». Pero lo que se advierte no es, justamente, el servicio de los bienes, sino los defectos, las pequeñas cosas, lo que es del orden del *carecimiento* [manquement].

Hay una suerte de juicio de parte de ellos. Esto brinda, a veces, la oportunidad de tener una descripción perfecta de tal o cual colega. Por ejemplo: «Cuando le hablo no escucha, es como si pensara en otra cosa». Incluso si es completamente fantasmático es así, tiene razón, a partir del momento en que él lo dice... Entonces ¿qué es lo que se ha advertido? No es la estatura, la cara, la jerarquía. Es algo seguramente del orden de lo *pático,* pero a un cierto nivel de acercamiento, de resonancia. Algo concerniente al deseo, a la articulación del deseo de tal o cual con lo que hace. Se puede decir que los psicóticos están ahí, en general, para recordarles un poco sus monotonías, a condición de que puedan decirles eso.

Quería aclarar tal problema por otro sesgo. Se podría, por ejemplo, poner en cuestión los diferentes mecanismos de *resistencia al cambio,* en el sentido de resistencia a la estructuración permanente de tal ámbito. Por ejemplo, en un secretariado del club que funciona bien, que está bien articulado con todo lo que pasa, la resistencia la encontramos tanto al nivel del personal como al nivel de los internos. Lo que vuelve difícil el análisis, es que todo esto se sitúa en un registro colectivo, en cierto nivel de estructura que tiene una especificidad, lo que me parece que se llamaba en microsociología: *nivel de sintalidad*. Ese nivel no es simplemente la adición de las relaciones interindividuales, intergrupales; obedece a leyes específicas de una naturaleza completamente distinta a una suma. La dificultad es que esta resistencia al cambio, al nivel de la *sintalidad,* puede manifestarse por sistemas de agrupamientos particulares. Por ejemplo, puede haber personas de buena voluntad al servicio de los bienes, que tienen «buena predisposición», que se reúnen y dicen: ¡Esto tiene que cambiar! —en el buen sentido, naturalmente—. Es decir: es necesario un club, una biblioteca, un montón de cosas buenas... Harán un pequeño grupo que tendrá una dimensión de gestión colectiva, esperando encontrar cierta estrategia que tenga en cuenta las sutilezas de las relaciones, los deseos: un pequeño grupo de estrategia analítica. A partir de ahí, tal vez se podrá intentar... Pero teniendo en cuenta los deslizamientos posibles (hay que tener cuidado) hacia los grupos de gestión de todo el conjunto que podrían parecerse al célebre «centralismo democrático». Tener una «teoría de la revolución» bien articulada para hacer un grupo de militantes que piensan bien las cosas y que «instalan electricidad en el campo»... algo así. «Ya verán, ¡funcionará bien!» Pero, frecuentemente, ¡es en este momento que todo se torna confuso! Por un lado, porque ese grupo no está en el vacío, en un azul etéreo; está en un ámbito forzosamente pesado, donde hay una mayoría de «va-de-suyo», donde hay una tentación hacia el «movimiento natural» de las cosas... y muy rápidamente, si ese grupo continúa como «grupo», pronto va a ser aislado y encerrado. Todo lo que podrá decidir va a ser interpretado, dilapidado de cierta manera, y vamos a percibir que en el interior de ese grupo hay posibilidades de *clivajes* que van a afirmarse, incluso al nivel de la doctrina común. ¿Qué quiere decir esto? Esos clivajes son a menudo reflejo de lo que pasa fuera del grupo. Me parece que se podrían explicitar estas cosas, tal vez, de una manera microsociológica, haciendo referencia a los análisis de Bion sobre los pequeños grupos. Formamos lo que Bion llama un grupo con una hipótesis de trabajo, sin haber tenido la precaución de articularlo con cantidades de cosas que pasan en el grupo mismo, lo que llama «hipótesis de base» —las cuales tienen afinidades con lo que pasa en el medio en cuestión— *hip*ótesis de dependencia, de acoplamiento, de ataque-fuga, con todo lo que esto puede conllevar, como inercia y sabotaje de trabajo. A menudo, un grupo que continúa resistiendo se convierte en un grupo «obsesivo», tal vez «sádico», que puede incluso terminar siendo un grupo de intervención y de aplastamiento de las «hipótesis de base»; a fin de cuentas, puede convertirse en un grupo «estatal», tergiversado inconscientemente por estructuras estatales puestas en práctica en el establecimiento. Podría citar ejemplos célebres, pero no me animo a hacerlo, porque no tiene que ver con la psiquiatría ni —por una vez— con la Educación Nacional; tiene que ver con el gran comercio. Hace mucho tiempo, hubo un pequeño grupo de personas que se reunían para el servicio de los bienes y que vendían la mercadería de un modo muy democrático, con una libertad de circulación y una acogida extraordinarios;

era un pequeño grupo militante. El tiempo pasó. Ahora se convirtió en un sistema casi multinacional; la vida en su interior se volvió verdaderamente... no peor, pero al menos tan insoportable como en las más grandes empresas capitalistas que hayan existido.

Hay que desconfiar entonces de sus buenas intenciones, de querer hacer grupos de gestión —e incluso de dar discursos como lo hago cada mes aquí—. La cuestión que se planteó el mes pasado era algo así: ¿Con qué derecho puedo hablar yo, que estoy aquí, de semejantes cosas? ¿Qué es lo que me permite —confieso que tengo la duda permanente— dar un discurso así, aparte de esta contingencia de estar aquí? Se dijo que sería yo el que hablaría, ¡así fue! Pero no pregunté: «Bueno, ¿es para el servicio de los bienes?» No sé si es para el servicio de los bienes. ¿Puede ser que haya de mi parte un cierto goce? ¡Seguro, seguro! «¡Hablar te hace gozar! ¿Eh?» Y bien, no esta tarde precisamente. Porque hace frío. ¡Salvo en esta sala que hace mucho calor! Pero, aparte de eso... ¿cierta perversión, tal vez? Hablar así... Tal vez si no hablara me derrumbaría. ¡Es posible! Me haría polvo. Entonces, es necesario que hable para sostenerme. Algunos psicóticos están obligados a hablar, a hablar sin parar, sin lo cual se derrumbarían. Ahí estoy, tal vez. Entonces, hablo. Pero entonces, ¿qué digo? Ustedes tienen aire de creer lo que digo, ¡aunque sean tonterías!... ¡Y vienen!... ¡Cada día es una sorpresa extraordinaria! ¡Todavía están aquí! Esto no me place particularmente, pero pienso: al menos se tomaron la molestia ¡y con este frío, además! Entonces, rápidamente, si no hago ninguna crítica, ¡voy a pensar que lo que digo es interesante! ¡Es más complicado que eso! Hay una inercia, volvemos, bueno... Y además yo también vengo. Pero, en fin, ¡no es por esto que sea interesante! Además, aunque sea interesante, justamente, hay que desconfiar. Sabemos muy bien que lo que es interesante, a menudo es... una tontería.

Entonces, ¿con qué derecho hablo de estas cosas aquí? Trasladen todo esto a un hospital. Digo: vamos a hacer esto, tal reunión por ejemplo. Supongamos que me animo a decir eso: «¡Oh! ¡Hay que hacer esto!» —dicho de manera vehemente—. A partir de ahí: «¡Ah! ¡Si él lo dice...!» Pero esto luego puede comunicar un montón de cosas, puede modificarlas; es como tirar una piedra al agua: hace olas, ondas estacionarias, organizaciones. «Y bien, vamos a hacerlo porque...» Incluso escuché cosas terribles: «Vamos, porque él quiere». ¡Es lo más trágico que se pueda escuchar, cuando se tiene ética! «¡Vamos a su reunión, porque eso le causa placer!» No habría que venir más. O también: «Vamos, porque es el jefe»; entonces, atención...

Dicho de otro modo, en todos estos sistemas queda algo articulable; podemos pensar, siendo optimistas, que hay una razón mejor para hacer esto ¡y no más bien otra cosa! Hay una razón para repetir que es necesario un medio heterogéneo, diferenciado, antes que el *va-de-suyo* homogéneo–necrópolis. Pero, ¿quién decide? Seguramente ¡podemos decir que hay una elaboración, teorizaciones colectivas! A lo que respondo que sabemos claramente que la teoría no es «verdad». ¡No estamos en el siglo diecinueve! Hice todo un plano, hace uno o dos años, diciendo que la teorización es justamente la traducción de lo que se hace a partir de una cierta grilla. Hay conceptos que es necesario intentar poner en práctica, ajustar —arriesgarse a cambiarlos cada tanto, *mathèmes* como decía Lacan—, cosas útiles para poder «traducir» y que forman parte de la teorización permanente. Pero esto no resuelve nada: ¿quién es el que pone en práctica estos conceptos? ¿Quién es el que traduce? Sería muy fácil decir: esto se traduce solo, ¡estamos en el siglo de la «automatización»! Esto no es verdad, ¡nada se traduce solo! Con frecuencia, lo que es eficaz en la estrategia no es intervenir sobre algo, sino sobre otra cosa. Hablé últimamente —o mejor dicho, él me habló, porque habla mucho— con Tosquelles, a quien fui a ver hace unos días; me recordó lo que llama *set up* —habla tan «tosquellesianamente» que nunca se sabe, no puedo asir el sentido de las palabras—: se mira al negro y se tira al blanco; se hace como sí se interesase en alguna cosa que está allá, y justamente, por el hecho de interesarse en lo que está allá, lo que se tiene en vista es más bien lo que pasa aquí... Pero estas son pequeñas combinaciones de táctica, no son la estrategia.

Lo Colectivo es un conjunto de funciones complejas. Por ejemplo, una de las funciones de un Colectivo X sería velar por que no haya una homogeneización muy grande de los espacios, que haya diferencia, que haya una *función diacrítica* que pueda distinguir registros, plataformas, etc.; y que cada uno pueda articular algo de su singularidad, incluso en un ámbito colectivo. Pero nos podemos preguntar si ese Colectivo no constituye una especie de máscara, de pantalla que disimula de hecho la toma de posición personal de un líder absoluto... Es una cuestión que se plantea; esto estaría bien en el aire del tiempo del siglo XX... Recuerdo haber tenido la ocasión de hablar con Henri Ey durante un almuerzo, poco antes de su muerte. Me decía «¡¿Se imagina

Saint Alban sin Tosquelles?! ¡¿Y Bonneval sin Henry Ey?! ¡¿Y La Borde sin Oury, eh?!» No quise contradecirlo, además estaba siendo gentil. Al mismo tiempo, ¡era la peor porquería que se me podía decir! Pero no era así para él. Era una simple constatación, ni siquiera un elogio. Pero, si es verdaderamente así, es terrible... Plantear la cuestión de lo Colectivo no es hacer una evasiva. No se trata justamente de desarrollar, de racionalizar esta noción de Colectivo para evitar articular el propio deseo... Evitamiento de la castración. Pero no voy a ponerme a hablar de mí, desde luego. De entrada ¿a quién le interesaría? Ni a mí mismo.

No sé si está bien claro que cuando se anuncia: «¡El Señor médico en jefe, en tal hospital va a dar impulso a su servicio!», todo el mundo piensa: «Sí, pero ¿cuánto tiempo se queda? ¿Tres años, dos años?» ¿Cuánto tiempo es necesario para que el Señor jefe médico pueda dar impulso a su servicio y modifique algo? Se sabe qué es lo «permanente» del hospital psiquiátrico —al menos así era—: ¡el Señor Contador conoce bien el vals de los jefes médicos! Pasan un año o dos. A tal punto que, si uno de ellos es verdaderamente muy original, las personas dicen: «Sólo hay que esperar un poco, ¡no va a estar mucho tiempo!» Me acuerdo de un ejemplo arquitectónico, de un hospital donde un jefe médico, tal vez original, pidió que en un servicio hubiese una escalera de hormigón orientada al norte. Era ridículo. Entonces, demoraron los trabajos, porque sabían que el otro jefe médico quería una escalera de hormigón del otro lado y les parecía que era mejor. Y no pasa sólo con las escaleras de hormigón, hay un montón de cosas así: de «maneras». ¿Qué piensa el jefe médico del psicoanálisis? ¿Qué piensa de la sistémica? ¿Qué piensa del conductismo? ¿Qué piensa del asunto institucional? Qué piensa... Desde luego, estamos aún aquí; y no son los sindicatos los que arreglarán las cosas —sindicatos de enfermeros u otros— porque, en general, los sindicatos sólo refuerzan los aparatos del Estado, es decir el sistema de gestión de la «culpabilidad objetiva». El Estado, la administración, están para gestionar la culpabilidad objetiva de una manera magistral. Y una manera magistral de gestionar la culpabilidad objetiva es decidir que no debemos tener en cuenta el deseo. El deseo no entra en las computadoras, no entra en el boletín oficial. Entonces, del deseo: cero. De hecho, queda muy a menudo totalmente sobre un plano filosófico tradicional: el deseo es algo bajo, salvaje, etc. Por tanto, cuando se es serio, cuando se es adulto, y se «organiza» una colectividad, ¡se tiene en cuenta el deseo!... Entonces, ¡ahí no va más! Y se van a poner en práctica sistemas de jerarquía... Hace aparecer, en aquel que tiene cierto poder, un simulacro de deseo.

Se podría decir que el poder está ahí para intentar poner en práctica un *simulacro de deseo* que puede ser pasajero y que puede mantener, no una creencia, sino esta constatación de que tal o cual ámbito sólo puede tener el carisma de su jefe —no hay que tenerle miedo a las palabras—: «Yo soy el jefe de La Borde y mi carisma...» ¡Y tu hermana! ¡Lo peor es que tal vez sea verdad! Pero, de hecho, cuando llego a la mañana —no llego, estoy todo el tiempo—, cuando atravieso esta propiedad cada mañana, me digo: «¡Hola...!» ¡Como si fuera la primera vez que llegase! Y les aseguro que, a veces, me da la impresión de una extrañeza extraordinaria. Y a la noche, a la luz de la luna, a las once en La Borde... paseo sobre el césped, miro y me digo: «¿Qué es esa cosa de ahí, esa especie de castillo, de qué se yo? ¿Qué hago ahí?» Y claro, no es serio; es un afecto de una precariedad institucional: «¡Todo eso, al fin de cuentas...!»

Y claro, eso puede ser recuperado así: «¡Pero es por eso que tienes carisma, porque eres la encarnación de lo precario! ¡Es por eso que hace mucho tiempo que estás ahí!» Es verdad... ¿Hace cuánto tiempo? Ya no llevo la cuenta; tengo que contar con mis dedos ahora... ¿Hace cuánto tiempo? Treinta y dos años. Pero entonces, con esta suerte de cronicidad de una precariedad —es una paradoja— me parece que hay algo para explorar. No se trata de que me ponga a pasear por los pasillos de La Borde gritando: «¡Ayúdenme, ayúdenme a perder mi carisma!» Eso sería peor que todo, sería hipocresía. ¿Entonces...? «¡Ten el coraje de asumir tu carisma!» ¡Sería la tontería más grande!; ¡no voy a volverme monumental! Me parece que es a ese nivel, en el interior mismo de las estructuras, no hay que confundir la noción de Colectivo —de la que dije que es una máquina abstracta— con un cierto grupo; porque ahí, en ese momento, sería «microfascismo». Se tiene la impresión de estar ahí con otros que tienen la misma inclinación, el mismo *clinamen*, para intentar remontar la corriente: cuando las cosas van en cierto sentido, es necesario ir siempre contra la corriente, a riesgo de pasar por jodido... A contra corriente. No todo el tiempo, porque es imposible, pero hay que saber en qué momento —y esa es la estrategia, en qué momento— es necesario ir contra la corriente, es decir, poner una barrera o instituir algo. Pero, ¿quién va a decidir, y qué? Reencontramos aquí una de las funciones del Colectivo que se podría llamar, para retomar una vieja palabra «aspectual», la *función decisoria*: ¿Qué hay de *decisorio* en un sistema institucional? ¿Y qué hay de *decisorio* en un hospital psiquiátrico? —¡Diríjanse al C.M.C!»— A fin de cuenta, se hace como si hubiera algo decisorio. Pero ¿de qué se trata lo decisorio en su función concreta? ¿Quién decide qué? ¿Quién se articula con esta función? Esto queda para el debate...

Interviniente (C): ¿Entre lo que llamas lo Colectivo y el deseo, no hay una especie de fractura (que no podemos tapar) y lo que resulta es lo que resulta? Creo que Henri Ey tiene razón al constatar que La Borde no sería lo mismo sin vos, Saint-Alban sin Tosquelles... Porque hay algo de un deseo, que pasa a un nivel imaginario en el grupo y viene de tu carisma. Es el grupo también, que inviste a alguien en un momento dado y, desaparecido el deseo, ya no resulta lo mismo. Entonces, hay como un hiato entre esta noción de deseo y esta noción de Colectivo.

Jean Oury: Tal vez habría que precisar la dimensión analítica de la transferencia. Habría que articular constantemente este otro problema: ¿Qué hay del ideal del yo y del yo ideal? Se sabe que, en los análisis individuales, el obstáculo, el cierre mismo del proceso analítico es cuando hay identificación al analista. Seguramente, esto puede aportar al nivel del servicio de los bienes, un bienestar, marcado incluso algunas veces por un florecimiento pseudomaníaco: «¡Yo soy lindo, soy inteligente, soy como él!». Pero ese es, justamente, el momento en el que el análisis comienza. Hay que atravesar esta identificación, con el fin de que haya todo un sistema de introyección que permita al sujeto bastarse a sí mismo; si no, permanece en un estado de hipnosis, recaemos en la problemática de la masa de la que hablaba Freud. ¿En el interior de un establecimiento, es posible sobreponerse a este sistema identificatorio, a través de lo «decisorio»? En esa perspectiva se vuelve a poner en cuestión la jerarquía tradicional. Ésta mantiene, en efecto, un sistema de no iniciativa y al mismo tiempo una suerte de encarnación de un superyó exteriorizado colectivo, que se manifiesta por actitudes sadomasoquistas de dependencia, de complacencia, todo lo que hace a la estofa de esos ámbitos. Ahora, si se trabaja en ese nivel, es tal vez para intentar desobstruir alguna cosa. Por ejemplo, para permitir que, por los sistemas indirectos, como el club, haya una estructura que cuestione ese sistema piramidal. Es esta estructura horizontal u «oblicua» del club lo que permite que los usuarios puedan tener una relativa autonomía de decisión sin tener que remitirse directamente al superior jerárquico. Si hay un aprendizaje en todos los niveles, en todos los escalones una posibilidad de iniciativa, de gestión, de microgestión, eso no resuelve la cuestión pero puede preparar algo que permita articular una *función de elaboración colectiva*, en la cual reingresen funciones como lo *decisorio, la interpretación, la gestión económica, etc.,* que tienen en cuenta cosas distintas al carisma de alguien. Seguramente, se puede también suponer que haya un «triuncarisma» —como se dice *triunvirato*— en el que haya tres o cuatro personas a las que hay que remitirse... Pero no se trata de eso tampoco. La gran dificultad —no hay que soñar— es que la mayoría de las personas que están ahí, tanto el personal como los enfermos o internos, están

16 DE ENERO DE 1985

para que «vaya-de-sí»; es decir que hay una complicidad permanente, colectiva, que está ahí para intentar mantener esta ilusión completa del carisma de un jefe. Las ideologías que se llamaron «anti» sólo reforzaron esta dimensión, ser «anti» es una manera negativa de reforzar aquello de lo que se es «anti»... en esta función de elaboración colectiva, se trata siempre de volver a cuestionar un agenciamiento de las diferentes plataformas de trabajo.

En septiembre, hice referencia a la distinción entre lo empírico y lo trascendental. Era una manera crítica de cuestionar lo que se podría llamar banalmente consenso, el buen acuerdo. Es difícil porque, en un microámbito —es siempre un microámbito, aunque haya cien o doscientas personas—, me parece que hay leyes internas, que no son las mismas que en la sociedad global. Por ejemplo, cuando se dice que sería importante que hubiese singularidad, no por ello se está a favor de la extensión integral de una democracia interna. Sabemos perfectamente que la democracia, tal como es utilizada a menudo en los microámbitos, es una máscara, una especie de pantalla para intentar ahogar cuestiones. Llevándolo al absurdo, y esto se ve en ciertos momentos: si alguien tiene una crisis de agitación, se debe poner una inyección de Valium... ¡No vamos a esperar a la asamblea general para someterlo a voto! Entonces, el ridículo fue empujado hasta aquí en ciertos «momentos históricos» relativamente recientes. Alguien fue criticado porque no pidió opinión para aplicar una inyección de Valium u otra cosa a un enfermo que estaba en una fase de confusionismo, rompiendo todo. Mientras que estaba totalmente justificado... entonces, en un microámbito hay cantidades de cosas que exigen, no un consenso sobre hechos empíricos, sino una suerte de «consenso cognitivo», como se expresan los epistemólogos. No se trata de hablar «una doctrina común», porque sería entonces una especie de ideología. Pero es necesario, al menos sobre los puntos nodales de estructura, para que se pueda sostener. ¿Ese nudo de ahí sostiene bien? Un nudo de relaciones, un nudo de significantes, una suerte de matema... Se puede muy bien estar de acuerdo sin entrar en los detalles del empirismo. Y parece que cierto número de personas lo desean. Para eso es necesario, desde luego, no estar «colgados» y tener cierta pasión por lo que se hace. Esto vuelve a poner en cuestión, una vez más, el anclaje del propio deseo frente a la acción, frente al trabajo. Es un hecho, es necesario constatarlo, que se está en contacto con cierta cantidad de personas que no se preocupan por completo. Y hay que tener justamente una estrategia, no frente a esas personas sino al resultado, es decir a los deslizamientos, el rumor, el mantenimiento de la inercia y el no cambio. Esto forma parte del material con el que lidiamos. Pero, desde luego, es estipulable que cierto número de personas quiera articularse en un nivel cognitivo para poner en práctica estructuras sin, por tanto, dirigirlas a la pirámide carismática. Sí, es posible. Seguramente se podrían hacer pruebas diciendo al jefe carismático: «¿Así que Henry Ey decía eso? ¡Bueno entonces, salga! ¡Váyase dos años y veremos!» Desgraciadamente, hubo una experiencia trágica; pero hay que decir que el ámbito al cual hago referencia no estaba totalmente preparado para eso; había todo un sistema de enredos estructurales que estaban lejos de ser herramientas suficientes para que el jefe médico pudiera hacer la experiencia de irse un año y medio. Se trata, justamente, de que no haya un jefe médico. Es necesario considerar completamente la categorización de cada uno. Es en este sentido que al comienzo de la psicoterapia institucional decía que había que hacer ejercicios: para *distinguir cargos, estatus, funciones*. El estatus de médico es un «estatus de médico» que se inscribe como tal en el Estado, pero la función médica, sobre todo en el plano psiquiátrico, sabemos que es una función extraordinariamente variada, que se distribuye en varios niveles y que puede ser representada por personas, espacios, o un montón de cosas. Si el jefe médico dijese: «yo soy la función médica», hablaría como un paranoico, un loco absoluto, creyendo encarnar la función médica... No hay «la» función, hay una función difusa. Eso ya es un ejercicio, distinguir bien el estatus y las funciones. Esto es frecuentemente amalgamado y ahí, seguramente cuando el jefe médico se va, la función se va y las personas esperan la próxima, pero esto es porque no hizo su trabajo; él quedó paranoico... en todo caso, prefiero estar esquizofrénico a paranoico y tener un sentimiento de extrañeza cuando miro la luna; no es una garantía, pero desde luego es algo más sutil. A veces sentimos que hay una «subida» como de temperatura: deberíamos hacer curvas de carisma, eso debe variar con la estación; los peores momentos son cuando el carisma está al máximo; pero es necesario que haya un carisma justo. ¿Por qué no? ¡Para algo sirve, de todas maneras! ¡No hay que escupir para arriba! Pero lo que hay que cuestionar son los problemas del Ideal del yo, del yo ideal, de la transferencia, en fin, todas estas cosas. Y volvemos a la cuestión de los fantasmas que pasean por una institución. Desde mi perspectiva, sin ser forzosamente optimista, se puede decir que debe ser posible, desde luego, articular algo del orden del Colectivo sin que sea tergiversado por «una» persona.

Interviniente (A): Al final, se trata de intentar banalizar eso, como dijiste hace un momento recordando a Bion, del lado de la hipótesis de base de dependencia. Es eso. Carisma es una cagada de palabra.

Jean Oury: Sí, es una cagada.

Interviniente (A): Donde no es la presencia del jefe justamente la que cuenta, sino su ausencia, porque en el fondo es una referencia religiosa. Pero me parece que ahí, es más del lado de la función de dependencia, en relación a alguien que sería una función de promotor, ya que es un término que fue usado en cierta época y no se puede hacer el análisis de ese mecanismo de la dependencia si queremos llegar a conseguir regular el problema de cómo hacer para que escape a ese sistema que le es tan «entrópico» en general, por el hecho de nuestra cultura.

Jean Oury: La dependencia es mantenida por las estructuras jerárquicas.

Interviniente (A): De hecho, es la pérdida de autonomía.

Jean Oury: Me parece que Bion dice que uno de los ejemplos de lo que llama representante o delegado, de la hipótesis de base de dependencia, es la Iglesia, que es la herramienta institucionalizada de la dependencia del colectivo. Igualmente, en la hipótesis de base del acoplamiento, la herramienta, el delegado, es la aristocracia que está ahí para intentar reproducir lo mismo, con el fin de que no haya cambio. La otra hipótesis de base que vemos florecer por todos lados es la de ataque-fuga, cuyo modelo representativo es la armada. La aristocracia, la Iglesia, el ejército; vemos claramente qué es lo que subyace a todas esas estructuras...

Jean Ayme: Hace un momento barriste de un plumazo, como haces habitualmente, las referencias al leninismo, al centralismo democrático —riéndonos en asamblea—. Pienso que la garantía, en el marco del colectivo, es precisamente la edificación estructural que encuentra sus fuentes en el mundo contemporáneo, en la sociopolítica. Y que el centralismo democrático es una regla —como la regla de decir todo en el análisis— que constantemente es no-respetada, pero es una referencia. Me parece algo que ofrece una garantía mejor que las referencias a los órdenes instituidos de la sociedad aristocrática o de la sociedad burguesa.

Jean Oury: Pero, ¡totalmente! Critico el uso que se hizo, no la noción.

Jean Ayme: Pero incluso en la práctica. Tomé ese servicio hace cuatro años y medio. François Carroli, quien cumplió la función de jefe médico después de la muerte de Daumezon durante un año y medio, me envió pequeñas notas «organigrámicas» de este grupo que llamamos Henri Rouselle-CPOA. Hay siete estructuras de las que soy responsable. Todas las reuniones armadas antes de mi llegada aún funcionan. Y se agregaron otras con la creación del club, y otra que reunió a los jefes médicos y a los médicos adjuntos. Curiosamente, eso no existía. Quiere decir entonces que hay de mi parte, probablemente, respeto por la historia pero hay también fuerza y valor de dispositivos puestos en práctica. Lo cito a título de ejemplo de lo que se refiere a una regla que es del orden de lo sociopolítico, sabiendo que no es posible respetarla integralmente pero está ahí como punto de referencia, desde luego para que continúe funcionando —como una línea de autobús que fue establecida y continúa puntual—.

Jean Oury: Totalmente. Habría que situar bien —para no caer en un discurso vago— el peso, la importancia incluso, de la historia local y de la articulación que puede tener. Cuando hablamos de centralismo democrático, lo que critico es el uso que se hizo de la palabra. Durante mucho tiempo empleé ese término. Pero se prestaba a confusión con otras acepciones que se podían dar, justamente. Es cierto que no se puede hacer nada sin tener en cuenta el hecho de que hay una historia. Habría que hablar la próxima vez de la historia, justamente. ¿De qué historia se trata? Es siempre un *nachträglich,* porque se puede probar todo lo que se quiera con la historia. Es muy importante lo que dices: tener en cuenta las estructuras y su dimensión, su peso en la historia; y saber lo que se debe aguardar, justamente, para ver si hay cambio posible a cierto nivel de gestión, de agenciamiento de cosas, etc.

20 de febrero de 1985

Es difícil acordarse de un mes al otro... Pero habría que justificar este título, lo Colectivo, con el sentido particular que le doy de máquina abstracta, que me parece indispensable para articular algo en toda colectividad. Sería interesante también, no resumir, sino intentar reinventar cada vez lo que he podido decir desde el mes de septiembre.

Propuse el término de *función diacrítica*. Lo Colectivo debe ser tal que haya efectos diacríticos, es decir, distinción de diferentes registros, diferentes planos. Esto que puede servir para poner en práctica una red de «distintividad» en un conjunto. Pero el problema que se plantea —que debería plantearse— es que, si hay una sola función, esto no da especificidad al campo psiquiátrico en el cual trabajamos. Una función que permite recortar unidades distintivas —para retomar una vieja fórmula— no alcanza. Puede ser tan peligroso como no hacer nada. Es necesario, entonces, hacer intervenir otra cosa.

Voy a dar un ejemplo concreto, voy a contar una suerte de cadena de articulaciones significantes. Les voy a contar en algunos minutos la puesta en práctica, el desarrollo de una nueva asociación en ese lugar llamado La Borde. Esto puede dar precisiones sobre lo que intento formular. Esta nueva asociación, de la ley de 1901, fue creada hace un año y medio, en septiembre de 1983. Se llama «La Borde-Marfil». Es un intercambio entre el club de La Borde, que también es de la ley de 1901, y una aldea de Costa de Marfil ubicada a 600 km al norte de Abidjan, la capital administrativa: Trinle-Diapleu. La población de esta última varía según la estación seca o húmeda, de 400 a 12 000 habitantes. Está situada a unos veinte kilómetros de un poblado más importante: Man, que tiene alrededor de 20 000 habitantes. ¿Por qué una asociación La Borde-Marfil?

Desde hace muchos años, semanalmente o cada quince días, me reúno los viernes de 14:30 a 15:30 h —precisamente— con un pequeño grupo de control que llamé «control cocina». ¡No para hablar de menús! Reúno a los cinco cocineros —al principio eran cuatro, luego cinco— más una o dos personas. Los cocineros hablan de lo que pasa en la cocina. La cocina de La Borde es un lugar bastante original, un «lugar de reanimación», un lugar de libre pasaje. Hablamos durante una hora, etc. ¿Cómo es posible tal reunión? De entrada, es necesario que la cocina esté abierta a la circulación. Esto ya es toda una historia y comprende la historia personal de los cocineros. Por otro lado, ¿por qué cuatro cocineros al principio y cinco después? Porque en la discusión, los cuatro cocineros pidieron ser cinco para que cada uno pudiera hacer otra cosa distinta durante un día a la semana. Por ejemplo, uno de los cocineros —y es el que nos interesa en este relato— participaba durante un día de los «cuidados», en particular de los *packing*. Otro, que se interesa por el jardín, hizo un taller; otro, apasionado por la mecánica, ayuda con el mantenimiento de los autos...

Vuelvo ahora a la Asociación «La Borde-Marfil». En junio del 83, uno de los cocineros, Michel —personaje que tenía un contacto extraordinario con todo el mundo, un negro originario de esa aldea de Costa de Marfil— al final de una reunión me dice: «Decidí volver a Costa de Marfil en octubre próximo ¿usted puede darme tres millones (de viejos francos)?» Le contesté: «No, no tengo tres millones así». «Son para hacer en la aldea... (Entonces me describe la aldea, la miseria, la corrupción... alcohol, tráfico de todo tipo, delincuencia. Por otro lado, la mortalidad infantil, falta de medicamentos, alimentación desequilibrada, medios rudimentarios para la agricultura, etc.) Y lo que quería hacer es una suerte de club, como en La Borde, una cooperativa. Y al mismo tiempo cavar un pozo. Pero, para hacer un pozo, necesitaríamos materiales, una bomba eólica, entre otros...» ¡Yo no soy neocolonialista! Le dije entonces, que íbamos a reflexionar sobre esta propuesta y le pedí que escribiera lo que acababa de decir. Redactó una página describiendo bien la situación de la aldea. Ocho días después, le dije: «Quizás haya una solución; no le daré los tres millones, pero usted puede hacer una asociación, haga propaganda, abra una permanencia en la clínica una o dos veces por semana, con el mapa y los elementos más actuales desde el punto de vista económico de Costa de Marfil. Eso va a interesar a la mayoría de los enfermos y después, si fuera necesario, a sus familias también». Eso hizo. La asociación rápidamente constituida fue declarada a la municipalidad en septiembre, y en octubre tenía sus tres millones. Se fue, según lo convenido, los primeros días de noviembre del 83. Sólo se llevó su viejo auto. Pero cuando llegó a Abidjan fue imposible desembarcar el auto: tenía que entregar un millón. De ahí, se sucedieron una serie de dificultades, visitas a la embajada, etc. A tal punto que uno de los jóvenes médicos de La Borde, Philippe, que amaba viajar, en diciembre partió hacia allá. Arregló el desembarco del auto, anduvo los 600 km. y llegó a la aldea. Se quedó un mes. Volvió con todo documentado: cintas de casetes, diapositivas. Todo el mundo se interesó. Hizo muchos grupos con los pensionistas, de discusión, de información. Comenzaba a tomar una apariencia concreta. En febrero del 84, una enfermera fue para allá. Philippe llevó muchos medicamentos pedidos a los laboratorios y atendió noventa consultas; se hizo ver con buenos ojos, fue aceptado por el jefe de la aldea. Nos trajo un discurso del jefe de la aldea grabado: extraordinario. Al principio, el jefe desconfiaba: «¡Quién es este tipo que viene de Francia a explotarnos, a "engañarnos" encima!» Al cabo de algún tiempo le dijeron a Philippe que era un buen tipo, honesto, que se podía confiar en él, que estaba adoptado. Por lo tanto, estaban de acuerdo con la asociación, a tal punto que otras aldeas le pidieron al jefe tener el honor de formar parte de la misma.

Una gran cantidad de enfermos escucharon eso. Hubo algunas disensiones. Algunos decían: «Todo esto es una extorsión para pagar un coche al cocinero que se fue, es un cabrón». Pero la mayoría, al contrario, era entusiasta. A tal punto que los esquizofrénicos algo «adormecidos» desde hace años, fueron despertando poco a poco. Decían: «¿Cuándo vamos a África?» Eso se fue cultivando. Dos veces por semana hay una permanencia en un lugar de la clínica con alguien que informa el estado actual de cosas. Muchos enfermos participan de las reuniones del Consejo de administración. Muy regularmente, Michel, el cocinero, va al poblado vecino, a una hora convenida y los enfermos pagan a expensas de la asociación una comunicación telefónica de cinco o diez minutos para hablar con él. Además, intercambian cartas, corresponsales (como en las técnicas Freinet). Todo va tomando forma. En julio pasado, supe que ellos decidieron hacer venir a un tipo de allá, un nativo llamado César, que Philippe conoció. César es un negro de treinta y cinco años, muy avispado, que tiene un pequeño «almacén» en la aldea. También hace lo que se conoce como «taxi» cuando hay una urgencia, alguien enfermo o qué se yo... Pero entonces, era difícil hacer venir a César. Lo hablamos en la asamblea semanal muchas veces. Hablamos de... ¿cómo hacer venir a César? Cuesta caro; tal vez haya que pasar por la embajada; se hicieron los trámites. ¿Y en qué avión? Air France descartado. Ellos consiguieron pasaje a buen precio en una compañía pequeña. El vuelo salía de Haute Volta pero, para ir a Haute Volta había que tomar el tren, ¡y había veintiocho horas de tren desde Abidjan! porque el tren para en todas las «fronteras». Se decidió que César llegara a principios de noviembre. Debía llegar un jueves a la noche. El auto chico de La Borde con los pensionistas va a esperar a César, ese jueves a la medianoche a la estación de Lyon en París (un auto de Air France lo debía llevar del aeropuerto a la estación de Lyon). Todos estaban ahí, pero César no estaba. Hubo un contratiempo: debí haber escrito un papel con su nombre, César qué se yo, pero llevaba una «K» y yo escribí con «C». Ocho días después, vuelve el auto, y ahí llega César. En la asamblea general del club (que tiene lugar cada viernes) César se presenta. Intercambios diversos, enseguida se sentía como en casa. Nunca había venido a Francia, pero hablaba bien el francés. Al cabo de veinticuatro horas le pregunto: «¿Estás bien?» «Sí, bien, pero tengo dificultades para distinguir los enfermos del personal». Se quedó tres meses, tres meses en los que hizo él mismo la permanencia, una o dos veces por semana, con un pequeño grupo de doce o quince enfermos que le planteaban muchas cuestiones sobre la vida cotidiana. Apareció un pequeño fascículo que resumía todo eso. Aprendió cuidados, inyecciones, etc. Pedimos nuevamente a los laboratorios paquetes de medicamentos. Hubo una asamblea general de la asociación el 15 de enero. Dos actores profesionales vinieron y actuaron a beneficio. Se recolectaron 7000 francos ese día, con lo que se compró un molino. Luego, era necesario hacer los trámites para transportarlo (por avión militar). César se fue hace quince días. Le hice un certificado de que es capaz de aplicar inyecciones, hacer las curaciones elementales... Él prepara el recibimiento de los que van a ir el próximo domingo: cinco enfermos esquizofrénicos. Uno renunció a su delirio místico crónico, o al menos lo puso en segundo plano (África dominaba la situación). Tuvo que desenvolverse solo para conseguir su pasaporte, él que no salía nunca; retomó contacto con sus padres. Otro, que estaba apragmático desde hace tiempo, se activó mucho para participar en este viaje. Son cinco, más un cocinero que va a ver a su compañero. Más Philippe, naturalmente. Se van el domingo, por tres

semanas. El terreno es preparado por César. Philippe, que debe hacer su monografía para obtener el Certificado de Estudios Superiores, la hará sobre esta aventura tanto en el plano etnológico como en el plano psicopatológico: observar sus resultados en el proceso delirante. Es una experiencia barata (el precio de la jornada de La Borde es menos de la mitad, sino el tercio, de la del Centro psiquiátrico más próximo). Esto no termina aquí. Va a haber muchos efectos...
¿Qué quiere decir todo esto?

Acabo de describir una cadena de acontecimientos, de contratos, de organizaciones, que tiene una acción X frente al medio, la colectividad y que, al mismo tiempo, es un soporte de investimentos concretos, simbólicos si ustedes quieren, pero también muchas otras cosas. Esto no se hace así por simple decisión, de un día para otro: «El jefe médico de La Borde decide crear una asociación "La Borde-Marfil"...» ¡No sé si se imaginan cómo le resultaría a la administración! ¡Pedir a «no sé quién» un acuerdo! En La Borde, en principio, es necesaria una suerte de sistema muy complejo que permite que haya una posibilidad de expresión de los cocineros; que uno de ellos pueda plantear esta cuestión, que haya una respuesta —y no una respuesta personal, sino una respuesta con un recorrido institucional—. Se puede decir que es la institucionalización de una demanda particular que viene de todo un trabajo previo, que evoca lo que intenté explicar en octubre a propósito de la *subyacencia*. Todo eso está en juego. Por otro lado, hay que remarcar —como a menudo señalo— que trabajamos en cierto campo, cierto sistema, *sistema aleatorio*. Algo del orden del azar es tomado en una *ecuación* concreta. Incluso, para que sea posible formular esta demanda, es necesario que haya habido un encuentro de alguna cosa. Y este encuentro es el resultado de todo un sistema muy historizado de azares sucesivos. Podríamos decir que la decisión que se toma —¿quién la toma?, es difícil decir— es «incursionada» (incursionar viene de incursión, es decir, que el azar de las circunstancias hace que en una *función incursionada* se tenga en cuenta lo aleatorio). Es lo que llamé hace ya tiempo, *programación del azar,* aunque parezca paradojal. Se asiste aquí a una suerte de cristalización de una programación de azares. Pero no hay solamente eso.

¿Por qué esta idea? Se puede decir que se relaciona directamente con el hecho de que este equipo de cocineros no está encerrado sobre sí mismo. Quiere decir que no hay segregación, la enfermedad más habitual de todas las colectividades. No hay segregación de un servicio sobre él mismo, con todos los efectos de paranoia institucional que esto crea. Hay una necesidad permanente de apertura de un servicio a los otros, esto es lo que permite que haya posibilidad, que uno de los participantes pueda tener una iniciativa. Se sabe perfectamente que, en los sistemas demasiado rígidos, muy tradicionales, jerarquizados masivamente, las iniciativas están completamente extinguidas desde hace mucho tiempo. A nadie se le ocurrirá plantear una cuestión semejante. Entonces, ese comienzo de cadena de significantes necesita ya toda una historia, toda una espesura casi arqueológica, institucional. Ustedes pueden formalizar cada articulación que di, en detalle, para plantear el problema de lo que está en juego, a fin de que (se) pueda —dejo el «se» entre paréntesis por el momento— favorecer tal iniciativa y su resultado.

20 DE FEBRERO DE 1985

¿Es una simple fantasía? Esto sería más bien del dominio de cierto juego estético. ¿O bien entra en una dimensión ética y entonces, a fin de cuentas, en una dimensión de cierto campo psicoterapéutico? No es para nada un simple divertimento. Digo esto porque hay siempre un peligro, tanto en La Borde como en otros hospitales... En la organización de las «vacaciones» de invierno o de verano, por ejemplo, algunos enfermeros parten con los enfermos. Si no estamos atentos, esto no tiene ningún efecto terapéutico. Claro que decimos: «—¡Ah! ¡Durante la estadía fue extraordinario, completamente diferente! ¡No tomaban más medicamentos, ¡dormían bien! ¡Y además, éramos compinches!... —Pero, ¿y cuando volvieron? —Cuando volvieron, de un día para otro, todo volvió a ser como antes». Se puede decir que es una «terapéutica del paréntesis», perdida en la montaña o en el mar. Ahora, parece que el problema mayor, que debería plantearse en este tipo de cosas, sería el de la preparación. Preparación de cada caso, una especie de itinerario psicoterapéutico concreto de cada una de las personas interesadas en ese tipo de expedición.

Aquí me detengo. Intento no acentuar mucho el lado concreto —porque se podrían contar otras historias— para intentar re-situar esto. Podría decir que lo que está en juego al nivel de esta máquina abstracta es, claramente, la *función diacrítica*: organizar un espacio lo más diferenciado posible, con variabilidades, especificidades... Pero tiene sentido si hay cierta *ley* que sostiene todo este emprendimiento. Porque claro, se dice: «¡Va-de-suyo!». Pero no «no-va-nada-de-suyo». (¿Recuerdan los «va-de-suyo» y los «no-va-nada-de-suyo»?) En este caso, es una decisión de los «no-va-nada-de-suyo». ¡Porque los «va-de-suyo» no se van a romper la cabeza para organizar semejante cosa! ¿Cuál es la posición, por ejemplo, de los «va-de-suyo»? «Bueno, un cocinero que pide irse, vuelve a su aldea en Costa de Marfil y entonces "va-de-suyo". ¿Pide plata? Veamos, no es evidente, ¡no tiene necesidad de plata! Vuelve a su aldea y es todo; contrataremos otro cocinero». Esa es la versión de los «va-de-suyo». La versión de los «no-va-nada-de-suyo» es que es necesario intentar aprovechar lo poco de sorpresa que queda en los campos psiquiátricos. Esto ya es un cierto recorrido. La elección entre los «va-de-suyo» y los «no-va-nada-de-suyo» intenté definirla como una elección ética, variable de una región a otra: que no vaya nada de suyo en La Borde, puede muy bien ir de suyo en otro lugar. Es muy relativo, aparentemente. Pero al menos en el movimiento de la psicoterapia institucional —que apenas está balbuceando, hay que decirlo— se es partidario del «no-va-nada-de-suyo». Hay una decisión ética que hay que intentar justificar. Se trata de constituir un ámbito donde haya la mayor diversidad posible, donde haya una tablatura de unidades distintas. Lo que permite crear lugares muy diferentes unos de otros. El ambiente de la cocina debe ser diferente del ambiente del bar o del consultorio médico o del jardín. A menudo, quedamos atrapados por las apariencias. Se dice: «Es evidente que no es parecido un lugar a otro». Sin embargo, es el mismo «olor de ambiente», así sea la biblioteca, la cocina, etc. El mismo sistema de acogida, las mismas preocupaciones jerárquicas, etc. Entonces, es necesario crear una suerte de «máquina de repartición».

A propósito, hace algunos años dije —para captar mejor

lo que está en cuestión— que la calidad misma del ambiente es algo del orden de un «color». Color en el sentido de los sentimientos más próximos de lo que vivimos: sentimientos *páticos*. Si sólo se dispone de un color, no se llega a gran cosa en el tratamiento del enfermo disociado. Al contrario, si se consigue que pueda investirse en diferentes lugares —por ejemplo, un poco en la imprenta, un poco en la secretaría del club, un poco en la biblioteca, en otro momento en la cocina— se percibe que todo un sistema se pone en práctica, se delimita y hay una posibilidad de articular y de dinamizar su existencia de una manera más fácil que si quedara siempre en el mismo entorno. Para cernir mejor lo que está en cuestión hay que tomar en cuenta, no el sujeto de la psicología tradicional en la oposición «sujeto-objeto», sino el sujeto de lo inconsciente en el sentido de Lacan. Por eso retomé esta fórmula:

$$\frac{S1}{\$} \rightarrow \frac{S2}{a}$$

(«Un significante representa al sujeto para otro significante») señalando que, en la esquizofrenia, esta articulación está perturbada: el objeto a está estallado, disociado, el lugar de S1 está borroso. Para mantener cierto nivel de realidad en su existencia, me parece importante disponer de un gran número de «significantes». De ahí la importancia de una matriz lógica de «distintividad», de una tablatura de significantes. Por ejemplo, en la cocina hay una dimensión *pática* que no es la misma que en la biblioteca; ¡eso no quiere decir que haya un significante cocina! Pero, para que pueda haber una «distintividad» sentida «páticamente» de un lugar a otro, es necesario que haya una tabla lógica de «distintividad», una combinatoria de significantes. Se puede retomar, igualmente, para entender mejor de qué se trata, la correlación entre el plano «empírico» y el plano «trascendental». El clima, la atmósfera, el ambiente —se puede decir lo *pático*— o el color de tal lugar, pertenecen al plano empírico; es lo «sentido». Al contrario, para volver al «sujeto descarrilado» se constata en el plano empírico que funciona mejor cuando él se inviste, incluso parcialmente en *diferentes lugares*. Esto pone en cuestión cierto número de significantes. Todo esto puede jugarse también en el dominio imaginario, al nivel de las relaciones entre el personal y los pensionistas: esas relaciones son «indexadas» por los lugares de manera más o menos implícita. El registro trascendental es un *registro de inscripción*. Ahora, al nivel del Colectivo la *función diacrítica* tiene por principio crear una diferenciación, una diversidad de significantes. Y esos significantes determinan, aunque de forma indirecta, oblicua, la diversidad de los «lugares».

¿Cuál es la articulación entre los significantes y el plano empírico? Por «decisión» —de la que habrá que establecer el estatuto epistemológico— habrá o no una organización concreta, que tenga un sentido. Lo cual exige una función incoativa, una *puesta en marcha de diferenciación estructural*: lo que Lacan sitúa como «S1». Cuando algo se articula en el plano empírico, S1 está implicado. Pero esa renovación posible de estructura necesita la «producción» de S1. Por ejemplo, cuando el cocinero Michel dice «quiero tres millones» no hay S1. ¿Habrá S1 cuando dice: «Hay que crear una asociación»? Tampoco se puede afirmarlo. Al contrario, es posible que el hecho mismo que demande en un cierto registro, en un cierto lugar, sea una función que se podría definir como función de inventividad. Si quieren retomar términos más precisos, es una función de eso que Vico llamaba *ingenium* en el siglo XVIII. Si no hay *ingenium*, no hay iniciativa, no hay inventividad. El S1 permite que haya algo de este orden. Pero hay que prestar mucha atención a no concretizar el S1. Las elaboraciones de Lacan sobre el plano lógico parecen poder aplicarse al nivel colectivo. ¿Cuál es el tipo de discurso que produce S1?

Sabemos que es «el discurso analítico»:

$$\frac{a}{S2} \to \frac{\$}{S1}$$

S1 está en la casilla de la producción.

Plantear una cuestión, tomar una decisión, todo esto gira alrededor de algo del orden de cierto deseo, de cierto deseo que se expresa en un discurso. ¿Y qué hace que un deseo pueda expresarse en un discurso? Poder expresar algo sólo puede hacerse en una dimensión de transferencia. Sabemos que no podemos hablar de transferencia sin poner al objeto *a* en cuestión. No volveré a eso. Se puede definir la transferencia como la posibilidad de emergencia de un deseo, pero *bajo la forma de un decir* que va a poder expresarse en un discurso (les recuerdo la frase de Lacan: «No hay hechos que no sean de discursos».) Dicho de otra manera, por ejemplo, el hecho de partir a África con todas las correlaciones, los contratos que supone, es un discurso, una fibra de discurso. Y el *initium* de esa fibra de discurso fue en el momento

—de hecho habría que buscar raíces más lejanas— donde Michel, el cocinero dijo: «Quiero tres millones». Una manera bastante extravagante de expresar su deseo —que no era un deseo de tres millones—, habría que interpretar. Cuando dije «no», era por prudencia, pero era ya un *recorrido interpretativo*. Cuando le dije «asociación», era ya un principio de interpretación. Es decir que faltaba tener en cuenta lo que estaba en cuestión en: «¿Va a ser posible que haya S1?» Dicho de otra manera: «¿Es de verdad esta historia de África?» Para que se sostenga, es necesario que haya estructuras, por tanto es necesario que haya S1. Si no hay S1, S2, S3, S4, etc., una serie de significantes que puedan servir de puntos de enganche, de puntos de referencia para sujetos perdidos; si es simplemente una fantasía, vacaciones u otra cosa, no es cuestión de darle curso. Entonces, es necesario asegurarse que forma parte de un discurso en el que hay algo del orden de la interpretación. Dicho de otra manera, me aseguré implícitamente, sin saberlo, de un cierto discurso analítico en el que hay posibilidad de producción de S1. Entonces, lo Colectivo *debe producir S1*. Si no puede fabricar S1, no hay que continuar. El S1 permite arrancar. Está en relación directa con el mantenimiento del sentido. Tomemos un ejemplo en otro registro: un esquizofrénico, cuando va a ver a su médico, que él «designó» como su psicoterapeuta (el cual no tenía la impresión de hacer una psicoterapia de la esquizofrenia), usa alrededor de diez minutos para intercambiar algunas banalidades y a veces plantear cuestiones bizarras. Una vez el médico, tal vez fatigado, le dice: «Bueno, nos vemos en ocho días». A lo que el enfermo le responde: «De ninguna manera, necesito

20 DE FEBRERO DE 1985

mis diez minutos; porque con diez minutos el sentido se mantiene durante cuatro días; ¡al cabo de ocho días está estropeado! Necesito mis diez minutos cada cuatro días; eso me permite comer con los otros, hacer actividades...» Si no, reaparecerían las alucinaciones, se volvería muy agresivo, creando problemas difíciles. Es verdad que es suficiente con diez minutos para que el sentido se sostenga durante cuatro días. ¿Qué venía a buscar él? Seguro que estaba siempre «descarrilado», pero para poder subsistir en cierta dimensión de convivencia, necesitaba una «dosis» de sentido. Sin embargo, el sentido no se da así como así. Lo que venía a buscar era S1. Venía a buscar el S1 que permite que haya sentido. Y al cabo de algunos días, los discursos eran nuevamente confusos, múltiples, disociados, alucinatorios, interpretativos, paranoides. Venía a reubicar el orden del discurso, o sea, el lugar del sentido. El sentido no está en ninguna parte en el tetrápodo del discurso. El sentido es lo que permite *la circulación de un discurso al otro*. No es la significación. Ahora, es el sentido que permite vivir...

¿Qué hace que un colectivo pueda producir S1? Cada mañana, cuando nos levantamos, hay S1. Lacan señala que el S1 es el significante de «uno». Es «hay uno». Hay uno para que haya *secuencia*. Hay «un enjambre de S1» porque cada vez, a cada arranque, a cada inicio, está el S1. Entonces, ¿cuál es la relación entre S1 y la *función de decisión*? Para poder alimentar una *función diacrítica* —es decir, la puesta en práctica de una tablatura de «distintividad»— la delimitación de cada sistema necesita una puesta en función del S1. Pero esta operación demanda cierta vigilia. Porque vamos a crear «hay uno», «hay uno», «hay uno», la trampa está en que este «hay uno» deviene «uno», no el uno «unario» sino el uno de la unicidad. «La Borde-Marfil» no existía. Por una cantidad X de factores, ahora existe, «hay uno»; después, se va desarrollando. Pero supongamos que se autonomiza, como sucede a menudo en un establecimiento, por un proceso de autarquía y de enclaustramiento. «La Borde-Marfil» devendría algo alienante, fuera de todo análisis ético. Esta historia puede plantearse posteriormente; no debería tomar demasiada importancia. Supongamos que todas las aldeas vecinas de Tranle-Diapleu quieran formar parte de la asociación; «Quieren instalar eólicas, ¡está bien!» ¡Viva la ética y compañía! Y si el presidente de «La Borde-Marfil» se toma por un presidente y dice: «Yo no tengo nada que ver con los esquizofrénicos de La Borde, yo existo, ley de 1901, etc.» ¡Se puede volver monstruoso! Es como si, separado de todo discurso, el S1 fuera a inflarse solo. ¿Qué hacer para que se sostenga? ¡Es necesario que quede en la estructura, es decir, en el discurso!: «No hay hechos que no sean hechos de discursos...»

Un Colectivo no es algo que se materializa en un grupo. No es una cantidad de personas. Un Colectivo es un sistema abstracto que está en un registro trascendental que organiza significantes, que produce S1. Pero, para producir S1, hay que tener en cuenta el material con el que trabajamos. ¿Y cuál es ese material? Es el objeto *a*. Es decir que se trabaja en un campo particular, psiquiátrico, que es un *campo de transferencia*. La transferencia es lo que tiene en cuenta al deseo, la ecuación fantasmática de cada uno. Eso es lo que debe estar en cuestión al nivel del Colectivo. ¿Qué es la transferencia? En el plano estricto del análisis, la transferencia es el deseo, el deseo del analista. ¿Entonces, qué concierne al deseo?

Ahí está clara la gran dificultad, al respecto de la cual hubo deslices fulminantes, catastróficos, de algunos grupúsculos tanto en La Borde como en otros lugares. Porque cuando se dice «deseo» puede prestarse a la confusión. «Ahí está, yo me lo sé» decían algunos; «lo Colectivo va a organizar el deseo». Entonces... ¡manipulación del deseo! Podríamos dar ejemplos funestos al respecto, de ciertos grupos que se tomaban por el Colectivo. Tal vez por esto insisto de una manera un poco pesada sobre el término de Colectivo en tanto que sistema abstracto. Y el deseo, una vez más, no se manifiesta directamente. Solo podemos tenerlo en cuenta en una dimensión, por un lado fantasmática y por otro lado transferencial. Dicho de otra manera, al nivel del Colectivo se trata de una suerte de producción de lo que hay de transferencia, por tanto, de deseo.

¿Cuál es el lugar de las personas que organizan el trabajo? Al respecto, fue planteada una cuestión la vez pasada. Era una cuestión sobre el lugar de cada uno, las funciones, los estatus, la jerarquía del jefe médico, del psicólogo, del enfermero, del barrendero, del esquizofrénico, del cocinero, del tesorero, del director y del ministro. Es decir ¿qué hay de la función que llamamos carismática? Por ejemplo, ¿cuál es el lugar del jefe médico y su articulación con esta máquina? ¿Está ligado al estatus? Por ejemplo, cuando el jefe médico o el director, por el mismo hecho de su estatus, toman una decisión, ¿cuál es la relación con esta máquina colectiva? Hay prejuicios profundos... Por ejemplo, no es al azar si el cocinero Michel se dirige a mí, en tanto que representante de La Borde, oficialmente... Es a mí a quien pide los tres millones. Y en la dimensión *carismática* hay una gran cantidad de prejuicios a propósito de las funciones de autoridad que se mezclan con las funciones de «cualidades». A tal punto que, en la opinión de todo el mundo —podemos decir popular—, hay una suerte de confusión entre las cualidades y la capacidad de decisión autoritaria. No hay necesidad de hacer mucha psico-micro-sociología para ver que es idiota. No sé si hay entre ustedes alguien que haya visto ayer a la noche en la tele la película *Allons z'enfants...* Es una película realizada en 1980, basada en una novela de Yves Gibaud. Cuenta una historia casi autobiográfica. Antes de la guerra, él fue *enfant de troupe*. Hace una descripción muy concreta del ambiente de la armada en esa época. Queda claro que las «cualidades» son totalmente independientes de la autoridad. Incluso es caricaturesco. Por contrario, es difícil situar la *dimensión carismática*. Estaría encarnada más bien por el profesor de francés. Pero tiene poca influencia sobre las decisiones... En un sistema hospitalario, hay siempre una función compleja de la dimensión carismática. Se sabe que, para que un sistema de comandos pueda ser eficaz, no es necesaria mucha diferencia de cualidad entre el «comandado» y el «comandante». Si el comandante es de un nivel muy superior, o de una cualidad muy diferente, no importa lo que haga, no comandará nada de nada.

Todo esto es simplemente una aproximación a la cuestión del lugar que se pueda tener en el agenciamiento de un sistema abstracto colectivo. Puede suceder que haya personas —que algunos llaman, en el plano microsociológico, «eminencias»— que puedan tener buenas ideas, pero que no necesariamente sus ideas «pasen».

Se trata entonces de sistemas complejos, sobre todo cuando hay jerarquía. La jerarquía es una manera particular de situar las cosas correlativamente a los cargos, funciones, estatus, sistemas de dependencia. Sobre ese fondo, sobre esa red, ¿cómo definir algunos lugares que, en general, son desconocidos, que se podrían llamar «lugares de función negativa»? Por ejemplo, se puede suponer muy bien que tal personaje que, oficialmente, estaría dotado, mirando de afuera, de un cierto carisma, tenga en el conjunto de la red una función completamente negativa. Podemos decirnos: «¿Cuándo va a morir aquel?» o «¡Podría irse a la mierda!» Podríamos hacer experiencias —los psicólogos se divierten haciendo experiencias que llaman, retomando los términos de la neurofisiología, «ablaciones»: vamos a sacar al jefe médico durante un mes, a ver qué pasa—. Es aburrido, porque saben que va a volver. A pesar de todo, cuando el jefe médico se toma vacaciones, a veces cambian muchas cosas...

Habitualmente, si no estamos en vigilia, si dejamos suceder las cosas, aparece una inercia. La entropía sube, hay enclaustramientos y el «va-de-suyo» domina. Hay procesos llamados «procesos de asimilación», es decir, de inducción, de uniformización: es suficiente que un tipo haga cualquier cosa para que todo el mundo también lo haga. No hay «distintividad». Robert Pages opone a esta función de asimilación la función de disimilación. Da un ejemplo en lingüística: la palabra *pèlerin* se aproxima a la palabra *pérégrination*; hay una suerte de pasaje, de reemplazo de la «g» por otra. Hay ahí una función de «distintividad» al interior mismo de la palabra. En el plano colectivo, esto tiene un papel importante.

Otra aproximación, y no iré más lejos, es abordada por Robert Pages. Es lo que reagrupa bajo el término clásico de *función de pertinencia* en un grupo. La *función de pertinencia* incluye como agente lo que llama «categoría presidencial». De ahí esas experiencias, un poco fastidiosas, que podemos hacer para evaluar el grado de pertinencia: el lugar de alguien en un grupo donde las personas pueden discutir; por ejemplo un grupo de observación, un grupo de control o un grupo de decisión, etc. La categoría presidencial tiene por principio juzgar si estamos siempre en el sujeto o no, si hay pertinencia y en qué dosis, qué «peso» de pertinencia. Por ejemplo, en un grupo de expresión en el que se quiere que las personas hablen fácilmente hay cierta tolerancia, la función presidencial puede programar cierto rodeo, pero un rodeo que vuelve al sujeto que está en cuestión. Es, si se quiere, un *rodeo de pertinencia*. Pero en otro grupo, donde hay una urgencia, donde hay que decidir rápidamente, no hay rodeo. Por ejemplo, en un grupo de reanimadores. Al contrario, en un grupo de descripción semiológica, para percibir todos los aspectos de lo que está en cuestión, es necesario que haya un rodeo. Esta categoría, esta función presidencial forma parte también de lo que está en cuestión al nivel del Colectivo. Concretamente, se constata que, en una reunión cualquiera, una asamblea general, etc., si esta función no funciona, todo está comprometido. Todas las decisiones que sean tomadas serán tan ahogadas que no servirán para nada y la eficacia de lo que podía ser elaborado más o menos conscientemente en cierto nivel colectivo será completamente obstruida por ese defecto de la categoría presidencial.

Cuando estamos a un nivel funcional en un grupo o en una colectividad, cuando se deben tomar ciertas decisiones para organizar algo, es mejor mirarse en un «vidrio no espejado». Si no, el hospital parece *Locus Solus*. No sé si leyeron *Locus Solus* de Raymond Roussel. Él organizó un lugar, «Locus Solus», con diferentes «boutiques». Había que pagar para ver los espectáculos, un espectáculo en cada boutique. Era extraordinario. Había inventado, por ejemplo, una boutique donde se veía la cabeza de Danton —que había sido recuperada de la cesta...— inyectada de «vitalium» y de qué sé yo, que decía: «¡Audacia! ¡Todavía audacia! ¡Siempre audacia!». Después, las luces se apagaban, etc. Y bien, cada servicio es un poco «Locus Solus» si está enclaustrado. «Vamos a pagar por un espectáculo en el escritorio del director —¡Audacia! ¡Siempre audacia!...— Una vez en la cocina...» El enclaustramiento es un sistema «Locus Solus». Es alienante. Es por esto que decía que, si queremos mirarnos al espejo, de manera solitaria o incluso si hay un grupo, es mejor tener un vidrio no espejado. Es decir, cada vez que se habla de lo que hacemos es necesario al mismo tiempo articularse con el conjunto. Es una manera de desembocar en una «dialectización». «Dialectización» en el sentido, por ejemplo, articulado a propósito de la esquizofrenia por Gisela Pankow: la «dialectización» entre la parte y el todo, «primera función simbólica de la imagen del cuerpo» dice ella. La «segunda función simbólica de la imagen del cuerpo» es la articulación entre contenido y sentido. Y ese sentido, esta articulación está en relación directa *con la ley*, la ley de los intercambios y la ley del mundo.

Ahora podemos hacer algunas especies de proyecciones y analogías. Cada sistema, cada servicio o mejor, cada unidad distintiva —porque a menudo no corresponde a los servicios—, cada unidad, cada «color» sólo tiene sentido si se articula con el conjunto... Ahora abramos a discusión.

Interviniente (C): Tenía ganas de decir —fue en el momento en que hablaste del S1 y del «hay-S1», «hay uno»— sobre esta articulación de la matriz tal como la definiste, a cuatro términos con el significante amo; se puede intentar definir qué relación puede tener esto con la inscripción de la cadena significante y la represión originaria. Es decir, cómo, en un Colectivo, para poner en práctica la *función diacrítica*, es necesario que haya un origen de las cadenas circulantes. Esas cadenas significantes partirían, se inscribirían, a partir del «hay uno». En el ejemplo que das, hay un movimiento de retorno, cuando dice: «Quiero volver a África —es decir, ahí donde estaba inscrito, llevando conmigo los significantes labordianos—». Se podría incluso hacer la *metáfora*: S1 dice «Quiero volver a África —entonces S1 del lado de la inscripción— y dame tres millones». Se puede decir que, inversamente, en vez de ser África, el significante son los tres millones; «tres millones» significan entrar a África, si se hace la metáfora: tres millones/entrar a África. En ese momento, el significado deviene significante. ¿Por qué entrar a África? Para hacer la cooperativa. Se ve cómo se encadenan los tres millones. Hacer la cooperativa es el significado de la segunda metáfora del S2, siendo la primera S1. Siendo S2 la segunda ¿qué significa la cooperativa? El club. Y es en esta articulación entre S2 y el significante S3 que se constituye la cadena. Es decir que en la inscripción del tercer signo, de cooperativa a club, es ahí que se espera que, en las diferentes inscripciones, haya un significado que va a ser común, que va a hacer el pasaje y que en ese momento va a ser la cooperativa. Pero la cooperativa, finalmente, es un término que va a mantener tanto como el club, su pertenencia en las diferentes cadenas. Tal vez, también sea por esto que usted dice que es necesario velar para que todas esas cosas no se autonomicen, ya que si no se volvería monstruoso: cuando S1 (en fin, «el gran S» y el «pequeño s» de abajo) devienen *un signo completamente fijo*, ya no existen más posibilidades de mover las cadenas. ¿No se podría hacer la hipótesis de que, para mantener la función diacrítica en una historia, sea necesario efectivamente que las cadenas compuestas en el Colectivo sean *cadenas complejas de significantes personales*? Porque el significante de ese cocinero, África y el retorno a África para hacer su cooperativa en su país; se puede decir que los significantes personales que son inscritos en la historia personal del sujeto, que están en relación con el deseo, en fin, todo eso que dijiste sobre lo que hace la inscripción de un significante personal, va a poder engancharse en las cadenas de significantes de encuentros, significantes de lugares. Esos lugares son lugares que tendrán un índice: Sx... Esos significantes de encuentros estarán ligados en una cadena por sustituciones metafóricas, como se ve ahí: África, club, tres millones, etc., y devendrían efectivamente significantes de la cadena, continuando también significantes de otras cadenas, el club continúa articulado en la cadena de La

Borde, la cooperativa por otro lado. Y se podría plantear esta hipótesis de que, para que se mantenga la función diacrítica, sería necesario que haya una especie de supervivencia de las *posibilidades semánticas de los signos*; cuidando, estando atentos para que no se inmovilicen y para que los diferentes elementos puedan continuar funcionando en una cadena. Tal vez, esto es lo difícil de hacer en el «lugar», pero que parece hacerse bien en las instituciones de las que hablas. Pienso en el «club» y en la «cooperativa», porque esta historia me llega. Por eso estuve muy atenta en la secuencia «club» y «cooperativa». Fue en el hospital de Prémontré. Es una historia muy vieja, que ya he contado. Queríamos crear un club. Habíamos preparado al personal, a los enfermeros; estaba decidido, íbamos a hacerlo. Pero finalmente, en las reuniones, no funcionaba, hasta que uno de los enfermeros hace un lapsus entre club y cooperativa. ¿Por qué? ¡No habíamos hablado más que de club! ¿Por qué salía ese término de cooperativa? Efectivamente, el término «cooperativa» estaba en el aire; se trataba de una iniciativa que estaba tomada por el sindicato y los enfermeros intentaban obtener la creación, por parte del director, de una cooperativa para los enfermeros; pero el director se había negado. Negó la creación de esta cooperativa y estaba totalmente de acuerdo en favorecer el club. Lo que hizo que, queriendo formar parte de los psiquiatras institucionales, etc., de hecho iba contra la corriente; queríamos imponer algo sin haber visto verdaderamente todo lo que pasaba en el servicio y todo lo que iba por tanto *a contrario* un movimiento que era un movimiento sindical del personal...

20 DE FEBRERO DE 1985

Jean Oury: Eso muestra bien que, en grupos pequeños, es difícil responsabilizarse para decidir algo. Porque —¿cuántos ejemplos hay en otros lados?— se dice: «Psicoterapia institucional, etc., hay que modificar el medio, hacer un club». Y, al cabo de algunos meses, es un fracaso. Hubo un mandato (¿función de decisión?) sin tener en cuenta las estructuras, los sindicatos... Felizmente, hubo ese lapsus y ustedes comprendieron. Hay que tener en cuenta, en toda esta historia de cooperativa, las relaciones con el comité de empresa, con los sindicatos. Para decidir algo, se debe tener en cuenta la historia concreta.

Para el cocinero en cuestión, es posible que haya un retorno a las fuentes pero no es verdaderamente un retorno al país. Es más bien un recorrido por una dimensión significante: crear algo que le parece útil, porque hay miseria y es su país. Quiere llevar a África una suerte de «aparato», un sistema metafórico. Hay un sistema metafórico entre lo que va a pasar ahí y el club de La Borde... Pero el problema que estaba planteado desde el principio de tu intervención era el problema que intenté esbozar hace mucho tiempo pero que dejé en la sombra: *el problema de lo ancestral*. Ese es el problema mayor. Está claro que giramos en torno a eso. En septiembre dije: vamos a abordar lo que está en cuestión «por la periferia»; es decir: destacar la *función diacrítica*, aquella que puede producir una «distintividad» máxima, con el fin de que haya agenciamientos tales como las relaciones de complementariedad, o lo que Félix Guattari llama transversalidad. Entonces, intenté centrar de entrada el problema diciendo: hay producción de S1. Se saben todas las cuestiones que fueron planteadas alrededor de esta fórmula de Lacan por los lógicos. Por ejemplo, un artículo en *Scilicet*: ¿qué tipo de función transitiva, asimétrica, o qué se yo, se puede asignar a la fórmula «Un significante representa al sujeto para otro significante»? Artículo muy brillante. A lo que Lacan responde en pocas líneas, en su seminario *Aún*, diciendo: está muy bien este artículo pero el autor tendría que retomar la noción de S1. Este autor, en efecto, plantea el problema de lo ancestral (en el sentido de Frege). ¿Qué es entonces lo ancestral? ¿Qué es lo que soporta todo este asunto? Si no se responden estas cuestiones, se corre el riesgo de deslizarse a discusiones teológicas. ¿Quién decidió entonces que el club de La Borde...? ¡Fue Dios! Muchos lo dicen sin dudar: Dios decidió que haya un club en La Borde y que haya «La Borde-Marfil» y qué se yo... Es cierto que las personas pueden hacer una interpretación teológica de este asunto. Y eso puede estar muy bien, ¿por qué no? ¡La interpretación teológica no es forzosamente contradictoria con la ética! Pero, al fin de cuentas, no es para nada satisfactorio. Entonces, se puede decir: «Hay que prestar atención, porque Dios no es lo ancestral. Está claro que se necesita toda una historia...». ¿No sería eso el S1, como decimos cada tanto? Puede ser muy brillante, si se desarrolla ampliamente. El S1, no del lado de Dios sino del lado de Marx (¡Marx revisado y corregido, no forzosamente de la mejor manera!). ¿El S1 sería la «instancia dominante» en el conjunto de prácticas de un conjunto colectivo? Y lo ancestral, ¿no sería la «práctica determinante»? Esto casi siempre quiere decir lo económico, que trata indirectamente sobre la distribución de lugares, de funciones, de cargos, en un conjunto colectivo. Y en ciertos momentos de la historia, tal instancia —en el sentido de Marx, es decir que tiene en cuenta otras prácticas— tal práctica en tanto que instancia dominante. Está claro, por ejemplo, que en ciertos momentos de la historia de La Borde hubo una instancia dominante. E incluso, si no prestamos atención, a menudo somos llevados, si examinamos de cerca los conflictos, a esta instancia dominante: la que corresponde con frecuencia a lo que curiosamente se llama «grilla central». Es decir, la grilla de discusión del empleo del tiempo, de los francos, de las horas de trabajo, los encadenamientos, los agenciamientos. Esa es la instancia dominante; si no es tomada en cuenta, estamos perdidos. Pero, si se la tiene en cuenta, se percibe que esta instancia dominante, la grilla central, tiene *raíces lejanas* que es necesario investigar. Sin embargo, eso no es lo *ancestral*. Al contrario, eso es lo que permite, a veces, producir S1. Al respecto, si se convoca a las personas que constituyen el «colectivo de grilla», se comprende que no son ellas quienes producen S1. Son sólo un eslabón de un montón de cosas que es necesario intentar re-definir. Más bien, lo que produce S1 son las discusiones, grupos de control, «tener en cuenta tal o cual aspecto» —incluso, frecuentemente escondido— tal tipo de interpretación a propósito de un tratamiento en curso. Lo que va a desencadenar, de rebote, cantidades de cosas cuyo resultado posibilitará que la grilla central pueda tomar tal o cual decisión...

Interviniente (B): Me parece que, cuando se habla de producción de S1, se puede decir que en el límite es fácil, tanto que el S1 se fija como un S1 modelo. En general, en una institución, hay S1 por todos lados... Pero otra cosa es decir —y esa es la ambigüedad alrededor de este término «producir S1»— otra cosa es decir «producir S1, pero que pueda ser un *initium* de una cadena de significantes», y comprendida la cadena, en el origen de la cual había una captura de significantes que estaban ahí ya en el comienzo, en la institución, pero que hasta el presente no servían de nada. Pienso, por ejemplo, en otros S1 que fueron creados, pero tal vez, justamente, demasiado masivamente, por ejemplo las quermeses. Se hicieron en La Borde de 63 a 67 quermeses, que cada vez eran más grandes. Las primeras quermeses funcionaban bien; las siguientes mucho menos y la última nada. Lo que estaba en cuestión ahí, era que hubiera S1. Pero no se comprendió que eso «prendía» de menos en menos en los pensionistas. A la inversa de ese proyecto africano. Me parece que sería importante, tal vez, articularlo con lo que contaste del vidrio no espejado, justamente. Eso quiere decir que, cuando es colocado en un sistema, cuando las personas se miran en él, es necesario que puedan ver algo distinto de ellos mismos. Las quermeses tenían ese poder monstruoso de focalizar toda la vida. Por ejemplo, encuentro interesante que, paralelamente a la partida a Costa de Marfil e incluidas las personas que quieren participar, se plantea actualmente el problema de una reorganización del club. Me parece valioso que la problemática de la reorganización aparezca recientemente, etc. ¡Al mismo tiempo que, paralelamente a la puesta en práctica de ese viaje, aparecía en el orden del día cada vez más, el problema de los gatos en uno de los edificios!... Por qué, no tengo idea. Digo simplemente que es una garantía de que la cosas no van a parar por ahí.

Jean Oury: Sí, pero es más complejo lo de los gatos. Un día habría que hablar de los gatos...

Interviniente (B): Para volver al S1, me parecía que había un problema, un poco como en otro dominio: este «punto que salta sobre sí mismo», es decir que queda como «La Borde-Marfil» pero que al mismo tiempo puede crear mundo.

Jean Oury: ¿El punto cosmogenético?

Interviniente (B): Sí. Ese fenómeno de Paul Klee, ese punto que salta encima del mismo, lo que hace que tenga siempre, al límite, otro contenido. Como el señor que dice: «Si puedo hablar diez minutos, se sostendrá dos, tres días y en ese momento podré hablar como los otros...». Lo que cuenta es, desde luego, esta cualidad de *logos activo estoico*.

Jean Oury: Pero es ahí donde se ve que esta cualidad de *logos activo estoico* es un efecto de metáfora, un efecto de sentido. Inicialmente, si se hace simplemente un corte *fonológico*, sin tener en cuenta que haya efectos de sentido, efectos de metáfora, no sirve de nada. Ahora, lo que recordaste sobre...

Interviniente (B): ¡Pero no lo sabemos forzosamente de entrada!

Jean Oury: Así es. Si lo supiéramos de entrada, ya estaría perdido. Porque, evidentemente, lo que cuenta es lo aleatorio en esto, como en todo encuentro. Y es justamente la interpretación que interviene y crea la dificultad. Se puede decir que uno de los aspectos centrales del colectivo es la función de interpretación.

Eso tiene en cuenta el deseo y la transferencia, el efecto de metáfora, el efecto de sentido —como toda función interpretativa—. Pero ahora, si se dice esto, hay personas que van a precipitarse como interpretantes. ¡Tenemos bastantes interpretadores delirantes! Si el jefe médico se vuelve «interpretante», se corre el riesgo de destruir las cosas de una manera sorprendente. ¿Cómo hacer para tener en cuenta esta función interpretativa sin encarnarla? Me parece que el ejemplo que di de esta expedición africana, que habrá que retomar, sólo tenía sentido —y está claro que había riesgo de perder todo sentido— porque antes, durante y después, había entre los enfermos asistentes una suerte de puesta en cuestión transferencial profunda del proceso que está comprometido al nivel mismo de lo existencial de cada uno, en una relación psicoterapéutica. Se podría desarrollar esto muy en detalle. Sólo lo esbocé hace un momento, diciendo que hay un enfermo que tiene un delirio «cristológico» y que ahora piensa en África. Si no se tiene en cuenta esto, hay que renunciar.

20 de marzo de 1985

Jean Ayme: Algunas reflexiones sobre un término que está de moda: la departamentalización... Todo el mundo ha escuchado hablar de ella. No se trata de la división de Francia en ochenta departamentos que hicieran los jacobinos y Napoleón. Se trata de una nueva remodelación de la institución hospitalaria pública —se aplica a los hospitales públicos—. Es un pequeño aparato institucional que está lleno de buenas intenciones. Esto fue importado de Estados Unidos, donde los profesores, los jefes de servicios hospitalarios, son elegidos por un tiempo determinado. No hay jefes permanentes, para toda la vida, como en Francia. Además, desde hace algún tiempo se escucha aquí que a menudo el jefe médico está estigmatizado. Entonces, llegó la idea de que un jefe de departamento sería elegido, sería alguien mucho menos durable en sus funciones, menos nocivo (si lo fuera) y del que podríamos desembarazarnos al cabo de cuatro años. Este es uno de los aspectos que sedujo a los promotores. El otro aspecto era la idea de que el conjunto del equipo médico del hospital tuviera, de ahí en más, el mismo grado. No más asistente, adjunto, jefe, etc., todo el mundo sería igual —aunque en lugar de un estatuto único se reinventaron cinco estatutos—. Así que hay que aprender que los anuncios de nuestros gobernantes no tienen nada que ver con lo que encontramos en realidad. Hay cinco estatutos de médicos hospitalarios, aunque para el estatuto de médico hospitalario no universitario, hay en efecto una desaparición de los grados y aparece la idea de un jefe elegido entre personas iguales que cada una tendría una función de responsabilidad integral. Otra idea seductora, fuera de lo electivo de la colegialidad, era que todo el personal participaba a través de un consejo de departamento, en la política del hospital, con representantes de diferentes categorías profesionales, además de los médicos. Esto tiene aspectos positivos irreprochables para los servicios hospitalarios muy jerarquizados —vale decir que este no es el caso de la psiquiatría—. Cuarenta años después de la implementación de la psicoterapia institucional, a través de encuentros y reuniones, reaparece cierta horizontalidad, sino cierta transversalidad. Para la psiquiatría es algo vana esta idea de departamentalización, pero igualmente es bastante interesante contribuir a ponerla en práctica. El problema es que no fue hecho para la psiquiatría y no tiene en cuenta el hecho de que, de aquí en más, la práctica psiquiátrica se despliega, no ya en el hospital heredado del asilo, sino en el tejido social en el cual determinamos zonas geográficas que llamamos sectores, a través de instituciones muy diferentes, atención a domicilio, centros de acogida, hospitales de día, etc. Y el proyecto de decreto de la aplicación de la ley sobre la departamentalización no da cuenta de todo esto. Lo cual hace que nos planteemos problemas bastante serios al respecto. Una parte del personal, una parte de la institución, no podrá participar en ese trabajo de organización de los departamentos en psiquiatría. Y cada vez más, el departamento corre el riesgo de ser un retorno a los grandes sectores de 200 000 habitantes, ya que se preconiza el reagrupamiento de los servicios. Esto quiere decir que lo que se puso en práctica en 1972, es decir la creación de una zona geo-demográfica en dimensión humana —60 000 habitantes, entre los cuales un equipo entero se ocupa de todos los puntos de trayectoria terapéutica de los pacientes—, corre gran riesgo de volver a ser un reagrupamiento de dos, tres, cuatro sectores que puedan constituir un departamento que sea un enorme sector. Y entonces, sería pasar del departamento napoleónico al departamento hospitalario. No sé a quién atribuirlo. Estas son, a grandes rasgos, las inquietudes que nos asolan. El hecho es que la ley fue votada y que ese dispositivo será puesto en práctica. Entonces, desde luego hay que estar muy atentos para intentar obtener un efecto benéfico, y que no destruya las cosas que fueron puestas en práctica en 1972. Es una pequeña reflexión que hice, porque supe que había un grupo que se interesaría por ese problema en el ángulo institucional. Entonces, aporto mi granito de arena a la reflexión sobre el tema de la departamentalización.

Dicho esto, ustedes saben que también es una ocasión de pelea entre sindicatos hospitalarios de derecha y de izquierda. Cuando digo derecha e izquierda, digo bien lo que quiero decir —es un campo de batalla—. Los conservadores están en contra de la departamentalización. Las personas que tienen cierto sentido del progreso están a favor. En realidad, no es tan simple —como intenté evocarlo aquí, muy rápidamente—. Bueno, ¿esto te sirve de base?

Jean Oury: No.

Jean Ayme: No le sirve de base. Pero va a tomar la palabra, desde luego.

Jean Oury: No, no se puede decir que haga de base porque la departamentalización es algo vaga. Habría que entablar una discusión crítica, hablar de variaciones locales. Y está claro que lo que queda en el plano general es casi siempre catastrófico en lo concreto. Tal vez sea bueno para ciertas localidades, pero no para todas. Aunque, en fin, no puedo decir gran cosa. No estoy en la movida, como se dice. Tal vez llegue la hora. Todavía no llegó. Pero hay ciertamente un proceso más o menos disimulado de lo que se anunció hace mucho tiempo: estamos en una era de hipersegregación. Entonces, con el pretexto de la departamentalización... hay que ser optimistas, no se trata de renunciar, pero es una herramienta ciertamente difícil de manejar; un poco como un búmeran con el que se corre el riesgo de recibirlo en la cara si no se es muy hábil. Pero, en fin, habría que retomarlo en detalle. Es simplemente una pequeña introducción, informaciones...

Para volver otra vez a lo que se dijo aquí, a lo que intento decir, a primera vista no es muy alentador. Entonces me dicen: justamente, es necesario continuar hablando.

20 DE MARZO DE 1985

Tenemos la impresión de que lo que está en cuestión en lo que intento articular puede parecer muy localizado, muy parcial. Es necesario decir que sólo hay una cantidad muy pequeña de personas que puede adherir a lo que aquí se dice. En nuestra era, fin de siglo, sabemos que lo que está de moda es reducir la esquizofrenia a moléculas... todo el mundo está esperando, las asociaciones de padres entre otros, que se encuentren los genes, o la molécula, o la localización de la esquizofrenia. Lo más temible son los puntos de vistas simplistas, porque tienen un éxito generalizado.

En esta dimensión político-social actual —que no data de tres o cuatro años, data de quince años como mínimo— ¡la cosa no mejora! Es justamente por eso que debo continuar intentando balbucear sobre el tema que anuncié en el mes de septiembre con el término un poco extraño de Colectivo —un sistema de multifunciones, una máquina abstracta—. Ese Colectivo que parece precisamente estar desfalleciendo y es además muy difícil de describir, porque no se «ve». Al contrario, cuando no existe, se ven aparecer rellenos de todo tipo, de sucedáneos de Colectivo. Y los *sucedáneos de Colectivo* vienen generalmente del Estado, es decir de los reglamentos, de las decisiones tecnocráticas, de los cortes de personas en pedazos, en estatutos. Hasta diferenciar —lo cual aprendí recientemente— cinco niveles de atención cronometrados, con variaciones de precio de la jornada según la cantidad de minutos o de horas que se va a consagrar a tal o cual categoría. Aprendí, por ejemplo, que la categoría de los «débiles» tenía un precio de jornada más importante que la categoría de los esquizofrénicos crónicos...

Puede ser que esto no lleve a nada. Pero se presenta a partir de un consenso, un consenso «democrático» a partir de la base; siendo las cifras, dadas por los «trabajadores», es decir por los enfermeros —los médicos cada vez son menos tolerados—. El punto de partida de este asunto es ya viejo... siempre dijimos que uno de los principios de base de la psicoterapia institucional, un principio concreto, es que el médico debía tener en sus manos los medios de gestión del hospital, es decir la administración. Hace treinta años se decía que era absolutamente necesario que los médicos fuesen los directores del hospital; que debían servirse de tecnócratas, etc., pero solamente como medios. Ahora, la decisión se tomó hace más de quince años, con el acuerdo de la gran mayoría de los psiquiatras, para que no haya más directores-médicos. ¡Esas máquinas administrativas se habían vuelto tan complejas...! Tanto, que ahora sólo hay directores administrativos (luego hubo sector, estatutos, y, a partir de ahí, ya no hubo más hospital incluso...). Entonces, el psiquiatra ya no era más el director, por supuesto que era por una buena causa, ¡pero eso lo dejaba sin ninguna «herramienta»! ¡Tanto, que ahora se pregunta para qué sirve! Vamos a terminar contando cuánto tiempo lleva presionar el émbolo de una jeringa. Si lo hacemos rápidamente, costará menos caro, ciertamente... ¡Qué bestialidad! Con el mismo espíritu, fue cuestión hace un año, si se debe hacer o no un pedido de acuerdo previo para saber si tenemos derecho de hacer una aplicación de Anafranil a tal o cual paciente. ¡Desde luego, es extravagante! Pronto, tendremos que pasar ante un juez de paz, o algo así, cuando recetemos antidepresivos. Es el progreso...

En este contexto tan optimista (y esto no deja de empeorar

20 DE MARZO DE 1985

día a día: ¡viva la departamentalización!) habría que intentar comprender —yo lo intento— una cosa muy difícil: ¿qué hace, entonces, que pasen semejantes cosas? En los hospitales o en el sector, en los hogares, los institutos médicos psicológicos, en las escuelas, etc., hay un «montón» de personas que trabajan, en diferentes niveles. Pero, ¿qué hacen? Siempre es muy difícil de definir. En cierto sentido, se puede comprender a los señores del ministerio que ven las cosas de lejos: «Pero qué hacen, a fin de cuentas, todos esos médicos, todos esos psiquiatras, todos esos...». ¡Sobre todo con esas ideologías desarrolladas hace quince años! ¡No sabemos mucho! Desde luego, es a ese nivel —¿qué pasa?— que es necesario intentar reflejar lo que está en cuestión en ese trabajo, que es *forzosamente un trabajo colectivo*. Incluso una toma a cargo llamada «individual» de un psicótico es, forzosamente, colectiva. Si no se ve, es que hay un desconocimiento completo del tejido social en el cual nos encontramos. Cuando sucede que un psicótico tiene la chance de seguir un análisis especializado, está claro que sólo funciona si hay otra cosa, si hay un soporte social, familiar, de grupo, o institucional, que pueda articularse con esta toma a cargo llamada individual. Es en esta dimensión que intenté definir esta suerte de máquina abstracta. Pero no porque no sea visible es que no haya carencias. Y cuando hay carencias, van a ser usados los sucedáneos, las recetas tecnocráticas que corren el riesgo de aplastar sin saberlo, con las mejores intenciones, todas las sutilezas que están en cuestión en el trabajo de toma a cargo psicoterapéutico.

Lo que intenté poco a poco, desde septiembre, es discernir cuáles son las funciones necesarias para delimitar campos de trabajo que puedan mantener ese cuidado permanente, de enfrentar cada caso de una manera singular.

Cuando intentamos hacer algo para alguien, es bueno que sea ese alguien, de una manera singular, el que esté interesado. Pero no siempre es fácil...

Insistí sobre la *función diacrítica*. Pero tengo un poco de recelo, porque siempre tuve la impresión de que es necesario volver a cero. Por ejemplo, desde Lacan se dice que es necesario distinguir los registros Real, Simbólico e Imaginario. Y a partir de ahí, se intenta construir algo. Pero es interesante intentar redefinir diariamente de qué se tratan para articularlos con lo Colectivo. Entre todas las personas presentes, hay algunas que se distinguen. No por el conocimiento o por qué se yo qué grado de instrucción. Queda claro, en situaciones de urgencias —y situaciones de urgencias hay todos los días— que a veces se dice: «Mira, podemos contar con aquel tipo; si va a ese grupo, funcionará. No necesito incluso saber qué va a hacer o qué va a decir. Me basta con que vaya para estar tranquilo». No es que estemos haciendo una lista de salvadores de grupo, de *Zorros*, pero hay una dimensión ahí que no engaña a menos que estemos deslumbrados por la universidad o no sé qué. Esta dimensión no forma parte del Simbólico, ni de lo Imaginario, sino de esta categoría difícil y simple a la vez: lo Real. Cuando se dice de un tipo: «Claro, tiene madera, tiene presencia», esta presencia, esta madera, esta cosa que no se puede definir es lo que está en cuestión en los momentos más cruciales para organizar algo, con la condición de que este tipo pueda estar presente y que nos podamos «servir» de él; con la condición de que, iba a decir, ¡tenga la madera necesaria! Pero no es

20 DE MARZO DE 1985

fácil de decir, sobre todo porque son otros los que pueden decidir, frecuentemente. Y bien, se puede decir que esta categorización es lo Real. Y toda metodología psiquiátrica o psicoanalítica, a fin de cuentas, incluso en un análisis muy profundizado, debe tener en cuenta el hecho de que hay un límite de ese lado, lo Real. Freud sentía perfectamente todo eso cuando decía que, a partir de cierto punto, de cierta instancia, no hay nada más que decir. Eso es lo que llamé, en otra dimensión, el respeto del otro; agregándole otra categoría: la opacidad del otro. Y además, todo eso no debe ser ahogado en una cantidad de fantasmagorías. Esas fantasmagorías pueden ser procedimientos tecnocráticos, pero también procedimientos de otro orden, tan importantes que no se pueden desatender: procedimientos imaginarios. Habría que redefinirlos rápidamente; no vamos a insistir en esto, simplemente vamos a indicar de nuevo lo que se puede entender por «Imaginario». Por ejemplo, la realidad, por oposición a lo que acabo de decir de lo Real, es una suerte de tejido, de textura hecha de entrecruzamientos de muchos registros, en particular de lo Imaginario y lo Simbólico. Lo Imaginario tal vez sea lo más importante en la existencia, es lo que nos aproxima (en fin, lo que nos recuerda nuestra pertenencia) a la especie animal; es lo más «animal». Por eso es importante. Es, casi, el vector de todos los instintos, y los animales son nuestros maestros en el registro de lo Imaginario. Eso engloba muchas más cosas de las que creemos; los fenómenos exhibicionistas y de prestancias, que siempre tuvieron una finalidad de perpetuación de la especie y que son reemplazados en la especie humana, a partir del trabajo, por estructuras simbólicas. Sustituimos plumas de colores por catálogos de moda. Y vestirse de tal o cual manera, ¡es quedarse, desde luego, en el registro de la perpetuación de la especie! Y también hay, en ese dominio, algo extraordinario: la dimensión tecnocrática es una dimensión puramente imaginaria. Es suficiente comparar los escalones jerárquicos entre un director, un subdirector (o en las escuelas, un inspector, un director, un profesor, un alumno, etc.), compararlos con las descripciones de Konrad Lorenz sobre la organización de las grajillas: modelo de jerarquía, reparto de responsabilidades, y al mismo tiempo, obediencia. Todo el sistema de construcción jerárquico y de decisión estatal —decisión de departamentalización, ¡puede ser!— es muy animal. ¡Y no por eso está mal! ¡Es «ani-mal»! En el fondo, se trata de una finalidad de resolución de los instintos, no sé de qué orden —no forzosamente del instinto de perpetuación de la especie: también está en juego el instinto de muerte—. Todo eso forma parte de lo Imaginario.

Por ejemplo, en una relación psicoterapéutica, está el paciente y también el otro, aquel que escucha —y que puede ser tan «paciente» como el primero—. Este dice: «Diga todo lo que se le pase por la cabeza». Está claro que eso nunca es posible, pero es la regla fundamental. Y el paciente, la primera cosa que hace es intentar decir cosas precisas, informar al psicoterapeuta —¡si es honesto eh! ¡no hay tiempo que perder!— informa lo mejor posible. Siempre tiene miedo de engañarse cuando cuenta su historia. A fin de cuentas, ¿qué hace? Él se pone en el lugar del analista. En una consulta también; es algo parecido, el paciente hace el trabajo del otro creyendo —ilusión— que es eso. Dicho de otra manera, él se identifica —se pone en el lugar del analista, contándole su historia—. Se puede decir que este derrotero ya está marcado —aún cuando pase en un nivel de lenguaje— por un dominio imaginario, una suerte de identificación con el otro, «semejante». Tan semejante que toma su lugar, a tal punto que siempre tiene miedo de engañarlo, o incluso cree querer engañarlo. A fin de cuentas, hay todo un juego que se pone en práctica, un juego que se fija a un nivel «reflejo-reflejando». Hasta el momento en que —si ello llega— se comprende que el otro no es que no escuche, sino que no responde, no responde como en una conversación. Y ese punto de no respuesta, ese punto de minifractura de lo que pasa en la relación, ese punto a menudo es insoportable. Planteando las cosas caricaturescamente, si sorprende al analista teniendo una respiración profunda (probando que está dormido), es un escándalo. ¡No es forzosamente una mala técnica! Pero, en fin, ¡no es recomendable...! Al menos, hay ahí algo que desenmascara la trampa de la comunicación, que desemboca en una suerte de fascinación por el contenido. Ahora, esta fascinación por el contenido forma parte del registro imaginario. A tal punto que ciertas personas en análisis aprovechan para valorizarse, contar hazañas, para decir: «Ah, ¡Qué va a pensar de mí!», etc. En fin, toda una estrategia que permanece en la ingenuidad y que puede durar años. Entonces, seguro repetimos: «No es necesario que el psicoanalista responda a la demanda». Todo el trabajo de interpretación del procedimiento analítico es llevar a quien habla a otro registro —frecuentemente, no es fácil—. Evoco esto para decir lo que pasa en ese nivel. Me parece que es uno de los aspectos esenciales de lo que se puede llamar resistencia. La resistencia es una suerte de perduración de un registro imaginario en la relación. Al respecto, pueden remitirse a lo que dijo Lacan de una manera muy explícita, en su primer discurso de Roma en 1953. No voy a volver a eso; siempre es necesario intentar articular las cosas por uno mismo.

En el plano del agenciamiento de los diferentes registros en una estructura colectiva, me parece que nos encontramos ante el mismo obstáculo, la misma *resistencia tejida de imaginario*. Cuando se intenta hacer algo, cuando se multiplican los espacios, los talleres por ejemplo, siempre hay una tendencia de cada taller a encerrarse en sí mismos. Es una tendencia llamada «natural». Cuando cada uno, en su rincón, hace bien su trabajo, tiende a territorializarse, a hacerse su territorio. El territorio —por ejemplo, en un hospital o en un instituto médico psicológico— del taller de cerámica, de la imprenta, de la biblioteca. Cuanto mejor funciona, más se encierra. Y cuanto más funciona, mejor marcha en el interior. En fin, aparentemente. La dificultad es que, si se tiene una vista general del agenciamiento de esos diferentes espacios, se ve que es necesario, para poder reubicar un poco en la circulación a las personas que «descarrilaron del Simbólico», que esas personas puedan pasar de un espacio al otro; es decir, que haya *libertad de circulación*. La antítesis extrema de la libertad de circulación es encerrarse en celdas. Pero esta libertad de circulación, que es uno de los principios de base de la atención, se encuentra en contradicción con eso que llamé «enclaustramiento» de un espacio hospitalario. Ese enclaustramiento en pequeños reinos, el encierro en pequeños territorios, hace que seamos cada vez más extranjeros a lo que pasa en los otros reinos, y eso es lo que produce una paranoia artificial, una suerte de paranoia colectiva... Ahora, esta paranoia colectiva es todavía más difícil de tratar si el «enclaustramiento» es preconizado por los reglamentos administrativos. Si se decide colectivamente agenciar las cosas de otra manera, para que haya una apertura de espacios, nos confrontamos a una resistencia enorme por parte de la gente que ahí trabaja. Si esta resistencia es forzada, se pueden desencadenar fenómenos de descomposición, marcados por faltas al trabajo, estados depresivos o, a fin de cuentas, componentes paranoicos leves pero suficientes para impedir todo trabajo con el mínimo de seriedad.

Luego, la ley que presidiría un agenciamiento diferente de las cosas, tiene que enfrentarse a una territorialización. Esta ley, manifestación de otro registro que no es el que sustenta cada pequeño reino, es una suerte de «síntoma» del registro simbólico. Nos enfrentamos a una especie de captación de territorio. Y se desencadenan fenómenos que tienen una armonía desde el punto de vista analítico: fenómenos de castración. ¡Es insoportable! ¡Está claro que todo el mundo conoce principalmente *la castración por sus evitamientos...!* La castración es poder sobrepasar esa especie de fascinación y beneficios imaginarios; es poder, no abandonarlos, sino sobrepasarlos largamente, accediendo al Simbólico. La castración es lo que resulta de la «falta» simbólica de alguna cosa imaginaria. Es la misma característica cuando se trata del nivel colectivo de un taller o de una cura analítica: el pasaje de esta suerte de equilibrio imaginario a otro registro. El «territorio» es animal. Habiendo intrusión en el territorio, se salta sobre el intruso, lo que desencadena una agresión, o bien una fascinación y una captación.

Pero, ¿cómo se podría definir rápidamente lo que se pone

en el término de *registro simbólico*? En una relación analítica, lo que está en cuestión no es el nivel del contenido de lo que es dicho, del mensaje. Igualmente, en el análisis de un sueño, no se debe quedar fascinado por el contenido del sueño. Freud va a tratar al sueño con una cierta regla —él dice: tratar al sueño como un rebus—. Esto quiere decir que va a aplicar cierta grilla sobre el contenido del sueño, para llegar a descomponer cada imagen, cada palabra, en series plurívocas. Por ejemplo, la palabra «cobarde», se puede decir claramente que la sílaba «co» va a evocar todos los «co» que se quiera —ellos mismos articulándose en otras palabras—. Y lo que va a ser evocado en esta suerte de despedazamiento va a ser retomado en un *registro articulatorio*. Ese *registro articulatorio*, es el registro combinatorio del lenguaje. Es interesante notar que hay palabras particulares que son una especie de pasaje de un registro a otro. Lo más común es la «contraseña». En período de guerra, había que decir la contraseña... Por ejemplo, «Marguerite»; se debía decir «Marguerite» al centinela. Y si no se sabía la palabra «Marguerite», el tipo los mataba. ¡Dimensión mortal! Pero al centinela nunca se le ocurría responderles: «¿Por qué me llamaste Marguerite?» Si se dice: «Flor», dispara. Hay que decir «Marguerite»; incluso si no se tiene la misma lengua, hay que recordar que hay que decir «Marguerite» y no «Marique». Entonces, «Marguerite» en esta circunstancia, no induce para nada a un contenido: hay ya una suerte de ley instituida, un código que hace que la palabra misma no sea usada por su contenido, sino en otra referencia. Es el pasaje más caricaturesco del registro imaginario al registro simbólico.

Para asir mejor esta articulación, de una manera muy

20 DE MARZO DE 1985

banal, es suficiente recordar, en el plano etnológico, lo que se llama relaciones elementales de parentesco; es decir, lo que regula las alianzas y las filiaciones, tanto en las sociedades llamadas arcaicas como en las sociedades actuales. Hace relativamente poco tiempo, todavía existía, al nivel de una tabladura, toda una trama de relaciones, de cálculos; cálculos de intereses, por ejemplo. Para poder consumar un matrimonio, se estimaba la fortuna, las tierras, las propiedades, etc., de tal o cual. Se tenían en cuenta una cantidad de leyes, de reglamentos, de hábitos. Igual, en el plano etnológico, todas las interdicciones que ocurren entre ciertos parentescos para que las alianzas puedan decidirse, dan como resultado el nacimiento de pobres individuos que no pueden... más que hacer un «agujero en lo Real». Lo que se pone de relieve aquí, es en verdad, que un juego de cálculo venido de diferentes niveles, en un cierto registro, va a tener un impacto en lo Real. En un hospital, ¿hay posibilidad de articular algo que pueda tener un efecto —orientado— al nivel de lo Real?

Para volver a nuestro problema del Colectivo, se puede decir que la *función diacrítica* implícitamente pone en cuestión el registro de lo Simbólico. El análisis mismo solamente procede en el registro de lo Simbólico, porque lo Imaginario no es analizable. El análisis, por definición, intenta cernir, articular algo en lo Imaginario. Pero en sí, lo Imaginario no es analizable. Al contrario, se puede cernir, metabolizarse, a condición de que haya una puesta en práctica de algo del orden simbólico. No es por azar si se dice que la esencia misma de lo Simbólico es la palabra, es el lenguaje, es toda esta estructura. Lo que Lacan llama gran Otro es una forma particular de establecimiento de una articulación, de una tabladura cuyo modelo es el lenguaje. Y el análisis no es más que un proceso de lenguaje.

Lo Colectivo es lo que daría la posibilidad de organizar concretamente las colectividades que tienen una finalidad psicoterapéutica. Siempre me parece necesario problematizar esto. Lacan mismo se asombraba: «Pero en fin —decía— ¿ustedes piensan que grupos así pueden tener un interés terapéutico?». Pero se puede invertir la cuestión, diciendo: «¿Y el análisis, ustedes creen que puede tener un interés terapéutico?». Ustedes saben que la relación llamada «dual» es un contrasentido. Sin embargo, se escucha decir que alguien se ocupa de tal enfermo y que se estableció una relación dual. ¿Qué quiere decir esto? Estamos fascinados por el hecho de que haya dos individuos, dos cuerpos. Me refiero a una reflexión de Lacan —creo que está en *Aun*— que señalaba que estamos completamente deformados, hace millones de años, por esta suerte de trampa imaginaria en la cual cayó hasta una de las personas más inteligentes de la tierra: Aristóteles confundió el sujeto y el cuerpo. Entonces, se puede razonar hasta el absurdo: imaginen —si es que puede ser imaginado— que dos individuos que se encuentran no hablen, por el hecho mismo de no haber palabra. Es una absurdidad, a la luz de lo que acabo de decir: que lo que especifica a la especie humana es que está tejida por la palabra, por el lenguaje, por esta «tabladura» que evoqué en el plano etnológico. De allí, lo que Lacan llama «parlêtre» (no simplemente el ser hablante). *Parlêtre* quiere decir: completamente construido por sistemas de intercambios, de decisiones, de contratos. Pero, en el absurdo, admitamos que

20 DE MARZO DE 1985

dos individuos se encuentran y pongamos entre paréntesis el hecho de que sean *parlêtres*. Se puede decir que ahí hay una relación dual, una relación de dos cuerpos. Pero, desde que saben hablar, desde que hay un intercambio cualquiera... se ve que lo que permite ese mensaje es un tercer término. El hecho mismo de hablar —sobre todo con la «plurivocidad» de lo que es dicho— muestra claramente que hay un tercer término que interviene. Dicho de otra manera, para que pueda haber un mínimo de relación psicoterapéutica, no son dos cuerpos los que pueden dictar la regla de lo que se trata, sino más bien la intervención de tres cosas diferentes: los dos individuos sujetos, más lo que está en cuestión por el hecho de que están ahí, por el hecho mismo de que hubo un contrato que permitió que se encontraran. Es en ese sentido que se puede decir que *dos no existe*: es completamente imaginario, es una fantasmagoría. El «dos» ni siquiera es una noción esquizofrénica. Y muchos esquizofrénicos dicen perfectamente esas cosas; por ejemplo, que uno es tres, pero no dos. Dos no es 1+1. Pero, entonces, si nos quedamos en la ilusión del dos, se desarrolla un sistema de círculo, de repetición, una suerte de ilusión fascinadora. No llegamos a distinguir más uno de otro —y eso crea un estado insoportable, un estado de angustia—. La angustia, y esta ilusión del dos... Los sujetos que son absorbidos en un círculo de angustia prefieren patinar en otro registro, otro que este registro del dos: el de la culpabilidad. *La culpabilidad sería la abertura del registro del dos*. Se prefiere la culpabilidad a la angustia, tanto más cuando la culpabilidad es mucho más manejable en un plano psicoterapéutico. La culpabilidad orientada en el sentido de algo del orden del *superyó*, algo del orden de la *ley*, por tanto, en una articulación simbólica.

El problema que planteé a propósito del Colectivo era saber, por ejemplo, si la «decisión» es una función colectiva. *La Decisión*, al nivel tecnocrático, es simple: «¿La decisión? ¡El director es el que toma la decisión!». Pero, concretamente, ¿cuáles son los factores de decisión? ¿Sería simplemente dar vueltas, ver lo que es necesario, etc., y enseguida tomar la decisión? ¡Ciertamente, no es tan simple! Lo que llamamos «decisión» está en relación con cierto vector terapéutico. Pero ¿«quién» toma la decisión? ¿Quién toma la decisión de tal o cual reunión (cuando podemos hacerla)? ¿O de hacerse cargo de alguien? ¿O de cambiar de espacio? Etc. ¿O la decisión de leer algo, antes que otra cosa? ¿O la decisión de hacer un grupo de control...? ¿La decisión de abrir o cerrar un taller? Si se intenta poner en cuestión muy concretamente eso de lo que se trata, por ejemplo, en la línea de evolución de tal o cual esquizofrénico, en un cuidado más fino, se comprende que hay que tener en cuenta una cantidad de pequeños detalles, de eso que se puede reagrupar bajo el vocablo de contexto. El contexto no es simplemente la adición de personas que están ahí, con su cargo, con su estatus, con su función. El contexto, que puede ser variable para cada uno, es eso a partir de lo cual se podrá tener una oportunidad de encontrar un sentido. Sabemos que una palabra, una frase, sólo cobra sentido en un contexto. Porque una palabra totalmente sola quiere decir todo, o nada. Hay que articularla: cuando se lee rápidamente algo, es el conjunto de la página lo que le da sentido a la palabra. Lo mismo para un sujeto que está un poco perdido, que «descarriló en lo simbólico», me parece que se debe prestar atención al contexto para saber si hay oportunidad de que pueda reencontrar cierto sentido, al menos algunos instantes. Ahora, ¿cuál es nuestra «implicación» en el contexto? ¿Cuál es la decisión que va a hacer que podamos actuar al nivel del contexto? Podemos decirlo de otra manera: por ejemplo, en todo lo que se desarrollará en la existencia de un sujeto esquizofrénico, por sus encuentros muy parciales, sus investimentos múltiples, su estructura fragmentada —que se puede llamar transferencia fragmentada—, ¿cómo organizar colectivamente sistemas de decisión que tengan en cuenta el contexto, las multitransferencias...? Algo que considere las cualidades de la existencia de un sujeto, y que pueda ser eficaz a cierto nivel de su existencia, con eficacia terapéutica.

Empíricamente, vimos con claridad —eran los primeros pasos de lo que se tornaría el movimiento de psicoterapia institucional— que, modificando ciertas configuraciones en una colectividad, se llega, sino a «curar», al menos a suprimir las manifestaciones extraordinariamente patológicas: el ala de los agitados, el ala de los seniles... Uno de los primeros recorridos de los equipos que intentaban trabajar en el plano colectivo, fue introducir un mínimo de respeto ante las personas que llamábamos agitadas, y desarrollar métodos activos, favorecer una vida activa con pequeñas responsabilidades, una apertura hacia otra cosa, en dirección a los clubes, etc. Luchar al máximo contra las «resistencias», resistencias tanto de los enfermos como del personal. A fin de cuentas, se trataba de cierto nivel de contexto. Eso parecía bastante claro. ¡Pero no es tan claro! Algunos años más tarde, se creyó que esta etapa estaba superada por la invención de los neurolépticos. Se transformó la agitación en entumecimiento. Entonces, se replanteaba la cuestión. ¿Qué hacer para que algo se pueda «modificar», y qué modificar? En el ejemplo del ala de agitados, lo que se introducía en la operación era una reflexión que tenía en cuenta una suerte de combinatoria del orden simbólico; es decir, una especie de singularización: que *cada persona cuenta, y cuenta para otros*. Pero, al mismo tiempo, por el hecho mismo de las posibilidades de intercambios, se introdujo ahí donde sólo había una suerte de «masa» con sistemas de contagios imaginarios, una ley que pudo concretizarse poco a poco, a fin de que cada uno pudiera diferenciarse de los otros. Se introducía entonces una dimensión simbólica al nivel mismo de lo que era masivo y quedaba encerrado en un territorio imaginario. Cada sujeto debería, justamente, poder beneficiarse de ese tipo de cosas... Si no se llega a resolver eso, me pregunto cuál es la «justificación» del médico, de los enfermeros, del psicólogo, etc., que se ocupan de los llamados enfermos. ¿Es un hábito? ¿Un pasatiempo? ¿Un medio de sustento, tal vez? Se sabe que hay hospitales que son la única industria del pueblo. En Saint-Alban, todo el pueblo trabaja en el hospital, por ejemplo; si se suprime el hospital, se convertiría en un pueblo de desempleados. Daumezon insistía también sobre el estatuto económico de los hospitales y la concurrencia que podía crear con otras empresas. En fin, es un hábito social. Hay «montones de personas» en un rincón: segregación. Se puede decir: «Pero, aplicamos métodos científicos, tenemos farmacología, hay psicoanálisis, hay psicoterapia de grupo, hay clubes y ¡todas esas cosas...!». Pero eso no es una justificación.

20 DE MARZO DE 1985

La dificultad está en pasar a un nivel de reflexión algo inhabitual, que tenga en cuenta la *función diacrítica*, esta función de puesta en acto de lo Simbólico. Y también ciertas constataciones: el hecho de que, modificando ciertas configuraciones, por ejemplo, siguiendo lo que llamé *ley de Stenton y Schwarz* generalizada, reuniendo la «constelación» a propósito de un enfermo, se construye una suerte de operador que tiene una eficacia cierta al nivel de los cuadros mórbidos más espectaculares. Insistí sobre eso, señalando que es un ejemplo concreto de trabajo al nivel de la *patoplastía*. Pero no es fácil de realizar en las estructuras habituales. Reunir personas no es simplemente ponerlas unas al lado de las otras, sino ponerlas en situaciones en las que puedan expresarse. Eso exige un cuestionamiento de toda la jerarquía «animal» del hospital. Alguien me contaba hoy, que en ciertas reuniones mensuales o bimestrales, compuestas de enfermeros y de un médico, era únicamente este último quien hablaba. Los enfermeros esperaban que terminara. Ellos se sorprendieron cuando un médico nuevo les dijo: «Estaría bueno que ustedes hablen un poco de lo que hacen, de lo que no marcha, del tratamiento de los pacientes...». Sorpresa de los enfermeros; fingida, ciertamente, pero sorpresa desde luego. A ese nivel, no de palabra sino de articulación, una decisión es necesaria, a condición de que no sea una decisión «administrativa».

De todas maneras, habría que definir lo que está en cuestión en «lo que pasa». Lo que pasa en las sombras mismas de las cosas, en los encuentros, en la vida de cada día... ¿Qué pasa, desde el punto de vista de la simple relación, en lo que se va a soñar cuando se está solo, o con otros? ¿Es del orden Simbólico? ¿Es del orden Imaginario? ¿Es del orden de lo Real? Es todo eso a la vez.

¿Qué es lo eficaz? ¿Es la combinación entre los diferentes significantes? Concretamente, existencialmente, ¿qué va a desencadenar tal o cual comportamiento en vez de otro? ¿Es un efecto fascinatorio? Pero, incluso en el efecto fascinatorio, ¿qué es lo que hace que funcione o no? Hay ahí una categoría que debería ser administrada, la categoría del semblante en el sentido de Lacan. ¿Quién va a administrar el semblante en el hospital? Esa es una cuestión capital. Porque, por ejemplo, tal esquizofrénico o tal neurótico, son a menudo extremadamente sensibles a alguna cosa que no es ni de lo Simbólico, ni de lo Imaginario, ni de lo Real, sino de algo que desencadena un comportamiento, una idea, una decisión personal... Se trata del ambiente, por supuesto: el ambiente de un grupo, o de una reunión, o de un taller. Esto es poner en valor el rol preponderante, de cierto modo primordial, del «sentir»: *lo pático*. Cierto «color», cierta atmósfera, cierta dimensión más o menos «vital». Esa es una de las manifestaciones de algo esencial: *el semblante*.

El semblante puede manifestarse «páticamente»; es lo que aparece de lo que está encelado, es «el aparecer retraído».

Y pone en cuestión algo del orden del sujeto de lo inconsciente. Les recuerdo, una vez más, que el recorrido fundamental de Freud —retomado de una manera rigurosa por Lacan— es la distinción entre *el sujeto de lo inconsciente* por el hecho de la promoción del concepto de inconsciente, y las instancias imaginarias del Yo; la distinción entre el sujeto de lo Inconsciente y *el Yo*. Desgraciadamente, a menudo nos quedamos en la organización de grupos, en una suerte de gestión «interyoica», una gestión de funciones imaginarias. Mientras que, si ponemos en cuestión algo del orden del sujeto de lo inconsciente, es decir, de lo que no se «manifiesta» en lo imaginario, es necesario que esto pueda tener cierta influencia en un agenciamiento colectivo.

De ahí la importancia de lo que evoqué en octubre con el término de *subyacencia*. Una de las funciones de lo Colectivo, la *función diacrítica,* tiene en cuenta la subyacencia y no puede ser articulada en los cuidados terapéuticos sin que se tenga en cuenta el semblante. Creo que es necesario discutir a partir de ahí. Me gustaría que alguien pueda dar una opinión sobre esta aserción: que una de las funciones esenciales de lo Colectivo es tener en cuenta el *semblante*. Ese problema, si no lo resolvemos —por lo menos explicitarlo, articularlo— seremos siempre sobrepasados por los acontecimientos y por las empresas tecnocráticas. Podríamos entonces justificar la «razón social» tal como está inscripta en los carteles de las calles: «A 500 m Centro psicoterapéutico».

Interviniente (A): El «diagramatismo» trascendental.

Jean Oury: El diagramatismo trascendental, hacia allá vamos.

Interviniente (A): Lo que dijiste del semblante me resonó a una fórmula eminentemente poética que salió en el artículo publicado en la famosa revista de psicoterapia institucional local, del hospital de Sainte-Gemmes. Decías: «El terapeuta es el caballero del semblante, mientras que el histérico es el caballero de lo verosímil».

Jean Oury: Ah sí, eso fue una gentileza, ¡estaba más en forma que esta noche!

Interviniente (A): Es un signo de que eso volverá...

Jean Oury: ¡No todo está perdido!

Interviniente (A): No todo está acabado. Debo decirme, al nivel práctico y no necesariamente político, que cuando me encuentro en una situación divertida, eso es verosímil, lisa y llanamente. Es verdad que, si a veces parezco decir que lo que hice ahí presenta un interés, y que me dejo acunar por palabras falsamente modestas, me doy cuenta de que finalmente, cuando caemos en un campo donde reina lo verosímil, eso que pasa como tentativa de recorte muy conceptual en la cual debemos organizarnos para poder sobrevivir, eso me parece totalmente valioso. Para ilustrar, puedo contar cómo sucede; contar la historia de los «va-de-suyo» y de los «no-va-nada-de-suyo». Me gustaría decir, además, que donde estoy, los «va-de-suyo», están como en su casa. Entonces... bueno, es un hospital donde hay una organización en función de las palabras del señor ministro, algo que verdaderamente, en terreno, ilustra a la perfección lo que pasa en la cabeza de los tecnócratas. Es decir que el hospital es organizado de una manera perfectamente segregada —no se puede imaginar que pueda funcionar mejor—. En un rincón, hay viejos dementes que están en un pabellón de psiquiatría geriátrica, cuyo médico es un geriatra y no un psiquiatra; en el cual el personal diplomado está compuesto de todos los jóvenes enfermeros porque,

20 DE MARZO DE 1985

como los viejos no quieren ir ahí, están obligados a poner a los recién recibidos. Paralelamente, hay otra cosa que se llama graciosamente «CAP», que no es lo que se cree, sino el centro de retrasados profundos. La geronto-psi está compuesta por 150 pacientes. En ese tipo de estructuras, pueden imaginar lo que sucede... Cada uno de los servicios está organizado en la modalidad: servicio de administración, servicio de psicóticos crónicos, servicio de retardados, servicio de dementes... Ese es el paisaje, simpático si se quiere, ¿no? Y encima, hay una categoría que yo no conocía... pero que me gustaría que desaparezca. Es lo que se llama «enfermeros generales». Estos «enfermeros generales» son la correa de transmisión directa —no sé si hay alguno aquí, pero estaría bueno que hubiera— entre el poder administrativo tecnocrático y el poder del enfermero —que, yo diría, es decapitado de las finalidades terapéuticas por las cuales normalmente es remunerado—. Siendo cada uno de esos servicios —como sabemos— en el marco de la psiquiatría de sector, eminentemente dependiente del número de hospitalizaciones. A partir del momento en que el número de hospitalizaciones en un servicio disminuye, y hay, por ejemplo, diez enfermos menos, porque el trabajo hecho en la permanencia del ala o qué sé yo, funciona mejor, porque hay un club que puede funcionar —en fin, estoy inventando—, en ese momento el enfermero general, desde su perspectiva, envía un comunicado al enfermero X —que no sabe nada antes de llegar al trabajo—. Él encuentra este comunicado al llegar al trabajo y, el mismo día, este tipo tiene que cambiar de ala, porque el servicio en el que trabajaba, como tiene menos pacientes, no necesita tantos enfermeros. Estas son, un poco las condiciones de trabajo de todos los días. El tercer miércoles de cada mes, regular y fielmente, cuando tengo culpabilidad objetiva, vengo a discutir aquí lo que puede ser interesante para la práctica de todos los días en relación con los conceptos que aquí se elaboran, ¡y afilo mi navaja de Occam! Al día siguiente del miércoles, es el tercer jueves de cada mes, vuelvo a mi pista de aterrizaje y me digo: «Bueno, voy a intentar ver si se puede experimentar un desenclaustramiento». En fin, es un trabajo que parece prioritario en el plano táctico y ético. Además, siempre me apena. ¿Qué es necesario —o es que es necesario— hacer para que cambie de «dirección»? Hasta ahora, no encontré la solución, pero no sé si ustedes tuvieron alguna idea... Vi un cartel aquí: «salida de emergencia...». Me pregunto si, finalmente, no habría que intentar hablar de algo que tal vez sea algo complejo y que, al mismo tiempo, tal vez sea el nudo del problema: el problema de la *transferencia*. Intentar hacer, por ejemplo, un grupo de trabajo con los enfermeros, en un servicio interesado en el problema de la transferencia. Tal vez, esto permita iniciar una discusión que tenga un efecto de desestabilización del «va-de-suyo» generalizado que reina en este hospital. Hacer, de tal modo que se desnaturalice que un enfermero, que es el soporte de una transferencia de un enfermo en un servicio X, tenga que cambiarse al servicio Y (X es el servicio de mujeres e Y el de hombres), bajo el pretexto de que diez pacientes de ese servicio ya no están hospitalizados... Es una interrogación personal que les dejo. Debo decir que yo también estoy un poco perdido. ¡Ayúdenme!

Jean Oury: Es un ejemplo totalmente concreto. Se pueden

20 DE MARZO DE 1985

tener escrúpulos. Claro que me gustaría que elaboráramos algo, pero podemos también tener escrúpulos —ridículos, como todos los escrúpulos— de continuar elaborando cosas... La interpretación, ¿qué es la interpretación en una colectividad? El lugar del deseo del psiquiatra, del enfermero —la transferencia, sí—... Vienes el tercer miércoles de cada mes, cortas lo que quieres con tu navaja de Occam, después pones esto en tu canasta y vuelves a la práctica de todos los días. Tal vez sea útil. ¿Pero útil cómo? No dudo de que sea útil —felizmente— si no, tendría que aplicarme una dosis de Tofranil. Pero es necesario considerarlo de una manera más bien general; porque, en el fondo, lo que describes es algo muy corriente y que sólo se puede modificar por un movimiento más general, si hubiese un reagrupamiento... La cuestión que se plantea es la de la eficacia, no tengo dudas de que para ti venir aquí funcione... Tanto mejor. Además, nos conocemos bien. Pero, ¿cuál es la eficacia de este discurso frente a lo que pasa en el ámbito nacional? ¿Estoy en buena ubicación, estratégicamente hablando, para hacer este «blabla» cada mes? Desde luego, estoy «indexado» de alguna manera, y no sé si rindo particular servicio, a cierto grupo... Por ejemplo, hace unos veinte años creamos la «Sociedad de Psicoterapia Institucional», la SPI. ¡No tuvo mucha llegada! Por más que se diga: «La SPI organiza el tercer miércoles de cada mes»; ustedes saben, en el consultorio de Jean Ayme hay tres o cuatro fulanos; se estiman y se hablan. Están contentos de verse... «Cada tanto, vamos a ver a Tosquelles». En fin, todo eso ya pasó, es historia... ¡Al lado de Debray-Ritzen somos pobres chicos! ¡Él es el que tiene el poder! En todo caso, él es el que tiene los créditos. Tiene la investigación, la biología, qué sé yo. ¡No vamos a votar créditos para saber de qué manera tratan ustedes al semblante en sus instituciones! Sin embargo, eso es lo esencial, desde mi perspectiva. Me pueden decir: «Pero, en fin, ¿cómo vas a probar esto? Ni siquiera puedes explicar en este pequeño grupo qué es el semblante, si vas a ver al ministro para explicarle... ¡tienes pocas chances!». ¿Y la transferencia? ¡Ah, Congreso de Viena...! Todo eso está superado desde hace mucho tiempo... ¡Freud y todo eso! «¿Ustedes todavía hablan de transferencia? ¡Bueno, a su edad se comprende, pero en fin!». Seguramente, podríamos hacer pequeños diseños, *tetrápodos*, máquinas, etc. Y el semblante, ¡no es muy regocijante, precisamente! Es una «manera»... pero es el agente del discurso. Es verdad que es a partir de eso que hay una modificación posible.

Voy a rediseñar el jueguito de cuatro casillas que trazó Lacan.

Semblante Agente	otro
Verdad	Producto

La casilla del semblante está arriba a la izquierda; es la casilla del agente del discurso. Abajo está ubicada la verdad. Por eso digo, frecuentemente, que el semblante está asentado en la verdad. No es lo verosímil. Sobre este pequeño cuadro, hacemos girar la calesita de los cuatro: S1, S2, $, y el objeto *a*. El discurso del amo ubica a S1 en lugar del semblante... Pero el lugar del semblante puede también estar ocupado por $, S2, *a*, lo cual da el estilo, la variabilidad de cada discurso.

20 DE MARZO DE 1985

Ahora, lo que cuenta es tener una posibilidad de poner en acción todo discurso. El discurso, en el sentido empleado por Lacan, especifica el hecho de que el animal humano habla: no simplemente que emite sonidos, o que piensa; él está tejido de palabras, porque está sobredeterminado por el registro simbólico, el gran Otro. Entonces, es evidente que los hechos de la experiencia, los hechos de la vida cotidiana, están tejidos de discursos. Como decía Lacan —¡siempre repito lo mismo!—: «No hay hechos que no sean hechos de discursos». Porque los hechos no son cosas, no son elementos que se puedan tocar. Es a este nivel estructural, es decir, este de los hechos de discursos, que hay posibilidad de modificar algo; hasta poder producir lo que va a «desencadenar», a fin de cuentas, una estructura. Y el desencadenante de una estructura, de acuerdo a la fórmula canónica del discurso del amo, es S1. Ya he insistido sobre eso. Todo lo que dije esta noche fue en referencia a esta elaboración del agenciamiento del discurso. Es evidente, en el contexto en el cual nos encontramos, que nuestro trabajo es intentar recolocar los «insensatos» en el sentido. Y es ahí que es necesario ser claros: «re-colocar en el sentido», es permitirles hacer recorridos sin que se pierdan. La inteligencia es la capacidad de poder hacer recorridos, esto no es ir en línea recta —eso lo puede hacer cualquier robot—, sino girar alrededor de las cosas a condición de no perderse, de tener una meta, es decir, de quedarse en el sentido. El sentido es el rodeo, y la significación es la línea recta. Es otra manera de decir que la significación está bien cercada, bien definida, bien delimitada, al punto de que el sentido no termina nunca. Retomando las elaboraciones de Frege, podríamos decir que lo Colectivo *es el agente de lo oblicuo*. Si no hay rodeos, no hay medios de encontrar el sentido. Entonces, se comienza a notar el trabajo que se hace según el tiempo que pasa, ¡sin tener en cuenta lo que «cuenta»...! Porque no es justamente «el tiempo», ¡sino la calidad del tiempo y la capacidad de hacer rodeos los que cuentan! Pero eso no pasa en la tecnocracia habitual. En realidad, estoy a favor de una tecnocracia superfina, pero eso no existe. Eso sería una tecnocracia que podría trazar *los rodeos específicos para cada uno*. Es decir, poner en cuestión algo del orden de la transferencia. Porque la transferencia es ante todo transferir, y transferir sentidos es hacer rodeos.

Se sabe que ciertos psicóticos son muy difíciles de manejar, porque a veces existen «contactos» directos, una suerte de choques extraordinarios, lo que se llama transferencias masivas. Eso es cuando se pierde el rodeo. Incluso noté que una de las funciones del Colectivo sería justamente poder tratar una cierta «energía» que afrontamos y que frecuentemente es muy masiva. Y seguramente teníamos celdas, camisas de fuerza. Ahora se abre la puerta, y el tipo desaparece —¡también hay desapariciones psíquicas de esquizofrénicos!—. A veces, en nombre de la comunidad internacional. O también, se puede intoxicarlos: doblar, triplicar las dosis de neurolépticos, pero en fin, ¡eso depende del buen o mal uso! Todo el problema sería poder administrar esta «energía», para que pueda ser utilizable. Porque un esquizofrénico tiene energía, ¡y cómo! ¡Sin pérdidas! Sólo que, a menudo, es inutilizable. No se sabe qué hacer con ella. Es muy masiva. Entonces, pensé dar un título a una de las funciones del Colectivo: yo la

20 DE MARZO DE 1985

llamaría «función Szent Gyorgye». Es ese biólogo —eso me impresionó hace mucho tiempo atrás— que se ocupó de un montón de cosas, particularmente del metabolismo de la vitamina C y también de la ubicación de todo el sistema metabólico de los citocromos. Él decía que la energía viviente no es tratable directamente; el organismo construye una maquinaria de una complejidad extraordinaria que suelta enorme energía *en pequeñas cantidades*. Tomé este ejemplo hace mucho, diciendo que nuestro trabajo es así a menudo; frecuentemente, estamos ante relaciones masivas y hay que encontrar ardides, sobre todo cuando se trata de sujetos psicóticos, para liberar la energía en pequeñas cantidades.

Se vuelve a plantear el problema de la puesta en práctica de los espacios multireferenciados, de las variedades de espacios, para que pueda jugar lo que se llama las *relaciones complementarias* de Dupréel, como decía Tosquelles. Está claro que lo que es investido en esta cascada de encuentros, de pequeñas ocasiones, son trozos de energía, especie de estallido de los investimentos de transferencia: de «transferencia estallada». Es en este nivel que habría que intentar reflexionar un poco: ¿hay posibilidad concreta de realizar algo del orden de una *función diacrítica*? Por ejemplo, entre los trabajadores, se escucha a menudo esta demanda: «Nos gustaría poder hablar en algún lugar de lo que hacemos». Primer paso, no está nada mal. Cuando existe esta demanda, eso prueba que hay un trabajo en la subyacencia. Porque, a menudo, las personas ni siquiera piensan en plantear esta cuestión... Supongamos que se plantea. ¿Qué responder a eso? Tenemos escudos: ¿grupo de control? ¿Grupo de admisiones? ¿Grupo de lectura o qué sé yo? ¿Hacer prácticas, formación permanente? Hay que elegir. Y se ve que es muy variable, muy específico en cada situación. Lo que digo de Stenton y Schwarz, en el fondo, es una forma particular de reunión de constelación a propósito de... Sobre todo no, como aparecía ayer en un discurso con educadores —ellos tomaron conciencia—, sobre todo no a las «reuniones de síntesis» ¿Y por qué? Porque basta con que se sepa que hay una reunión de síntesis para que los sujetos que van a ser sintetizados digan: «¿pero al final que quiere decir eso?». Y crea un ambiente de constreñimiento, de vigilancia, incluso si es hecho gentilmente. Es una dimensión que nada tiene que ver con los lugares de referencia, donde se puede hablar de lo que se hace. Es como en el mundo artesanal. A los carpinteros, por ejemplo, les gusta reunirse para hablar de las técnicas, qué maderas usan, qué herramientas, etc. Es necesario un cierto *corpus* así, aunque sea mínimo, es inimaginable un carpintero absolutamente solitario. Además, se sirve de herramientas que compró en otro lado.

Hay una suerte de puesta en cuestión de lo que se hace. Incluso los llamados pueblos originarios, por ejemplo, los amazónicos están muy contentos de recoger transistores y de servirse de latas de conserva para hacer música. Y en ese sentido, no es escandaloso que haya algún tipo de aprovechamiento de las cosas. Pero cuando se trata de psiquiatría, no es así como se hace. O se hace de una manera completamente académica: «grupo de control», o qué sé yo. Dicho de otra manera, tendría que haber lugares donde se hable de nuestro trabajo. Pero, ¿qué es el trabajo? Es ocuparse de las personas, asumir responsabilidades; es lo que pensé también como una de las funciones del Colectivo —función noble— *la funci*ón *fórica*, retomando la expresión de Pierre Delion, la función de portador: portar sobre sí lo que está en cuestión. Una suerte de toma sobre sí mismo, no del otro en modo mitológico, sino teniendo en cuenta el hecho de que hay algo que pasa ahí de lo que se es responsable, al menos por un tiempo. Eso, los pueblos llamados originarios lo saben muy bien.

En uno de los poblados con los que nos relacionamos, en intercambio —La Borde y una aldea de Costa de Marfil— hay que ver qué es la acogida. Y el comité de acogida, ¡es otra cosa distinta de todo lo que se pueda inventar! Cada personaje está verdaderamente atento a lo que pasa. Es una función de contacto, una *función pática*, esencial para evitar que las personas se diluyan y se pierdan en sus rodeos. Hay un espesor ahí...

Es cierto que, entre todas las personas que son «acompañantes», hay quienes lo hacen mejor o peor. Es un término de moda: enfermeros, acompañantes. Esas cuestiones, las más simples, son las que plantean los problemas más complejos por el hecho de ser tomadas en *sistemas de alienación*. La astucia de la alienación es volver al alienado cómplice de su alienación. Es bien conocido. ¡Estamos orgullosos de tener un diploma! Con motivo, porque aumenta los salarios —¡en fin, no siempre!, provoca desempleo también—. Pero, a fin de cuentas, es una forma de alienación. Una suerte de etiqueta, de grado que les permitirá, justamente, superalienar el lugar donde se encuentran si no analizan sus estatus, sus cargos, y sus funciones, como fue la palabra de orden al principio de la psicoterapia institucional: hacer una gimnástica permanente entre los cargos, los estatus, las funciones. Y no resistir ahí, como imbéciles alienados, ¿para intentar tratar qué?... La *función diacrítica* es justamente intentar poner todo eso en relieve, para distinguir bien las cosas. Y una primera *función diacrítica* es distinguir lo Real, lo Simbólico, lo Imaginario, el pasaje de uno al otro, los problemas de castración, de transferencia, de identificación. Se perciben esos problemas, por ejemplo, de modo mucho más preciso que sobre una vasta superficie como un hospital, en clases, clases activas, clases de Catherine Pochet y Fernand Oury, Freinet... es bien delimitado. Se ve lo que está en cuestión cuando hay un niño psicótico en una clase. Sin embargo, ¡hay que escuchar al coro de buenas almas pedagógicas! «Pero, ¡la clase no puede ser terapéutica!». Es una brutalidad... Tú [se dirige a Fernand Oury, presente en la sala], nos expusiste bien eso alguna vez. Entonces, lo que está en cuestión es que, debido al agenciamiento institucional —el consejo, los pequeños grupos, las responsabilidades, las relaciones complementarias, montones de cosas así— debido a este agenciamiento, es decir a una grilla simbólica re-elaborada constantemente, cada vez repensada y replanteada, pero con invariantes, mientras se forma una estructura, se modifica algo en el trayecto existencial del niño psicótico. ¿Marcado por qué? Por un sistema que pudimos puntuar en el año: los cambios de identificación. Hay cambios de identificación, de calidad de identificación y de personaje de identificación. Y es a ese nivel de los sistemas de identificación que se puede llegar a reparar que el sujeto se delimita en una personalidad hasta ahí completamente estallada. Eso aparece perfectamente en la mayoría de las monografías —no hago publicidad para Fernand Oury, pero debería— porque todas las monografías que aparecen son especies de pruebas de los efectos de estructura, efectos de delimitación de una combinación simbólica, que no juega de una manera milagrosa, sino que, debido a que eso insinúa, crea ocasiones, encuentros, responsabilidades, que producen identificaciones, y se modifiquen. Es un medio restringido, se ve mejor, pero el problema se plantea a un nivel más general. El trabajo de los enfermeros debería estar exactamente a ese nivel, si no estuviera jodido por todos esos espacios de estatutos, de horarios, de qué sé yo qué otras cosas, de sindicatos mal organizados; en fin, todo eso que impide poner en cuestión lo que está verdaderamente en juego, es decir, esta responsabilidad como dice Levinas hablando de la ética, esta responsabilidad para con el otro. Y bien, esta responsabilidad para con el otro, ¡no se produce de la noche a la mañana! Claro que... felizmente, hay tipos como tú [a Delion]. Bueno, de acuerdo, hay muchos. Aunque no hay millares. Pero terminaría siendo política general...

La próxima vez habría que hacer el intento de delinear, de hacer un diagrama a propósito del Colectivo, en todas sus dimensiones y funciones. No porque sea invisible es que no sea importante. Lo mismo que cuando Lacan hablaba de libido, decía: «la libido es un órgano irreal, pero no por eso es que no sea nada». Se sabe que lo que hace progresar a la física y a las matemáticas son las funciones imaginarias. Eso no impide que, si no hubieran existido las funciones imaginarias, no habría existido la bomba atómica... Ya ven, estoy contento.

17 de abril de 1985

Jean Ayme: Observamos que hay una asiduidad notable ¡y se sostiene mes a mes! La última vez no anunciaste nada sobre lo que hablarías. Aunque recalco que eso no cambia nada porque, cuando te comprometes a hablar de algo, no hablas de eso forzosamente. Entonces... es más simple. Lo que yo anoté, *in fine*, es que proponías intentar establecer un diagrama del «Colectivo». Y terminaste con esta cita de Lacan: «la libido es un órgano irreal».

Jean Oury: No sé si debo hacer un diagrama para intentar presentar de una manera más articulada lo que entiendo por Colectivo. Les recuerdo que no es una colección de individuos. Es una suerte de máquina abstracta, que me parece indispensable para poder agenciar algo valioso en una colectividad. Todas esas cosas están lejos de ser elaboradas de una manera perfecta. Quisiera retomar ahora lo que llamé establecimiento. Ustedes conocen la distinción entre «establecimiento» e «institucionalización». El establecimiento es instaurado por el Estado, es algo que «establece» un contrato con el Estado, que es por lo tanto delegado por el Estado para organizar cierto trabajo. Entonces, el primer paso de la psicoterapia institucional es poner en cuestión esta problemática. ¿Será posible que el Estado pueda delegar eficazmente un establecimiento, para organizar un campo de trabajo psicoterapéutico? Cada uno de ustedes tiene múltiples ejemplos concretos, históricos y actuales, de lo que es un establecimiento. Me parece que se puede precisar de qué se trata, a condición de no desconocer que el establecimiento es tomado en un sistema de alienación social. Tanto *Entaüsserung*, es decir extranjería; como *Entfremdung*, donde se ve con claridad que hay algo del orden del extranjero, ¡e incluso de la extrañeza!, son dos términos utilizados por Marx y por Hegel. La función del establecimiento es poner en acto esta alienación social. Les recuerdo que una de las bases de la reflexión teórica de la psicoterapia institucional, es el problema de lo que llamé *la doble alienación*. Por un lado, hay *alienación social* —la de todo el mundo— y por otro lado, la *alienación* psicótica. Pueden ustedes remitirse a una formalización lógica del concepto de alienación en un capítulo de los *Cuatro conceptos fundamentales* de Lacan. El primer paso necesario para tratar a alguien es analizar los diferentes parámetros de alienación social; la que vuelve difícil, si no imposible, el acceso a la alienación psicótica. Ese principio de base marca una diferencia con ciertas corrientes ideológicas que tienden a confundir alienación social y alienación psicótica. Les recomiendo, por ejemplo, hacer un viaje a Roma, para que vean dónde quedó la psiquiatría italiana. Verán que el hecho de confundir alienación social y alienación psicótica alimenta las clínicas privadas, las asociaciones de padres, los anuncios en los diarios sobre aparatos de contención, los suicidios, el vagabundeo, e incluso la desaparición física de aquellos que se llamaba esquizofrénicos. Yo estaba en Milán cuando salió la ley 182. Fui entrevistado y mi primera reacción fue decir: «Es una forma camuflada de exterminio». Desgraciadamente, pienso que los años siguientes dieron la razón a este aforismo. Es consecuencia de la confusión de los dos tipos de alienación. Habría muchas cosas para decir sobre esto, pero ese no es el tema.

El establecimiento es un aparato que refuerza la alienación social. Está construido sobre modelos del ejército que ustedes conocen bien: grados, jerarquías, absurdos de toda clase. Ni siquiera es digno del Padre Ubú: no tiene humor. La psicoterapia institucional debe, entonces, junto con la puesta en práctica de un tratamiento individual del trabajo con un paciente —*función fórica*—, encarar el tratamiento del establecimiento. Es más que una enfermedad social; supera al pensamiento de Hermann Simon. Si quisiéramos definir las cosas de una manera caricaturesca, se podría decir que todo lo que va a pasar en el establecimiento —el agenciamiento de los espacios, las relaciones entre el personal, las actitudes ante a los «enfermos»— es ordenado por el Estado, exterior al establecimiento. Por ejemplo, ¿cuál es el lugar de los enfermeros en tal o cual servicio? La manera en que se los desplaza, del día a la noche, por razones llamadas económicas... Es en ese sentido que pensé que se puede tratar a las personas que trabajan sin crítica en tales establecimientos de *sirvientes del Estado*, de una manera eufemística. Habría que decir que todos somos sirvientes del Estado, siendo que la alienación en cuestión se infiltra a un nivel que habría que intentar definir desde una perspectiva tópica, en un nivel casi inconsciente. De ahí la dificultad de tomar distancia, de criticar la posición propia. Esta dificultad es aún mayor cuando se trata de tomar a cargo a enfermos psicóticos. Hay una interrelación inconsciente, una colusión entre la interpretación y el trabajo. Por ejemplo, en una relación llamada psicoanalítica, o psicoterapéutica, se plantea siempre el problema de saber en cuál posición se interviene... ¿Qué representamos para alguien? ¿En qué nivel? La alienación social se infiltra ahí, no para marcar las cartas, sino para fijar las cosas, frecuentemente, de una manera casi indeleble. Sin perder de vista esta reflexión, se puede intentar juzgar de una manera crítica lo que ciertos analistas reclaman de pureza o de *neutralidad* en sus posiciones en una situación analítica. Analistas, psiquiatras, enfermeros, psicólogos, barrenderos, esquizofrénicos, nadie escapa a esta presión social. Se podría hacer una analogía: la relación singular entre un psicoterapeuta, o alguien que trabaja en un establecimiento psiquiátrico, que está en posición psicoterapéutica, lo sepa o no, y un psicótico. Se sabe que, al nivel de la existencia de tal o cual psicótico, hay multiinvestimentos parciales que ustedes ponen, a pesar suyo, en posición de responsabilidad transferencial. La disociación es lo que aparece de una *transferencia disociada*, de un estallido transferencial con investimentos multireferenciales. Podemos ser tomados en ese campo y entonces ser «responsables» de la actitud que tenemos ante uno u otro. Todo esto puede esclarecerse si

17 DE ABRIL DE 1985

hay posibilidad de conversaciones comunes; lo cual es raro. De una manera más esquemática, en una cura clásica el analista no encarna ni al padre, ni a la abuela, ni al hermano menor, ni nada que se le parezca; puede suceder que haya espejismos proyectados sobre él, pero en realidad continúa siendo el analista, en tanto que guarda cierto lugar. Lo que está en cuestión es el Otro; no el semejante sino el Otro, el gran Otro. No se trata de encarnarlo: ese es justamente el problema de la *interpretación*. Para que funcione como relación analítica, no se puede concebir un gran Otro del Otro. «No hay Otro del Otro» dice Lacan. Y eso se siente muy bien. Hay pacientes muy lúcidos, que detectan todo enseguida, si el interlocutor es guiado por otra cosa, de un modo paranoide: «Usted me dice eso porque fue a ver a su amigo, o a su maestro, o a su mujer, o a cualquier otro... ¡Es decir, a otro más allá de usted, a quien le contó y a partir de lo cual usted me habla...! ¡No se puede confiar en usted!». A menudo, esto se dice claramente. Parece que lo que está en cuestión es garantizar una singularidad absoluta, lo que implica el respeto absoluto del otro. No podemos permitirnos tener un doble fondo, tener trasfondo. Ahora, la autenticidad —si este término tiene algún valor, ya que frecuentemente es banalizado— de una relación está en relación directa con esta suerte de absoluto. No hay Otro del Otro. En toda toma a cargo, eso es vivido de una manera sensible por el interlocutor. Por ejemplo, cuando se toma una decisión, no debe ser deducida de una técnica discutida con otros, sino una decisión absoluta. Así es como funciona. Lo mismo en una interpretación, sea verbal o difractada, es la misma cosa; si no, se pierde en no sé qué consenso...

Ese breve recuento de nociones elementales hace aparecer mejor, me parece, lo que se perfila en segundo plano. En este absoluto del interlocutor, del analista, ¿qué es lo que está en cuestión? Si se intenta articular estas cosas de un modo más riguroso, se puede decir que, a ese nivel, hay un impacto de la transferencia. ¿Qué quiere decir? Es estar ahí, no en cualquier *Dasein*, sino estar ahí en tanto que sujeto del inconsciente, el sí mismo que no puede manifestarse más que por algo del orden de un *deseo trabajado*. Vemos ya que hay una dimensión ética en esta aserción: «No hay Otro del Otro». La dimensión ética, les recuerdo, es la relación, la medida, que hay entre nuestro propio deseo y nuestra propia acción. Con frecuencia, ¡es muy difícil de articular concretamente! Por tanto, es esencial poner en práctica lo que permite que haya interpretación, decisión, deseo. O, si se quiere, lo que posibilita una relación de confianza absoluta, una confianza que hace que no sea «para cualquier cosa» el estar ahí, sino «porque estamos ahí». Esta fórmula: «No hay Otro del Otro», me parece que podríamos generalizarla, hipotéticamente, en el plano colectivo. ¿Es posible, en una colectividad que tiene por principio constituir una red de relaciones transferenciales a todos los niveles, frente a personas sufrientes, psicóticas y otras, agenciar las cosas sin que sean teledirigidas por alguien más? Parece necesario, *a priori*, para que un establecimiento funcione en ese sentido, que pueda «autoagenciarse» él mismo, que no sea un instrumento del Estado. Y lo mismo para otra dimensión —que no es la del Estado, sino de la que el Estado se sirve frecuentemente— la dimensión de la *caridad*. La caridad es una variación del Otro del Otro... Son afirmaciones algo rápidas, que habría que retomar en detalle. Dicho de otra manera, de entrada, en la base de toda instauración de los «órganos» de la psicoterapia institucional, existe una reflexión epistemológica permanente.

Jean Ayme: ¿Órganos reales?

Jean Oury: Sí, órganos reales. Por ejemplo, ¿cómo agenciar espacios, lugares, funciones, cargos, estatus, itinerarios de admisiones, cursos analíticos o psicoterapéuticos, o tratamientos biológicos y tener al mismo tiempo una atención regular, singular, para cada persona, y poder seguirla en su propio itinerario? Y sabemos bien que este itinerario no es trazado de entrada, no puede ser programado de manera objetiva. Se ve bien que todo eso va al encuentro de muchas cosas: las responsabilidades «administrativas», los «¿cuándo se va a curar?», «¿cuándo podrá volver al mercado laboral?», ¡cosas así! Y hay demandas repetitivas, estamos aquí para rellenar papeles. Hay una cierta contradicción entre el aparato técnico que nos es impuesto y el respeto de un itinerario que se podría denominar *itinerario eficaz*. Con el establecimiento, tal como está, ¿es suficiente? ¿Es que con «des-institucionalizar», hacer grupos, clubes, talleres, incluso con «libertad de circulación», con todo eso, basta? ¿Es suficiente con multiplicar las acogidas, que cada paciente sea seguido singularmente? Dicho de otra manera, el problema planteado es saber si es posible o no que exista un órgano «irreal» de agenciamiento. Es una aproximación a lo que intenté articular con el extraño término de Colectivo. En ese sentido, digo que un establecimiento clásico, tradicional, con todas sus clausuras, sus encadenamientos, sus jerarquías, sus programaciones, con todos sus problemas sindicales, de comités de empresas, con sus cambios permanentes de internos —cuando todavía hay—, con todas esas cosas... digo, de un modo un poco abrupto, que tal establecimiento *no tiene Colectivo*. Todo queda bajo la presión de la alienación social. Es necesario entonces que haya algo que no sea ni institución, ni establecimiento, ni grupo, etc. Lo que llamé una máquina abstracta. Máquina abstracta de la que una de sus funciones esenciales —lo señalo desde septiembre— es *la funci*ón diacrítica. ¿A qué se puede parecer esta máquina abstracta? Se puede parecer a algo del orden de una «tabladura», una «tabladura» al nivel de cierto registro que, esencialmente, es un registro simbólico, en el sentido exacto definido varias veces por Lacan. Lo preciso, dado que las acepciones de ese «registro simbólico» son bastantes variables de una escuela a otra, o de un autor a otro. Por ejemplo, hay elaboraciones muy finas, muy bellas, de Todorov sobre lo simbólico. Pero, desde mi punto de vista, eso no responde a lo que está en cuestión; no es lo mismo que Lacan reagrupa bajo ese término, para nada. Lo Colectivo, entonces, puede presentarse como una tabladura, una combinatoria de lo que constituye lo Simbólico, cierto «lugar» donde hay un encadenamiento complejo de significantes. Me parece que se podría formular como algo que se relaciona con lo que Lacan llama gran Otro barrado ($\cancel{A}$). Dejo abierta la cuestión.

Alrededor de los años 60, ya había definido lo Colectivo a mi manera, sintiendo que había ahí algo necesario. Insistí en el hecho de que no era necesario intentar representar esta suerte de máquina abstracta como algo cerrado. Si no, volveríamos a caer en estructuras, ya sean de caridad, como dije hace un momento; o ya sean falansterios de neosociedades, como me acusaron frecuentemente (Cada vez que se hace un «blabla» sobre la psicoterapia institucional, desde hace más de treinta años, siempre hay un auditor que plantea la misma pregunta: «¿Ah sí, están creando una nueva sociedad?». Al principio, esto me enfurecía; ahora, ¡ni eso!). No hay que engañarse en lo que intenté definir cuando hablé del Colectivo. Es por esto que intenté formular la cosa, diciendo que, si hay un «conjunto» —¡lo cual no es muy frecuente!—, este no debe ser cerrado, sino obedecer a una lógica de lo transfinito. Volveremos a ese problema en otra ocasión, tal vez. Hablé incluso de la necesidad de constituir un «soporte transfinito», que sería el soporte lógico que permita que haya un agenciamiento que no esté alienado en una serie de presiones estatales. Pero, si es algo del orden de una tabladura, o hay significantes que se articulan, ¿qué sucede con el problema de los agenciamientos? Por ejemplo, en tal o cual circunstancia, para tal y cual sujeto, o para tal y cual grupo, vamos a decidir hacer una reunión o transformar el club de cierta manera, o intervenir aquí, o hacer salir a alguien y hacer entrar a otro, o modificar configuraciones, o crear algo nuevo, etc. Es decir, jugar al nivel de lo que llamo *lógica eficaz,* que, desde mi perspectiva, se aproxima no a una lógica de deductibilidad, o lógica-positivista con causas y efectos, a menudo ilusorios, sino a una eficacia que tiene impactos concretos al nivel de la cotidianidad. Me parece que lo que se aproxima más a este tipo de lógica es lo que se llama «lógica-poética». Remítanse a lo que dice Roman Jakobson, o a las reflexiones de Yvan Fonagy sobre la «eficacia» de los mensajes poéticos. Así, lo que tiene eficacia es algo que puede aparecer como un efecto de sentido; este efecto de sentido puede ser, clásicamente, un efecto metafórico, o bien un efecto metonímico, pero también un efecto «de aposición». Los efectos de aposición juegan un papel enorme. Por ejemplo, de un modo estético, la importancia para un pintor de imprimir tal o cual color: no es lo mismo imprimir rojo y azul que rojo y amarillo, etc. Se modificarán tanto el rojo como el otro color, con un efecto de sentido patente. De la misma manera ocurre al nivel de la escritura poética (a menudo cito, al respecto, poemas de Michel Deguy).

En la organización de un grupo, en la ubicación que las personas tienen en ese grupo, o en la mesa, pasan cosas interesantes por aposición. Hay efectos de sentido. A propósito de la lógica poética, Fonagy habla de «mensajes sintácticos», los cuales no hacen intervenir directamente lo que algunos llaman nivel semántico, sino simplemente la disposición sintáctica de los individuos o los espacios. También se observa a menudo que lo que está en cuestión es una suerte de cuadratura. Es decir que hay interlocutores, hay lo dicho de alguien, por ejemplo, o de un acontecimiento, y existe lo que tiene un gran papel en la práctica, bien señalado por Jakobson, la dimensión *fática*: una dimensión de contacto, de contacto con el otro. El todo sólo cobra sentido si existe alguna cosa que haga que eso pueda tener lugar. Pues podría no tener lugar. De ahí la necesidad lógica de hacer intervenir este cuarto término, a menudo desconocido —y que, por ser desconocido, puede reaparecer en lo Real—, que es la muerte. Entonces: los interlocutores,

17 de abril de 1985

lo que es dicho, la función *fática* y la dimensión que permite que haya simbólico y sentido: la muerte. Todo eso interviene en las ecuaciones de «agenciamiento» institucional. Pero, para poder realizarlas, es necesaria no sólo la libertad, sino también la capacidad de articular cosas en esos diferentes dominios; siendo lo más basal que haya un trabajo «productivo», que yo quisiera llamar *autoproductivo*. Esta autoproducción pone en cuestión lo Colectivo. Pero, ¿qué es producido? Diferentes registros son ahora clásicos en toda combinatoria: lo Simbólico, lo Imaginario y lo Real; lo Real sosteniendo a los otros dos, aunque pudiendo ser representado, de alguna manera, en las interrupciones, en los impedimentos que pueden manifestarse en la dinámica de los otros dos registros. Sin embargo, esos registros no son directamente accesibles... Seguramente, se puede decir que la «resistencia», tanto individual como colectiva, es del orden imaginario. Lo analizable no es lo Imaginario, sino lo Simbólico que está ahí para canalizar, poner en práctica, estructurar lo Imaginario. Lo Imaginario se defiende contra esta injerencia del Simbólico. De ahí la resistencia, la inercia que se ven aparecer en el proceso más banal de una cura analítica; pero también en el modo colectivo: la inercia, la pasividad, el ausentismo, las ideologías de todo tipo, la exploración de cualquier reivindicación... son formas de resistencia de esencia imaginaria. Entonces, ¿cómo se puede agenciar alguna cosa que pueda ser eficaz para cierta finalidad? Lo que propuse, a título de hipótesis, es que todo lo que actúa al nivel de la vida cotidiana, tanto en el hospital como en el Sector, es un haz de actos mínimos, que a menudo parecen insignificantes, pero que pueden desencadenar «bifurcaciones» en la existencia —en el sentido de la teoría de la bifurcación—. Por tanto, no son articulados directamente con lo Simbólico, ni con lo Imaginario o lo Real. Se trata, a primera vista, de algo del orden del *ambiente*. Uno de mis primeros artículos a propósito de la psicoterapia institucional —fue para el congreso de Zúrich sobre la esquizofrenia, en 1957— ya trataba del ambiente. *A priori*, se admite la posibilidad de modificar el ambiente. ¿Pero mediante qué procedimiento? De una manera más precisa, me parece que se podría decir ahora que lo que se suele llamar «ambiente» puede desencadenar, de un modo reactivo u otro, en una dimensión *patoplástica*, síntomas de furor, depresión, desánimo, ausentismo, tanto al nivel del personal como de los enfermos. Cuando el ambiente está jodido, se torna inextricable. ¿De qué se trata? Se puede decir que se trata de algo que pasa en la modalidad del «semblante».

Lo que está articulado al nivel de la combinatoria de significantes, para que pueda haber autoproducción, es lo que va a poner en cuestión lo Simbólico, lo Imaginario, lo Real, etc. Se sabe que el lugar del «semblante» en *Los cuatro discursos*, es un lugar fijo: el del agente del discurso. Dicho de otra manera, ¿hay posibilidad, en nuestro trabajo, de tener acceso al agente del discurso? Precisando más todavía, que por el hecho de estar en una colectividad humana, lidiamos con *parlêtres*. No se trata entonces de zoología. Cada sujeto es tejido de palabra, de lenguaje. De ahí, una vez más, la importancia de este aforismo de Lacan: «No hay hechos que no sean hechos de discursos». Sabemos que la resistencia mayor a todo cambio, a toda estructuración es imaginarse que hay «hechos en sí», como si no estuvieran articulados

17 DE ABRIL DE 1985

en un discurso. Manera de enmascararlos, de taponarlos, de hacer amalgamas: «¡No podemos cambiar nada! Porque es así»; no podemos cambiar nada el hecho de que el director administrativo, dirigido por el ministerio, decidió —para economizar— que si el número de enfermos disminuye un 5 % en la semana, enviará una nota a tal o cual enfermero para que este lea, cuando llega a la mañana a su trabajo: «A partir de hoy, usted cambia de servicio». No estoy inventando nada, ¿no es así? Es muy concreto. Entonces, si los usuarios de ese tipo de sistema dicen: «Ah, es así, ¿te sorprende? No pasa nada, ¡no podemos hacer nada! ¿Por qué? ¡Es la administración...!» Se habla de la administración como del Olimpo. Incluso si se piensan las peores cosas, se dice: «¡Es la administración! ¡No vamos a ponernos a cambiar eso!». En ese momento es un «hecho», pero no es el mismo discurso... La administración es un hecho del discurso, pero es un *discurso estatal*, no es un *discurso local*.

Lo que está en cuestión, en la psicoterapia institucional, es tener, no una maestría sino una entrada al nivel del discurso local, de lo que Tosquelles llama «polifonía», la cual se manifiesta en un tejido sobre el que podemos tener influencia. Y es a ese tejido al que llamo semblante. Sería preciso retomar lo que Lacan dice al respecto. Esto no me parece contradictorio con lo que intenté decir, visto que el semblante es eficaz en cuanto agente del discurso —esto va al encuentro de lo que dice Freud al nivel de la eficacia de una cura analítica— únicamente porque está sostenido por la verdad. No podemos hablar de semblante sin hablar de verdad. Ustedes saben en qué lugar está la verdad en los cuatro discursos: ¡el semblante está asentado sobre la verdad! Por eso es eficaz. Si no se tiene acceso a ese nivel del discurso, no se tiene acceso a gran cosa. Hace treinta años, había un principio de psicoterapia institucional: era que el establecimiento no estuviera en relación directa con ningún representante del Estado administrador. El médico debía ser el director, asistido de técnicos de la administración. No voy a rehacer la historia de lo que pasó alrededor de los años 65 en adelante, ni explicar el proceso de desposeimiento de los hospitales, y ahora del sector... Actualmente, en algunos hospitales, las notas de servicio son enviadas por el director a todo el mundo, a los sindicatos, al Comité de empresa, al enfermero general, pero no a los médicos. Entonces, «¿el agente del discurso?». A fin de cuentas, el semblante, en correlación con la verdad, es una manifestación del significante. Eso prueba que hay significante...

Pero entonces, ¿cuál sería la función del Colectivo? Sería que pueda tener acceso a los agenciamientos de los hechos, a cierto espesor, al ambiente, con todas las variaciones poéticas que se quiera, en la dimensión *pática*. En un establecimiento hay grupos o, si se quiere, «montones de personas» que trabajan, que están ahí o que no están ahí. Dicho de otra manera, algo del orden de lo *heteróclito*... No se puede decir «heterogéneo»: lo heterogéneo es lo heteróclito trabajado. Del mismo modo que la agresividad es la agresión que ha sido trabajada. En el medio «heteróclito-heterogéneo», por el hecho de que hay montones de personas que van ahí para algo, aunque no sepan para qué, por el hecho de que son «parlêtres», se acumulan, floculan, coagulan en ciertos lugares, y eso no es homogéneo para nada. El significante está por todas partes, pero repartido sin homogeneidad.

Por ejemplo, en el campo o en las periferias, las cercas que separan un jardín de otro son líneas de acumulación de significantes. A tal punto que, si estiramos el brazo para tomar algo, una manzana o una cereza, del árbol del otro lado, si el vecino está «territorializado» es decir, paranoico, les va a hacer un juicio que va a durar toda la vida. ¿Por qué hay juicio? Porque atravesamos alguna cosa que estaba inscripta profundamente en los hábitos, en las costumbres, en el derecho. ¡Si usted hubiera tomado una cereza de su cerezo, nadie hubiera dicho nada!

Interviniente (X): Como Adán y Eva.

Jean Oury: Lo de Adán y Eva es algo diferente, porque no había tal cerca.

Interviniente (X): Pero si hay floculación ahora, es a causa de ellos.

Jean Oury: ¡Seguro, es a causa de ellos! ¡Siempre es a causa de ellos! No hay nada que hacer. Es una recaída, una recaída del vecino. Porque, en el tiempo de Adán y Eva no se había inventado al vecino.

Interviniente (X): ¡Estaba el de arriba!

Jean Oury: ¡Sí...! ¡Está bueno entenderlo así...! Estaban el de arriba y el de abajo ¡Ya había cuatro términos!

Se puede decir que los significantes son como los caracoles, se acumulan aquí y allá, y hay zonas desérticas. Y en un sistema así, donde se encuentra lo heteróclito, hay muchos significantes, pero repartidos de cualquier modo. Todo el trabajo consiste, entonces, en intentar volverlo eficaz. No se trabaja más que con significantes, no se puede escapar; estamos condenados. ¡A la menor palabra proferida, ya es demasiado tarde!

Se podría creer que intento describir una suerte de museo fantástico, abstracto, en el cual hay herramientas, maquinarias, ¡herramientas lanzando funciones diacríticas! Pero yo colocaría, entonces, otra herramienta que llamaría «extractor». Pensé en este término leyendo un texto de Lacan: dice que, a fin de cuentas, lo que está en cuestión en todo este trabajo de puesta en práctica de alguna cosa, es que se trata de la «extracción por medio de un aparato: el discurso». El discurso, esa pequeña máquina tetrápoda. Esto puede parecer extraño, pero cuando se vive con un montón de gente, a menos que se esté completamente coagulado ahí adentro, amalgamado, lleno de inercia y en estado de sufrimiento absoluto, estamos siempre obligados a «extraer», en el sentido de extraer la raíz cuadrada. Se «extrae» para intentar elaborar una ecuación que nos permita situarnos y actuar. Si no, estamos perdidos en una especie de ronroneo de entropía absoluta. Entonces, ¿es posible servirse de este agenciamiento para, en una institución cualquiera, poner en práctica un proceso de extracción? No para verlo claramente, sino para poder poner en práctica cosas delimitadas, trazar un espacio, el *espacio del decir*. El espacio del «decir» es una delimitación que demanda un trabajo enorme, un trabajo colectivo, polifónico a diferentes niveles. A menudo, se necesitan meses y meses para que pueda existir alguna cosa, cuanto mucho decible, pero que puede ser detectada de un modo *pático* en el camino de tal o cual sujeto psicótico. *Emergencia del decir* que, a fin de cuentas, es la definición de la transferencia. No un dicho, ni una palabra, sino cualquier cosa que haga que ahí, el sujeto que no estaba en ningún lado, encuentre al fin *un sitio*. Ahora, para poder delimitar este espacio singular, es necesario un trabajo de extracción. Habría que hablar de «límites» y definir el lugar del sujeto. Todo esto sólo puede hacerse colectivamente. Ese es el trabajo, entre las personas que están ahí, de «aquellos comprometidos», es decir, de los «no-va-nada-de-suyo». Son pocos, tanto más cuanto que es una categoría que no se pega a la piel. Se puede estar en la categoría «no-va-nada-de-suyo» durante un día por semana, y los seis días restantes, en «va-de-suyo». No es una cualidad... Y es tan agotador que frecuentemente, preferimos decir: «va-de-suyo». Cuando el director administrativo envía a tal enfermero la orden de cambiar de servicio por razones cuantitativas, muchos dicen: «va-de-suyo». Si se dice: «No-va-nada-de-suyo», es una declaración de guerra. Se puede sostener esta posición cierto tiempo, pero finalmente se vuelve a «va-de-suyo».

¿Cómo se podría definir a las personas para las que «no-va-nada-de-suyo», aquellos que son sensibles a la necesidad de extraer, de delimitar, de tener acceso al agenciamiento del discurso? ¿Cómo definirlos? Ya sea congénito, o el resultado de un trabajo de análisis, o el efecto de experiencias dramáticas de la existencia, o por la gracia venida de no se sabe dónde; ¡a menos que sea el resultado de una mutación! Pero ellos están más bien próximos, no de lo Imaginario y lo Simbólico, sino de lo Real. Cosa horrible... ¡Pregunten a tal o cual esquizofrénico qué piensa de lo Real! No les contestará, justamente. Lo Real es lo que hace poner de relieve todas esas fantasmagorías, lo que pone en un estado de sorpresa permanente: cuando el jefe médico M se toma por el jefe médico M; o el enfermero X. se toma por el enfermero X., ¡se mean de la risa! Y lo toman por loco. ¡Pero de eso se trata! Si hubiera cierta cantidad de personas que estuvieran *bastante próximas a lo Real* en el año, vale la pena enumerarlas, tal vez se pueda trabajar con ellas. Pero: «ya sé dónde quieres llegar —como me dijeron hace veinte años— lo Colectivo, la función del analizador, ¡ya está: ustedes constituyen un grupo de analizadores!». ¡Es la peor porquería que jamás me hayan dicho! Esto me dijeron unos compañeros... ¡No entendieron nada! Si un grupo decide: «Vamos a reunirnos y luego vamos a analizar las cosas», todo está perdido. Es el pasaje de la democracia al fascismo, más o menos. ¡Como si pudiésemos reunirnos para juzgar alguna cosa! Tal vez sea un poco sesgado o grosero lo que cuento, pero a menudo es lo que sucede. Eso es lo que llamamos la reunión de pequeños listos. Psicólogos, médicos, o enfermeros; a veces se mezclan un poco, cuando se es liberal: un enfermero por aquí, un médico, un psicoanalista o qué sé yo por allá; se podría hacer venir al director también, ¿por qué no? No cambiaría nada. «Vamos a trabajar juntos, vamos a intentar comprender la organización del establecimiento...». Ese tipo de reunión no es inútil, pero que no la llamen reunión de función diacrítica o de analizadores. Que se llame reunión de estrategia, de acuerdo. Que se elabore una estrategia, es lo mínimo.

Los que están próximos de lo Real. Son un cierto número. No se puede saber directamente, no se ve. Se parece a lo que decía Kierkegaard cuando hablaba del religioso B, en oposición al religioso A. El religioso A es el religioso A, es decir manifiesto: va a misa, se confiesa, es piadoso toda la semana (o casi), va a pedir perdón los domingos; en fin, cosas así, y todo el mundo dice: «Es un buen cristiano», cada uno lo reconoce. Mientras que el religioso B se trata de alguien cualquiera; cuando pasea, nadie lo reconoce, es la interioridad absoluta. De la misma manera, los «no-va-nada-de-suyo» —no quiero decir con esto que tengan la fe en el sentido en que habla Kierkegaard, el *telos* absoluto, etc.— están próximos a lo Real, y eso no se ve forzosamente. Entonces, ¿cómo hacer para reunirlos? Bien, *no se los reúne*. Al contrario, por el hecho de que trabajan ahí, por el hecho de que hay cierta cantidad, se sentirá, el medio será trabajado, habrá un ambiente que no será el mismo, habrá posibilidad de autocambio o de autoproducción. ¿Qué es el autocambio? Es como si se tuviera una autoproducción de significantes. Me arriesgué, en uno de los dos números de *L'information Psychiatrique* consagrados a la psicoterapia institucional, me animé a decir que lo que está en cuestión en tal sistema es llegar —una vez trabajada la alienación, la dependencia, a fin de que el conjunto de participantes no sea un conjunto de sirvientes— a que el agenciamiento pasajero de ciertos discursos pueda producir S1. Yo había retomado los cuatro discursos de Lacan. Este es el discurso del amo:

—Agente —Semblante S!	Otro S2	Cuatro casillas: —Agente – Semblante —Verdad
a Verdad	$ Producción	—otro —Producción

El discurso del amo es el discurso que organiza la estructura del conjunto de cosas. Pero no hay discurso en sí, lo que cuenta es el *pasaje de un discurso al otro*. La especificidad del discurso analítico es que, en el lugar del «agente», hay alguna cosa del orden del deseo, y que así se tiene en cuenta la transferencia sin dejarse empaquetar por medidas «imaginario-administrativas» u otras; en el discurso del analista, es el objeto *a* el que tiene este lugar del agente del discurso. Él va a producir S1; es decir que va a producir lo que hace el agente del discurso de la estructura.

Discurso analítico: $\dfrac{a}{S2} \rightarrow \dfrac{\$}{S1}$

Entonces, ¿sería posible —para cambiar el medio, es necesario cambiar alguna cosa del orden de una tabladura de significantes— agregar significantes? En una conjunción general de los encadenamientos significantes, esto permitiría, a veces, extinciones (como las que describe Roman Jakobson en las lenguas, a propósito de las «extinciones de fonemas» por el hecho de la intrusión de una lengua extranjera), o lo que Robert Pages, en un estudio sobre pequeños grupos escrito en 1958, describe como fenómenos de «disimilación» (es decir, la alteración de un fonema por proximidad de ese fonema con relación al mismo fonema). Es posible que, en una tablatura de significantes, la introducción, la creación de nuevos significantes haga extinguir otros. Es algo muy común, a fin de cuentas. Se traduce en el plano político-local, en luchas ideológicas por ejemplo. Dicho de otra manera, para conseguir que haya autoproducción de algo a través del conjunto, a través del «montón de gente» es necesario poner en cuestión esta dimensión de *función diacrítica;* es decir, alguna cosa del orden de la transferencia, alguna cosa del orden del deseo. ¿La transferencia? Es el deseo, pero un deseo «trabajado», el deseo del analista. Se puede generalizar, como intenté hacerlo hace mucho tiempo: lo que está en cuestión en nuestro trabajo, a ese nivel de transferencia disociada, estallada, es siempre el deseo de cada uno de los participantes. Ahora, ¿no sería lo Colectivo lo que devolvería la posibilidad a cada uno, de producir S1? Se sabe que, en las estructuras rígidas de los establecimientos tradicionales, todo deseo «operotropizado» (en el sentido de Léopold Szondi), o incluso «sublimatorio» de un trabajador honesto, que se interesa por el otro (en tanto que otro presente) y que quiere hacer alguna cosa; eso, el deseo, la iniciativa, en un sistema rígido, son pasados por el lanzallamas. Y al cabo de algunos años, no hay más deseo de nada. Luego, no hay más «producción». El *a* mantiene su lugar al nivel del discurso del amo o de la histeria o del universitario; pero ciertamente, no en el lugar del agente. Ahora, una de las principales razones para poner en práctica esta máquina abstracta, es permitir que haya *manifestación eficaz del deseo.*

Pero hay cierto peligro en decir cosas semejantes. No digo todo —además de tratarse de la lógica del «no-todo», es decir del $\not{A}$—. El deseo no es la demanda, no es la necesidad, no es el placer, y menos aún, el goce. Hace quince años apenas, algunos hicieron amalgamas, ¡crearon discursos extraños! En La Borde se oían cosas como: «Pero, en fin,

¡vaya, suéltese! ¡Manifieste su deseo!...». No voy a insistir, no quiero entrar en detalles, porque sería una difamación.

Cuando hablo de autoproducción, es en el trabajo concreto. Habría que hablar de lo que se entiende por *dimensión sublimatoria*, y de lo que se llama *transferencia-trabajo*. Todo eso está muy «mal visto» por aquellos de los que acabo de hablar. ¡No se debe hablar de «sublimación»! Es una «¡ilusión capitalista putrefacta!» ¡Supuestamente! —¡Por esto es que hablo!—. Lo que está en cuestión es que, por el mismo hecho de que hay una modificación en el proceso de trabajo, y que algo de este orden se manifiesta, se puede decir que cada S1 producido debe poder articularse en la tabladura de los significantes. Es en este sentido que quería desarrollar, la próxima vez, lo que concierne a una lógica que no sea cerrada, la *lógica del transfinito*, porque es extremadamente concreto. Dicho de otra manera, hay ahí, por el mismo hecho de que se trabaja a nivel de cierto campo, en cierta *praxis*, una suerte de *teorización permanente*, a condición de estar en esta *praxis* con cierto deseo. Entonces, es como si hubiera una suerte de autoproducción de ese Colectivo. Para dar otro entendimiento de las cosas se podría decir que, lo que está en cuestión en esta producción, es que haya una suerte de *reposición en circulación de una subjetividad*, una subjetividad que estaba padeciendo. Si tal o cual esquizofrénico se define como un sujeto «descarrilado» —en ninguna parte, en estado de espera, un sujeto «que descarriló en lo Simbólico»— nuestro trabajo es intentar devolverlo sobre sus rieles, a fin de que pueda circular un poco nuevamente. Se trata, por tanto, de algo que se podría llamar, parafraseando un comentario de Marx por Gérard Granel, una suerte de autoproducción

17 DE ABRIL DE 1985

de lo que denomina *subjetidad.* Es decir, producción de algo que permite que haya sujeto. Se ve que es a ese nivel que se podrá entrar, de una manera concreta, en lo que concierne a un procedimiento analítico, hablar de fantasmas, etc. No se puede hablar de fantasma, en efecto, si no se habla del sujeto de lo inconsciente.

Por otro lado, lo que está escrito ahí, en esta suerte de autoproducción y de información de una tabladura, al mismo tiempo que puesta en forma, esta *autoproducción de significantes,* se relaciona con lo que se llama, en cibernética, máquinas abstractas de tipo 3. Es decir que cada elemento, digamos cada usuario en sí mismo, es tomado a la vez como productor y como pieza de la máquina. Estamos «en situación», como diría Sartre, pero más concretamente. Por el hecho mismo de estar ahí —a condición de estar próximo de lo Real— el sí mismo es combustible y pieza de la máquina. Es por ese proceso que hay posibilidad de poner en cuestión la alienación estatal. Eso no quiere decir que se la va a suprimir, pero se podrá tener una articulación que permitirá una suerte de *autoagenciamiento,* para que exista una posibilidad colectiva de tener en cuenta a sujetos psicóticos. Quizás parezca abstracto, se podrían dar cientos de ejemplos muy precisos.

Me detengo aquí por hoy, queda abierta la discusión para retomarla enseguida.

A aquellos que trabajan, los «no-va-nada-de-suyo», próximos a lo Real —lo contrario de aquellos que llamé hace un momento «sirvientes»— se los podría llamar «obreros del Colectivo». Su primera función sería ser los «barrenderos», a fin de destapar las avenidas con atascos imaginarios, las relaciones de prestancia de no sé cuáles intereses imaginarios, lo que alimenta la inercia. A lo que me gustaría agregar otra cosa, que habría que definir mejor la próxima vez: son los que crean puentes, los que instalan pasarelas de un grupo a otro, de una persona a otra, de una reunión a otra, los «pontoneros». Tenemos necesidad de *barrenderos y pontoneros*, al fin y al cabo. Y un obrero del Colectivo es un barrendero y un pontonero que sintió que lo Real no estaba muy lejos. Retomaré desde ahí, porque hay infinidad de otras cosas para precisar al respecto. En particular, *el problema del goce* y también el *semblante*; es decir, la tela de la vida cotidiana, el agente de lo que pasa, que pone en cuestión alguna cosa vital, esta suerte de «substancia» que se puede llamar goce. Tal vez, esto permitirá definir mejor a cierto nivel concreto una praxis particular, la del campo psiquiátrico.

Tengo conciencia de que todo esto puede parecer algo extraño; pero no pasa nada. Ciertamente no es entendido por muchos, y de los más próximos… Pero sobre eso no daré precisiones.

Jean Ayme: Encontré interesante que —es la primera vez que escucho decir eso— «analogizas» el semblante y el ambiente. No creo haberte escuchado enunciarlo antes. Del semblante ya nos hablaste mucho, y del ambiente también. Pero hoy a la noche, recordando que el ambiente no era lo Simbólico, ni lo Imaginario, ni lo Real, dijiste: se trata de lo que Lacan llama semblante. El título del seminario de Lacan era: «De un discurso que no sea del semblante».

17 DE ABRIL DE 1985

Jean Oury: «Que no *sería* del semblante» es muy importante el condicional. Se puede decir que lo que todo el mundo intenta —tanto con psicóticos como con otros, por ejemplo al nivel escolar e incluso en un jardín de infantes, con toda la mezcla que pueda haber— es delimitar espacios para que haya *posibilidades de espacios de juego* (en el sentido de Winnicott) y de lo que se puede llamar «escenas» (como la «otra escena» de Freud). Lo que frecuentemente retomo bajo la forma de una imagen de construcción de «practicables», en el sentido teatral del término. Ahí donde pueda manifestarse algo, donde eso pueda aparecer. Lacan definió el *acting out* —en oposición al pasaje al acto— como algo que va a poder manifestarse, que va a poder mostrarse bajo la forma de llamada a la interpretación, por el propio hecho de que hay una situación transferencial; un escenario que solo se juega sobre una escena. Mientras que el pasaje al acto es fuera de escena. Nuestro trabajo es intentar hacer que haya el máximo de posibilidades de *acting out*. Un *acting out* no es forzosamente negativo, por el mismo hecho de que es algo interpretable; a veces incluso, es la única oportunidad de articular algo; es una suerte de ventana abierta sobre las estructuras inconscientes. Sobre todo porque el *acting out* es construido, edificado con los mismos elementos que un fantasma; salvo que esto se muestra, llama. Lacan dio enseguida otra formulación: «El *acting out* —dice— es cuando el semblante monta sobre la escena». Y agrega: «Esto es *el acting out*, y eso es la pasión». Es interesante. En el texto de 1957 que cité hace un momento, para Zúrich, yo intentaba decir que todo ese trabajo no puede realizarse a menos que haya cierto número de personas tomadas en *una pasión*. Se puede decir que eso entra en la dimensión «transferencia-trabajo». Dicho de otra manera, en todo este asunto siempre hay un trabajo que puede hacerse —y que es del mismo orden, si hay un colectivo, que el trabajo (*Durcharbeitung*) inconsciente—. Especie de reelaboración, pero en un plano colectivo. Sucede que las personas que vienen a trabajar a ciertos lugares sienten, al cabo de algún tiempo, que algo cambió en ellos mismos. ¿Es el equivalente de un proceso analítico? No se sabe mucho, sólo que esto hace mover alguna cosa. Pero, ¿qué mueve? Está en relación con todas esas dimensiones: de la transferencia, del *acting out*, del semblante.

Interviniente (A): Yo encuentro que, lo que es muy complicado de identificar, al nivel de esa remodelación de cierta cantidad de conceptos que resuenan en mí cuando escucho hablar, me hace pensar, me hace recordar un montón de situaciones prácticas de todos los días. Se ve que hay dos tipos de columnas: la columna del individuo, del sujeto de lo Inconsciente —retomando lo que Winnicott llama espacio transicional—, por tanto, la necesidad para él de desarrollar un lugar con producción de significantes. Y después, junto con eso, todo lo que es del orden del Colectivo —con el soporte del transfinito— en fin, todas esas nociones que son interesantes para los problemas más concretos. Y ahí interviene lo que llamas autoproducción. Me parece interesante que precises, sobre el plano tópico, dónde se sitúa la autoproducción. Porque está esta famosa perogrullada junguiana del inconsciente colectivo —que era, finalmente, una especie de no sé qué— un concepto desviacionista que opera frecuentemente en el trabajo que puede hacer un grupo. Se ve que esta historia de los discursos, verdaderamente interesante, es práctica, es operacional en cierto número de casos, pero a menudo dicha por las personas como si fuera el «operador» de un grupo. Y pienso que no es a ese nivel que se sitúa. Entonces, la autoproducción, ¿cómo se sitúa? ¿Cómo se articula? ¿A qué nivel se sitúa, en esta difícil articulación entre el individuo y el grupo, o entre el individuo y lo Colectivo?

Jean Oury: Es muy complejo. Tal vez ahí habría que retomar, redefinir —siempre es necesario redefinir todo, cada día— los diferentes niveles de aprehensión de aquello de lo que se trata y en particular, la demanda y el deseo. La primera tarea diacrítica, por tanto analítica, es justamente poder distinguir lo que es del orden de la *demanda* y lo que es del orden del *deseo*. Me refiero a este artículo que redacté para Barcelona en 1958. Esto con lo que lidiamos de la manera más inmediata en la organización de una colectividad, es algo del orden de la demanda. Esta no es explícita; y como en toda relación psicoterapéutica, se trata de analizar la demanda. Después, no se debe caer en una suerte de objetivación y pensar que vamos a ver esta demanda. En aquella época, señalé que el primer trabajo, el primer esbozo de organización, es tener en cuenta esta suerte de *red de demandas*, lo cual necesita un aparato de «extracción». Tomé como comparación el trabajo sobre un palimpsesto: borrar lo que se ve, porque lo que cuenta y está inscrito no se ve inmediatamente, exige una técnica de desciframiento. Hay, entonces, al nivel microsocial, algo del orden de una dialéctica posible de prestaciones y contraprestaciones, las cuales se articulan bajo la forma de demandas, formalizadas en intercambios, contratos, etc. Estaba inspirado en Marx, Marcel Mauss («Ensayo del don»), etc. Y solamente en un segundo tiempo, algo del orden del deseo puede estar en cuestión. Pero a ese nivel, sólo se tiene acceso por el *desciframiento de los fantasmas*, con todas sus trampas... Por ejemplo, en ciertas personalidades neurópatas, a menudo tienen grandes dificultades de fantasmatización, una suerte de deficiencia en la fabricación de los fantasmas y una precipitación, una confusión entre deseo y demanda. La «demanda» en un plano tópico, es de orden pulsional. De ahí el algoritmo de Lacan a propósito de la pulsión: $\$ \lozenge D$, articulación del sujeto de lo Inconsciente ($\$$) con la demanda (D). Un poco más tarde intenté, a partir de esta formulación, articular más precisamente lo pulsional con el *socius*. La «demanda» es trabajada, tejida por la ley de los intercambios, de las prestaciones y contraprestaciones, bajo la forma de contratos. No hay demanda en sí, no hay demanda «natural»; es una «diagramatización» siempre del orden del significante. Por esta razón, a menudo hago referencia a los comentarios de Gérard Granel a propósito del «tercer manuscrito de 1844» de Marx. Léanlo en ese texto riguroso: «La ontología marxista de 1844 y la cuestión del corte». Todo ya es trabajado por el *socius*, por el lenguaje, al nivel mismo de las estructuras inconscientes, incluso al nivel pulsional (la articulación de las demandas inconscientes con el sujeto de lo inconsciente); la «D» de la ecuación pulsional está entonces relacionada directamente con el medio en el cual nacemos y en el cual vivimos. Tal

17 DE ABRIL DE 1985

vez no deba precipitarme, pero me parece que se puede decir que lo pulsional de las personas del cuarto mundo es diferente de lo pulsional de las personas del décimo sexto barrio de París. ¿Por qué no? Hay que reflexionar sobre eso. Puede esclarecer el problema de las indicaciones prácticas del análisis. Algunos decían que era preciso un CI suficiente. Sí, es verdad, hay límites... «Grandes» psicoanalistas me enviaron varias veces, personas inanalizables que padecían encefalopatías: «¡Recíbalo en análisis!» Pero eso no es de lo que hablo. ¡Eso sería un trabajo más para la neurología! Salvo que el analista no haya hecho el diagnóstico. Pero al nivel pulsional hay algo que no es impermeable entre lo que se llama lo inconsciente y el ambiente. Y a ese nivel, una dialéctica es posible. La dialéctica de la demanda permite articular algo sobre el plano tópico, a un nivel inconsciente. Pero sería peligroso sacar conclusiones tan rápido, porque no se puede «aislar» lo pulsional. Sería una extracción completamente «abusiva». En el grafo, coloco entre el nivel pulsional $\$ \Diamond D$, y el del fantasma $S \Diamond a$, lo que llamo «cursor de deseo» (d) que permite cambiar la altura.

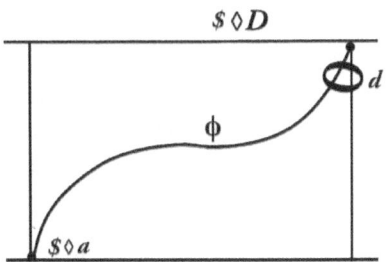

Sólo se puede trabajar en la *función diacrítica* teniendo en cuenta estas cosas. No puedo responder a tu pregunta en pocas palabras, sino simplemente indicar vías de aproximación. Por ejemplo, es necesario que haya «practicables», «escenas», «otras escenas», «un lugarteniente del espacio transicional». Sabemos que, en los esquizofrénicos, hay destrucción masiva de lo que era el espacio transicional; algunos esquizofrénicos incluso nunca tuvieron uno, ¡aunque sea abusivo hablar de «tener» a propósito del espacio transicional! Y eso no se reconstruye. En cambio, se pueden hacer injertos, injertos de transferencia como dice Gisela Pankow, lo que da posibilidad de «lugarteniente» del espacio transicional; suerte de artefactos, «bricolajes» en el sentido de Lévi-Strauss, ahí donde justamente no había nada. A ese nivel tal vez, existe la posibilidad de dialectizar algo y situarlo tópicamente donde eso sucede. Es en ese cruce lógico que el concepto de «semblante» puede ayudarnos enormemente, pues en grupos o sistemas tradicionales, hay un aplastamiento masivo del «semblante»; se permanece en lo repetitivo, en la monotonía, la estereotipia, lo que conduce a una estructura de necrópolis. Hay mucho de esto, más de lo que se cree; se muere ahí dentro, de una especie de muerte «muerta».

Interviniente (B): Estaba por hacer la misma pregunta que el interviniente (*A*). Es a propósito del semblante en una cura, en el sentido más estricto del término. La manera en que describes lo Colectivo, me parece que franquea un borde, si se puede decir. Está más allá de lo que era el axioma de base de la psicoterapia institucional: el trabajo sobre la *patoplastía*, donde se ve ya que la noción de síntoma es puesta en cuestión; en el sentido en que, si somos algo correctos, en un lugar donde hay personas hospitalizadas tenemos mayor tendencia a considerar síntomas tipo, síntomas de algo que no va en la institución. Entonces, me parece que la noción de Colectivo, sobre todo cuando hablas de «semblante», y aún más de *acting out*, introduce otra cosa, que va más lejos. ¡No es solamente un trabajo que concierne a la esquizofrenia, los «síntomas secundarios»! (Siempre hago un poco la asimilación de síntomas secundarios-*patoplastía*). Por ejemplo, la noción de *acting out*. Un *acting out* es una puesta en escena en la cura analítica, pero también puede haber —y eso pone en juego otras dimensiones— dimensiones en las que los significantes están en cuestión, pero significantes que son —y es ahí donde planteé la misma cuestión— ¿de quién? ¿Del grupo o de la persona?

Jean Oury: Pienso en una pequeña frase de Lacan: «Los significantes no son individuales».

Interviniente (B): Pero eso no quiere decir, sin embargo, que sean colectivos.

Jean Oury: No.

Interviniente (B): Entonces, lo que encontré interesante es esta idea que iría al encuentro del «entre», el *zwischen*, de Van Den Berg.

Jean Oury: «Entre-los-dos».

Interviniente (B): No es el mismo entre, es todavía otra

cosa. Es un poco como los sistemas dicotómicos, interior-exterior; igual que hay grupo-individuo. Y me parece que es interesante, desde luego, trabajar a ese nivel y tal vez sea eso lo que la noción de Colectivo aporta de más a una noción más tradicional, orientada mayormente del lado de lo ocupacional y de la responsabilización. Porque demanda también una localización a propósito de la noción de *acting out*. ¿Es algo que tiene que ver con su propia historia, su propia terapia? Pero entonces, ¿terapia con quién? ¿Con qué?

Jean Oury: Sí, el *acting out* es muy complejo, porque tiene la misma estructura que el fantasma. Problema ya antiguo: ¿hay fantasmas colectivos? Hay fantasmas tipo microgrupos, tipo Ezriel (de la Tavistoc Clinic). No es esto. Al contrario, a propósito del «rumor» en el sentido de murmullo o incluso de calumnia, el «rumor» extremo del que hablé en diciembre y en enero evocando el «affaire». Por decisión digo que es un «affaire», en el sentido en que también podría decir: «Al carajo». Se decide, entonces, que es un *acting out*, se vuelve dialectizable.

Interviniente (B): Es una paradoja interesante.

Jean Oury: Es una paradoja, pero es lo que pasa todos los días. ¡De ahí la crítica constante a la «neutralidad»! ¿Neutralidad de qué? Justamente, se trata de estar atento y de tener en cuenta que hay significantes ahí, o que no hay nada. Hay que «aprovechar» los *acting out*, los rumores, porque a menudo es en esta ocasión que algo se va a abrir y se podrá discutir. Eso va al encuentro de lo que decía Tosquelles: es necesario constituir, agenciar cosas que provoquen, forzosamente, conflictos. Si no hubiera conflictos, no habría vida, y nuestro trabajo no es sofocarlos sino servirnos de ellos en una dialéctica global.

15 de mayo de 1985

Jean Ayme: Antes que nada, es necesario agradecerles por ser tantos en esta víspera de Ascensión. Este feriado nos permite no trabajar un jueves por año y con un puente bastante largo, que hace que aquellos de entre ustedes que están aquí demuestren un compromiso con la cosa tratada por la psicoterapia institucional, que es digno de elogios. Aprovechando este puente, además, vamos a hacer una especie de peregrinación para reencontrar a aquel que está en el origen de la corriente de la psicoterapia institucional. En fin, uno de los dos, ya que el otro será siempre, históricamente, Georges Daumezón, que formó parte de estos lugares en la secuencia. El primero es François Tosquelles, con el que nos reuniremos el fin de semana con algunos de los «viejos combatientes» del GTPSI [Groupe de travail de psychothérapie et de sociothérapie institutionnelles].

Interviniente (X): ¿Están preparando una enciclopedia de psicoterapia institucional?

Jean Ayme: Tal vez... un artículo para la *Encyclopédie Diderot*, la cual está muy cuestionada en los muros de París.

Para ayudar a Oury a comenzar, tal vez pueda recordar en qué estaba metido la última vez. No siempre respeta, pero no pasa nada. Anoté esto: «Quisiera hablar la próxima vez de la lógica de lo *transfinito*... tomada en esta *praxis*, hay una autoproducción de ese Colectivo que permite una suerte de reposición a la circulación de una subjetividad en espera». Y un poco más tarde, antes de la discusión, anunció que restaba tratar el problema del goce, que permitirá definir mejor una praxis. Y en la discusión volvió a hablar de la construcción de «practicables», de la distinción entre *acting out* y pasaje al acto, para mostrar cómo el *acting out* puede producirse en esa transferencia múltiple que caracteriza al medio institucional. Y agregó: «El *acting out* es cuando el semblante monta sobre la escena, eso es la pasión; se estructura como el fantasma. Es necesario que haya bastantes personas tomadas por la pasión».

¡Listo, esta fue verdaderamente mi última palabra en esta víspera de Ascensión!

Jean Oury: Claro, habría que detenerse en esta perspectiva que evoqué en septiembre a propósito del Colectivo. Señalé que, para que un establecimiento (distinción clara entre establecimiento, grupo, institución, etc.) pudiera ordenarse, agenciarse en sus diferentes sistemas, en sus diferentes estructuras, de una manera operatoria, de una manera que tenga cierta eficacia, era necesario plantear *a priori* algo que sea justamente este «agenciamiento». En ese sentido propuse el término de *Colectivo*, al que señalé como una suerte de operador, de máquina abstracta, porque no basta con que haya un establecimiento y que se desarrollen instituciones diversas, grupos, etc., para que pueda haber eso que se podría llamar efectos de sentido terapéuticos, psicoterapéuticos. Entonces, a partir de esta definición, todavía un poco aproximativa, intenté desarrollar diferentes correlatos. Me parece que eso obedece a cierta forma de lógica que no es la lógica «establecida» —la del establecimiento—. Incluso aporté algunos términos: «obreros de la institución», precisando que lo que estaba en cuestión era despejar el terreno, el cual siempre está lleno de prejuicios y de presiones estatales; otra manera de hablar de alienación. El razonamiento de base es decir que, para poder acceder a la forma más alienada, la alienación psicótica, es necesario que cada uno pueda tener cierta, no maestría, sino una no-complicidad con lo general, es decir, la alienación social tal como es establecida. Al respecto, tal vez alguno de ustedes escuchó por casualidad France-Culture (de mañana, a las ocho y media, hay cosas interesantes, a veces): me parece que hablaron esta semana del «teatro de la memoria». Estos días se evocó algo que me parecía relacionarse un poco con nuestra problemática. Un personaje de principios del siglo XVI, Julio Camilio, de Venecia, imaginó y realizó los pequeños «teatros de la memoria». Los «espectadores» estaban en escena y la complejidad representativa, en el auditorio. Es uno de los últimos representantes de este Renacimiento todavía totalmente impregnado de las elaboraciones de la Cábala, de utopías tipo Campanella, y tal vez de las «construcciones» de

Ramon Llul. Suplencia de la escritura, las puestas en escena no eran menos «teatrales». En esta misma época, en la tradición, en las formas de manifestaciones teatrales, las puestas en escena tenían una expresión importante: «Pasar de una escena a otra». Por ejemplo, para un mismo «misterio», pasar de una escena a otra. El término empleado: «Pasar de una *mansión* a otra *mansión*» puede evocarnos el uso que hace Lacan del término «dit-mensión», es decir la mención del dicho, es decir la escena, el espacio que permite que haya «decir» que se manifieste en dicho. Por otro lado, para volver al siglo XVI, hubo en la catedral de Florencia una representación de la «Visitación»: lo más importante no era lo que pasaba en el cielo o en la tierra, en dos «mansiones» diferentes, sino el deslizamiento lento del ángel a lo largo de un hilo tendido entre el cielo y la tierra, a través de la Cúpula: el ángel de la anunciación.

Lo más importante era el *fenómeno de pasaje*. Pasaje de un lugar a otro, de una escena a otra escena. Esto me dice mucho dado que lo esencial, tanto al nivel de una cura analítica como en lo que pasa en un establecimiento, en un sistema institucional, en la instauración de diferentes grupos, no es tanto lo que tiene lugar en un grupo, sino los fenómenos de pasaje de un grupo al otro. En ese tiempo hice referencia a un artículo de Tosquelles de 1960, a propósito de la semiología de los grupos, donde insistía, después de haber descripto cierta tipología de los grupos, en el hecho de que lo más importante era el *pasaje de un grupo al otro*.

Por ejemplo, un *acting out* que se fomenta en un grupo puede no ser resuelto en ese grupo sino, a menudo —si marcha bien, si hay *quantum* suficiente, no de comunicaciones sino de transferencia—, en otro. Insistía entonces en ese modo de pasaje. Es una llave, una llave lógica para intentar articular mejor aquello de lo que se trata. Se sabe también que, en una cura analítica, a pesar de todos los prejuicios que se tienen, prejuicios de espacialización o lógico-positivistas, no es tanto lo que pasa durante la sesión lo más importante, sino lo que pasa entre las sesiones, así sea un *acting out*, o incluso encuentros que tienen lugar de interpretación. La interpretación no es una vociferación o un comentario durante una sesión; es mucho más lo que se desencadena de una sesión a otra, en un campo que se puede llamar *campo aleatorio*, donde el azar está en cuestión. Y la verdadera interpretación es justamente esta suerte de puesta en acto de lo aleatorio, que hace modificar, orientar, incluso deformar el curso de la existencia, y que será retomado en una sesión siguiente y en otras, incluso muchos meses más tarde. Es un movimiento lógico que me parece importante poner en la base de toda elaboración, de todo ensayo, no de explicación sino de indicación de aquello de lo que se trata. Es sobre lo que insistí igualmente en esos fenómenos institucionales, generalizando la cuestión de lo institucional —una cura analítica siendo un fenómeno institucional, con sus contratos que delimitan ciertos intercambios—. Se trata de una lógica nueva, desde Freud, y precisada por Lacan; una nueva forma de epistemología.

Lo que quería proponer —puede aparecer como difícil, pero me parece que no hay nada más simple; claro que siempre lo más simple es lo más difícil— es esto: ¿cómo articular, en un plano colectivo, lo que está en cuestión en ese *fenómeno de pasaje*? Me parece que se podrían retomar algunas articulaciones lógicas de Lacan. En particular, lo que desde hace mucho tiempo afirmaba, que lo inconsciente no es una masa amorfa, sino que está articulado; con esta precisión, que lo que está *articulado* no es forzosamente *articulable*. No es un axioma, es una constatación. Aunque siempre hay una suerte de voluntad que aparece de querer volver articulable lo articulado. Pero llegó a decir que lo más inconsciente, lo articulado, era un «lenguaje inédito». ¿Cómo situar este lenguaje inédito? Me parece que es a causa de esta brecha entre lo articulado y lo articulable, que se recurre a lo que está próximo a una dimensión de verdad: el mito.

La última vez recordaba algo del orden del vocabulario teatral, hablando de la *otra escena*, en el sentido de Freud, que él mismo había tomado prestada de Fechner. La otra escena, la escena del sueño, también es la escena del fantasma. Y esta «otra escena» está en cuestión cuando se intenta articular algo en el conjunto institucional. Recurrí a esta imagen para intentar decir que nuestro trabajo es intentar construir, fabricar «practicables» incluso de una manera efímera, cueste lo que cueste; y agregué: *en el sentido teatral del término*. Un practicable en el que algo de esto es dejado en un no-lugar. A propósito de las personalidades psicóticas, que son justamente seres de ninguna parte, me parece que es necesario de entrada, intentar «bricolar» algo que es del orden de un «lugar-teniente»; por eso usé ese término de practicable. Pero se puede decir también que lo que parece más importante en la puesta en práctica de cualquier tratamiento —psicoterapéutico o biológico— es que la eficacia de ese tratamiento es inseparable del modo como se aplica. Ahora, ¿qué quiere decir el modo de aplicar un tratamiento? No se trata únicamente de una dimensión «voluntarista», de buena o mala intención. El modo de aplicar el tratamiento pone en cuestión lo que se llama, desde hace mucho tiempo, *ambiente*. Es un término aparentemente vago, que pide ser precisado.

Se sabe que lo que genera la «podredumbre» de algunos hospitales, son las dificultades de ambiente. Hablo tanto de hospitales psiquiátricos como de hospitales generales. Seguramente habrán leído o escuchado relatos de hospitalizaciones en servicios de medicina o cirugía, incluso los más modernos. Hay que ver en qué calidad de ambiente (¡miserable!) son mantenidas: lo que hace fracasar las intenciones, ¡por más tecnificadas que sean! Podría hablar en detalle. Tengo muchos ejemplos desgraciadamente, que se aproximan de una manera consciente o no, en ciertos casos, a la eutanasia.

Tal vez pudiésemos concretizar, explicitar esa brecha entre lo *articulado* y lo *articulable*. Me parece que es esta brecha la que está en cuestión cuando Lacan habla del *semblante*.

Dicho de otra manera, si no tenemos noción de semblante, me parece difícil poder precisar la naturaleza y la calidad del campo operatorio, de la praxis en la cual nos encontramos. Podría proponer retomar simplemente la tipología de los discursos, tal cual son elaborados por Lacan. O, al menos, sugerir que cada tipo de discurso es un tipo de semblante. Dicho de otra manera, que la tipología de los discursos serían una *tipología de los semblantes*. Luego, a fin de cuentas, que se trataba de una tipología del ambiente. Hay ambientes calurosos, ambientes fríos, ambientes jodidos, ambientes peligrosos. Pero no es suficiente en el plano articulatorio, y eso demanda la aplicación de una lógica más específica. Acercar el término semblante al término ambiente puede ayudar a formular algo más o menos criticable...

Les recuerdo que Lacan primariamente formuló, para situar el problema de lo inconsciente, del sujeto de lo inconsciente $), que un significante representa el sujeto para otro significante». A lo que agregó: lo que queda de toda esta operación es lo que se llama «*a*», objeto y causa del deseo.

$$\frac{S1}{\$} \rightarrow S2 \quad y \quad \frac{S1}{\$} \rightarrow \frac{S2}{a}$$

Se sabe que «el otro» significante, S2, es un *corpus*, es el conjunto de significantes. Lo que distingue al S1 como «significante amo», justamente. A partir del significante amo hay «lanzamiento» del discurso: «discurso del amo». Cada tipo de discurso va a ser clasificado por el lugar del agente del discurso, lo que Lacan llama semblante. Les recuerdo las cuatro casillas: semblante, otro del discurso, verdad y producción.

Semblante	Otro
Verdad	Producción

Por ejemplo, en el discurso del amo hay producción de objeto *a*, que Lacan llama *plus de goce*. (Habría que retomar, a partir de ahí, justamente, el problema de lo que está en cuestión en toda colectividad como en toda existencia, el problema del *goce*). Pero esta flecha de S1 a S2 es lo que condiciona que haya sujeto; si no hay significante para otro, no hay sujeto. Lo importante, justamente, es que el sujeto no está concernido directamente, es el sujeto de lo inconsciente. No hay acceso directo al sujeto. Ya en esta formulación, la más simple del discurso, se ve que lo que predomina es el *pasaje* de un significante a otro; y es en el pasaje que hay posibilidad de poner en cuestión al sujeto de lo inconsciente.

Si nos quedáramos en este discurso y quisiéramos generalizar, se podría decir esto: «A fin de cuentas, ¿qué es lo que está en cuestión en eso que se hace?» Se dice que se intenta organizar un campo colectivo (sea un hospital, un sector, una escuela, etc.), un campo colectivo que sólo tiene sentido si cada persona es considerada en su singularidad, si cada persona «cuenta» para alguna cosa, y que no haya amalgama, aglutinación. Dicho de otra manera, que cada persona pueda contar como sujeto. Si no, hay verdaderamente una deformación de lo que se hace; desgraciadamente, es así con frecuencia. Es necesario intentar evitar lo que se llama uniformización; o lo que Sartre definió muy bien en la *Crítica de la razón dialéctica* con el término de serialización. Lo que va, al mismo tiempo, junto con el respeto de una heterogeneidad del campo de la praxis. Entonces, se puede hacer un salto lógico: para que pueda funcionar en un Colectivo con un conjunto de personas, un conjunto de sujetos, se podría, por ejemplo, escribir que hay «n sujetos».

$$\frac{S1}{n(\$)} \longrightarrow \frac{S2}{a}$$

El problema es poder considerar, de manera paradojal, que

al intentar estructurar un campo colectivo, eso no impida que se pueda tomar a cada uno en su singularidad. Lo que está entonces en cuestión, para poder desencadenar un «discurso», una articulación, para que cada sujeto pueda estar «emplazado», es que haya *producción de S1*, es decir, que va a determinar la estructura del conjunto.

Para situar mejor lo que está en cuestión, les recuerdo otra vez un aforismo de Lacan. Por el mismo hecho de que lidiamos con individuos de la especie humana, es decir, con personas que hablan, aunque se callen, «parlêtres»; ese nivel lenguajero en el cual se trabaja, por el cual lo inconsciente es estructurado, es el mismo a partir del cual se puede anunciar este aforismo a propósito de lo que está en cuestión: «No hay hechos que no sean hechos de discurso». A fin de cuentas, lo que propone como tipología de los discursos es una tipología de lo que está en cuestión en el plano estrictamente empírico. Es una fórmula que se acerca a lo que evoqué, hace dos o tres años, a propósito de ciertos recorridos epistemológicos que intentan entender lo que está en cuestión en ese trabajo. Particularmente en Karl Otto Apel a propósito de lo que llama «pragmatismo trascendental» El «pragmatismo trascendental» pone en cuestión, fundamentalmente, la formulación de que no hay cosas o hechos en sí; que los hechos son siempre trabajados por el lenguaje; no son trozos de cosas; y por el mismo hecho de que trabajamos, somos tomados en cierto campo de praxis, no simplemente como operadores sino también en tanto que parte integrante del conjunto. Se puede decir, de una manera aproximativa, que el hecho de trabajar en cierto campo —por el hecho de que no hay cosas en sí— y si se tiene en cuenta también que lo que está en cuestión está en relación con el sujeto de lo inconsciente, pone en causa la manera como se va a escribir en ese campo, va a modificar un poquito el nivel de equilibrio de ese campo. Si eso no lo modifica, es que no estamos en el campo de la *praxis*.

Podríamos decirlo de otra manera, hace mucho tiempo me referí a una analogía cibernética: cada persona que trabaja en un colectivo psiquiátrico está tomado en ese Colectivo actuando, y está «actuado» por lo Colectivo. De lo que resulta que su propia modificación modifica al conjunto. ¡Eso es muy optimista! Se trata de *máquinas abstractas de tipo 3*. Cada persona en sí misma es pieza y «combustible» de la misma máquina. Pero esto sólo tendría sentido si estuviéramos en un campo, en una praxis particular que considerase a cada una, que hiciera que la manera en la que se va a presentar pudiese jugar cierto rol.

Implícitamente, en esta formulación, está en cuestión otro concepto: la *transferencia*. Porque si no hay transferencia, si se la economiza epistemológicamente, ya no se entiende nada; se podrá entonces presentarse de cualquier manera que no modificará nada de nada; se podrá venir a trabajar un día caminando con las manos que no cambiará gran cosa. Ahora, a ese problema de la transferencia se nota que en la práctica actual, tanto psiquiátrica como pedagógica, los organizadores oficiales no lo tienen en cuenta. Les recuerdo lo que se contaba la última vez como una pequeña anécdota: que por razones de economía financiera, en ciertos servicios de psiquiatría, los enfermeros llegaban al trabajo por la mañana y encontraban una nota de la administración diciéndoles que cambiaban de servicio. Y si se buscaba la explicación, era porque el número de enfermos había disminuido algunas unidades. ¡Lógico! ¡El número de enfermeros también debía disminuir! Eso es no tener en cuenta todo lo que ha podido pasar entre un enfermero y tal o cual enfermo, es decir la relación transferencial. Entonces, lo que acabo de decir sobre la cibernética sólo tiene sentido si se pone en cuestión el concepto de transferencia, si una dimensión inconsciente es respetada. Y únicamente a partir de ahí es que se puede aceptar esta formulación de que no hay hechos o cosas en sí, articulándolo con el aforismo: «No hay más hechos que hechos de discurso».

El ambiente es fabricado, constituido por hechos, acontecimientos. Encuentros que son, a fin de cuentas, hechos de discurso. De ahí la importancia de poder «tipificar» cada uno de los discursos en cuestión. La proposición de Lacan de tipificar cuatro grandes discursos —tipología de cuatro términos— discurso del amo, discurso universitario, discurso histérico, discurso del analista, sólo es posible por la puesta en acto de una «distintividad», de una *función diacrítica*; y no puede ser realizado más que por la emergencia de cierto tipo de discurso: el discurso del analista.

$$\frac{a}{S2} \rightarrow \frac{\$}{S1}$$

Dicho de otra manera, se trata de introducir una dimensión analítica en un conjunto que permita tipificar el ambiente. El discurso del analista, que es una emergencia epistemológica, tiene en cuenta en la organización lógica del trabajo una dimensión que hasta el momento estaba completamente aplastada, desconocida en una tradición filosófica milenaria: el «deseo».

Por ejemplo, lo que está en relación con el deseo de cada uno es poder, en el ejercicio mismo de su trabajo —tanto el médico, el enfermero, como el administrador— tener en cuenta el hecho, que no era evidente, de que la calidad misma de inserción que se tiene en este campo de trabajo juega un rol particular, y puede «prestarse a consecuencia». Por ejemplo, ¿es posible, en ciertas categorías profesionales que trabajan en un campo pedagógico o psiquiátrico (porque es un poco la misma cosa), tener *iniciativas personales*? Es una de las cuestiones más debatidas, más difíciles. Iniciativas quiere decir de acuerdo con alguna cosa del orden del deseo.

Les recuerdo simplemente que la transferencia está en línea directa con la noción de deseo, por tanto con la noción de objeto y causa del deseo. Es decir que la transferencia no quiere decir nada si no articula alguna cosa del orden del deseo y del objeto del deseo. Por tanto, hablar de transferencia es hablar del deseo y del objeto *a*. *A priori,* se puede elegir muy bien optar por una dirección u otra; elegir que todo esto no tiene importancia. Pero entonces, es afirmar que se eligió un universo de uniformización, de no «distintividad», de no singularización, un «práctico-inerte», o más simplemente, un universo concentracionario. Entonces, hay una suerte de «bifurcación». La otra opción es la eficacia de la presencia, el investimento trasferencial, el propio deseo, etc. Tener en cuenta el deseo propio ante lo que se hace es una definición de la ética. Ya les indiqué todos los desarrollos de esta temática en el seminario de Lacan: Ética del psicoanálisis.

Para volver a lo que está en cuestión, se puede decir que todo discurso va a evolucionar de esta manera:

Semblante	Otro
Verdad	Producción

El «semblante» es el agente del discurso. Y, por otro lado, es el *discurso del amo* que crea, si se puede decir así, la estructura.

Pero entonces, ¿cómo es posible «cambiar» algo cuando se trabaja colectivamente? ¿No se caerá en estereotipias, no se caerá en esas especies de repeticiones que engendran monotonía y taponamiento de toda posibilidad de iniciativa, después toda posibilidad de manifestación del deseo, después toda relación transferencial? Entonces, ¿cómo imaginar —porque somos reducidos a imaginar— que pueda haber una posibilidad de cambiar algo en un establecimiento? Un establecimiento psiquiátrico, por ejemplo, que es indexado por el lugar de los diferentes «operadores», desde el director administrativo, los médicos jefes, el contador, el enfermero general (habría que hablar extensamente...), los enfermeros, los psicólogos, etc.; y abajo de la escala los esquizofrénicos, los débiles, los idiotas, y los dementes. Todo esto crea un mundo. Y a menudo, un mundo obligatoriamente, estatutariamente fijo. Cada uno en su estatuto y en su dependencia jerárquica ante los otros niveles. Esto no impide que haya problemas fundamentales que se plantean diariamente: por ejemplo, poder, por momentos al menos, desalojar a los esquizofrénicos de sus situaciones de impasse, de sus «descarrilamientos». ¿Cómo hacer para que pueda haber una chance de reorientar, de encausar, aunque sea por algunos minutos, a alguien que está en semejante estado? ¿Podemos hacer algo en un establecimiento que está, el mismo congelado, que está condicionado con manifestaciones de la alienación estatal? Podemos imaginar que se diga que habría que intentar modificar la estructura. Se puede decir: «Pero, en fin, tienen personal calificado, no tienen más que educarlos más, cambiarlos de lugar, darles responsabilidades». ¿Eso cambiará la estructura? ¿Qué es una estructura? Se cambia al jefe médico, por ejemplo. ¿Eso cambiará algo? Puede suceder que esto conlleve, durante un tiempo, fenómenos de desasosiego: ¡como reajustarse a los nuevos sistemas de dependencia! Es necesario que ellos descifren antes los hábitos de nuevo...

Me parece que para cambiar la estructura se necesita que haya *producción de un nuevo discurso*. Es decir: producción de S1; S1, lugar *incoativo* de la estructura. ¿Cómo producir S1? Se sabe que es el discurso analítico el que produce S1.

$$\frac{a}{S2} \rightarrow \frac{\$}{S1}$$

Es necesario intentar reflexionar sobre la lógica de la operación. El discurso analítico en su instancia interpretativa, va a modificar la estructura por producción de S1. Pero aquí hay un salto, tal vez un poco difícil. Cambiar algo que siempre debe estar en cambio, adaptarse a las diversas personas que están ahí con todos sus problemas, siempre y siempre nuevos... ¿Hay posibilidad de hablar de una suerte de operador capaz de cambiar algo, es decir, de *producir S1*? No basta con decir: «Vamos a constituir un grupo de pensadores locales que va a pensar en la cuestión; vamos a llamarlo grupo de analizadores (lo que para mí es la peor obscenidad) para formular ¿qué hacer?»... ¡Eso no haría más que reforzar las estructuras jerárquicas existentes! Por el contrario, la noción misma de Colectivo, en el sentido abstracto del término, es algo que está informado en el sentido fuerte del término. Está informado por lo que pasa. Pero es necesario que algo pase. Si está informado por lo que pasa habrá posibilidad de producción de algo nuevo.

De una manera más simple, se puede suponer que, entre los participantes de una colectividad, haya cierta proporción, no mayoritaria, que esté *apasionada* por lo que hace. Dicho de otra manera, que hacen su trabajo en cierta armonía con un «deseo operatropizado» o «deseo sublimatorio», como ya indiqué respecto de un argumento para un encuentro en 1963, que nunca tuvo lugar. Pero «ese deseo sublimatorio» no puede ser dictado; ¡y no es el grado, el diploma, o el estatuto los que podrán resolver la cuestión de la sublimación! Las personas calificadas, como suele decirse, que no tienen ninguna formación universitaria, pueden acceder a este nivel espontáneamente: ¡un poco como ciertos personajes de Makarenko, que describe en *Poémes pèdagogiques* a propósito de la «Colonia Gorki»! Era un nivel de «sublimación» que implicaba un interés extraordinario por lo que hacían. Cuando los «delincuentes» iban a casa de X (me olvidé el nombre), iban a la casa de «alguien»; no era cualquier fantoche, y sabían que ahí tendrían un garante. Eso es el deseo «operatropizado».

A ese nivel en el azar de los encuentros, se puede constituir al cabo de diez años un grupito minoritario, en un conjunto colectivo: algunas personas que tienen esta madera. Pero hay obligaciones en relación a la ley de grupos. Es necesario cierto número porque por debajo de ese *quantum* estos tipos, o terminarán expulsados o bien tendrán una vida dura. Pero, con cierto número, puede funcionar. Entonces ¿qué funcionará? Lo que funcionará es que habrá cierto *quantum*, cierta dosis, cierto *humus*, cierta base que tendrá la textura del «discurso analítico». Me parece que es más simple decirlo así: los investimentos múltiples con una atención, una vigilia, y sin muchos errores. Lo cual implica funciones diacríticas de interpretación, incluso no explícitas.

El problema que se plantea al nivel colectivo es saber cómo «aprovechar» (en el sentido del rendimiento analítico, si pudiéramos asociar estos términos) ese pequeño número de personas. Ellas van a desarrollar en las constelaciones, en las diferentes relaciones, en los encuentros, en los grupos de trabajo, en las diferentes experiencias, sistemas que «producirán» S1, cosas inesperadas, cosas nuevas. Es en este nivel que se puede trabajar, teniendo en cuenta también la lógica de los sistemas aleatorios. Porque toda novedad no puede ser más que un encuentro, un encuentro inesperado. Si se espera lo que se va a encontrar, ni vale la pena esperarlo, ya se tiene. Ese tipo de encuentro, en un campo aleatorio, puede tener efecto de interpretación. Paradojalmente, así se puede «programar el azar», o mejor: *dejar hacer al azar*. Se sabe que una de las dimensiones más típicas del universo paranoico es que no existe el azar en absoluto. Todo está previsto y todo es interpretado de manera delirante. El azar ya no existe. No quiero hacer la transposición a la estructura de los establecimientos porque, felizmente, el desorden permanece y siempre hay lugar para el azar. Felizmente, por eso se continúa viviendo. Pero, por el hecho de que hay «deseo makarenkiano» o sublimatorio, que se manifiesta, se puede cambiar algo. Lo Colectivo, máquina abstracta, «no existe» en tanto que tal. Es una máquina producida por sus diferentes encuentros, al nivel del «discurso analítico». Para que haya producción de S1, al nivel colectivo se podría decir que se necesita una integración de los discursos analíticos. Es simplemente una imagen.

$$\text{Producción de S1} = \int \text{Discurso analítico}$$

Al nivel mismo de la relación psicoterapéutica, lo importante, es la manera en la que nos vamos a presentar. Esto va a actuar, va a tener un efecto a partir de lo que se presenta. Pero qué quiere decir eso: ¿lo que se presenta? Alguien entra, se presenta; pero, ¿qué se presenta verdaderamente? ¿Y qué es eficaz en esto que se *presenta*? Tal vez ustedes conozcan todas las discusiones que hubo hace una treintena de años alrededor de lo que algunos analistas llamaron «situación» analítica y la «presencia» de analista. Y todos los errores «falizantes» y teológicos que esto podía acarrear, así como los *acting out* descontrolados que desencadenaba.

Lo que se presenta está en correlación con el ambiente. Si hay una técnica, una *tekné* que tenga en cuenta al deseo sublimatorio, es decir que pueda tener cierto sentido de estar en cualquier parte (*sentido* en oposición a significación) y que eso haga sentido ahí donde había «sinsentido», ese sentido no puede ser eficaz más que por su modo de correlación con la *verdad*. No se debe confundir *verdad* y *exactitud*, por supuesto. Heidegger nos lo señala, pero también Edouard Glover, cuando habla de la eficacia de las falsas interpretaciones (falsas en el sentido de no exactas). Hay una dimensión de verdad que es puesta en cuestión aquí. Y lo que está próximo a la verdad, lo que no se perdona, es algo que está en relación con el deseo, la *angustia*. Como dice Lacan: «La angustia no engaña», está en relación directa con el objeto *a*. De ahí la fórmula de la angustia elaborada por Lacan: «¿Qué objeto *a* soy para el deseo del Otro?» La Verdad, no tiene aproximación directa. Tradicionalmente, la *aletheia* no se manifestaba en estado puro; a tal punto que se está frecuentemente más próximo a la verdad por la mentira. La *aletheia* está siempre infiltrada por la astucia, la trampa, la *apaté*. Otra manera de decir que la verdad sostiene la estructura de lo inconsciente en el lugar del deseo, al sujeto de lo inconsciente. Queda así alguna cosa que no se articula completamente. Como dice Lacan, es un «medio-decir». Esto complica singularmente el asunto. En un artículo de Lacan de 1956, «La cosa freudiana», para el nacimiento de Freud, es el pupitre quien dice: «Yo, la verdad, hablo». Es una «prosopopeya», la verdad dice «Yo hablo». Y eso basta. Eso es lo que está en cuestión en la palabra, justamente. Si quieren otras referencias pueden leer un texto en *L'Entretien infini* de Maurice Blanchot, a propósito de las relaciones entre la verdad y el «yo hablo».

Se podría decir ahora que la verdad habla por el Semblante. Pero ¿qué me va a «medio-decir» el semblante? Es necesario que «medio-diga» algo, ¡si no, queda suspendido en una especie de cielo, donde no hay siquiera hilo para el ángel de la Anunciación! Lo que el semblante, que es el efector de la verdad en este agenciamiento del discurso, va a «mediodecir» es alguna cosa a propósito del *goce*. Y eso es lo que crea sentido.

Se pueden decir las cosas de otra manera, también. El semblante es tan simple, tan evidente, que andamos encima sin verlo, por el hecho de que estamos encapsulados por las «ilusiones epistemológicas», y claro, por la ilusión de lo Imaginario. Ustedes saben que lo Imaginario es la madera misma de la resistencia. La resistencia al análisis que muy a menudo viene del analista mismo, es una resistencia que construye opacidades, pantallas, reflexiones, «comprensiones» ante lo que pasa. Me parece también, que el semblante es lo que está enmascarado.

Por ejemplo, en una escuela cualquiera de pedagogía tradicional, tal como existe en Occidente, si hablan al jefe del establecimiento (director) de algunos problemas de relaciones que se desarrollan entre los niños, entre los alumnos, los «instructores», etc., obtendrán la imagen perfecta del aplastamiento del semblante, esto crea climas invivibles. Y no solamente en las escuelas. Algo del mismo orden sucede en esta pequeña institución industrial que se llama familia conyugal. ¡Esta aplasta el semblante mejor que ninguna! Por el contrario, lo que está en cuestión al nivel de la organización de los conjuntos donde hay psicóticos es más trágico, porque en la psicosis es justamente el semblante el que es herido, aplastado, destruido. Se tiene entonces la necesidad de poner en cuestión el semblante. Eso es lo que llamé ambiente. Para darles otra imagen, se puede decir que el semblante puede aparecer por momentos, ya sea en el proceso de una cura analítica, ya sea en la corriente de la existencia, en ciertas curvas, en ciertas bifurcaciones. Tal vez se puede reducir a un nivel basal, a lo que Freud llamó *Not des Lebens*, es decir a una suerte de necesidad mínima de estar vivo, sin ningún floreado, sin color, sin error, sin patetismos. La necesidad más miserable de existencia que se pueda ver aparecer en ciertas fases depresivas, o en ciertas fases del análisis, o bien en ciertos sueños donde apenas hay lo necesario, a lo sumo una filmina; o bien lo que llamé, de una manera menos poética, el nivel de los fondos de cacerola, cuando ya se raspó todo.

Supongamos que podemos mantenernos en este nivel; lo que va a aparecer en lo que pasa no es del orden simbólico, o imaginario, o real. Por supuesto que es todo eso a la vez, pero es ante todo un entrecruzamiento, una suerte de «compacidad», en el sentido de la teoría de los conjuntos y de la topología (por ejemplo, en el teorema de Borel-Lebegue). No es ni uno ni otro de estos tres registros; pero está en un nivel de emergencia. Al nivel del *Not des Lebens*, al nivel del ritmo, de lo que hace que «haya», simplemente. Esto puede traducirse fenoménicamente por lo *pático*. Hay algo de este orden, no al nivel de la sensación, sino en lo que hace que pueda haber *pático*. *El semblante es un correlato de esta emergencia.* Entonces hay muchas formas de semblante. Freud delimitó, aisló, articuló magistralmente algo que él no inventó: el síntoma. Hasta él, el uso más juicioso del síntoma se encontraba en el discurso de Marx. Del mismo modo, Marx encontró la noción de plusvalía en Adam Smith, pero fue él quien la articuló en el proceso de producción. El hecho de articular el síntoma de toda la producción capitalista hace que exista una suerte de subversión de ese discurso imaginario que alimentaba las diferentes teorías del conocimiento.

Lacan, en cierto paralelismo lógico con la noción de plusvalía de Marx, propone la noción de plus-gozar, este objeto no especularizable: el objeto *a*. En el discurso histórico, es el sujeto histórico el que está en el lugar del agente, del semblante. Él produce S2, saber, el saber que sirve al desarrollo de la teoría analítica, etc.

$$\frac{\$}{a} \rightarrow \frac{S1}{S2}$$

Estos son sólo algunos puntos de referencia. Ustedes develarán por sí mismos las consecuencias teóricas y prácticas. De todas maneras, les recuerdo la relación que hay entre el semblante, el «medio-decir» de la verdad sobre el goce, y el goce. Se puede decir que es una de las definiciones posibles de *la castración*, vía de acceso al Simbólico. El agenciamiento de las diferentes «piezas» de una colectividad necesita este acceso a la tabladura de los significantes. Pero esto implica cierta movilidad, una posibilidad de pasaje de un significante a otro. Lo Colectivo, máquina abstracta, desarrolla una *función diacrítica*, correlativa de una posibilidad de *producción de S1*, lo que implica la presencia de sujetos (de lo inconsciente). Es lo Colectivo lo que puede poner en práctica, agenciar el trabajo, para que haya posibilidad de distinción. Es una temática muy «materialista»: se trata de *autoproducción*, no de subjetividad, sino de *subjetidad*.

Interviniente (B): He observado que no has pronunciado ni

una sola vez el término Superyó... Me interesaría trabajar las relaciones del Superyó, o mejor de la «culpabilidad objetiva» (y también del Superyó) y lo Colectivo. Me ha parecido tener una iluminación también respecto de la famosa «prosopopeya»: «Yo, la verdad, hablo». Que, a partir del momento en que ella articula algo, la desgraciada, ya no es más la verdad. Tal vez sea ahí donde puede situarse el Superyó. Es decir que está casi *en pérdida de lalangue* —que Lacan definía como lo que habla el *parlêtre* incluso antes de hablar una lengua—. Es decir: ella habla, pero si se escucha lo que dice, si se pone a articular, a hacer un discurso de algo o sobre algo, me pregunto si ahí no aparece ya el Superyó.

Jean Oury: Es en efecto una de las cuestiones fundamentales y de un interés práctico mayor... Habrá que retomarlo con más tiempo. Y no hay que olvidar que el Superyó es correlativo a una lógica de la totalidad, ¡y relacionado con el goce! La imagen más pertinente del Superyó es la del padre originario, mítico, cuando dice: «¡gocen!»...

Interviniente (B): Lo que quería decir es que, a propósito de: «Yo, la verdad, hablo», ¡Lacan se cuida bien de decir lo que ella dice!

Jean Oury: En este artículo, Lacan habla de una doble articulación: cuando los padres comen uvas verdes... «Deuda simbólica» que se transmite de una generación a otra. Esta deuda es el substituto del no-acceso al Simbólico por la castración. Especie de taponamiento de la falta. Eso es justamente lo que aparece en la organización de colectividades, una suerte de taponamiento generalizado con efectos de Superyó espantosos. Dicho de otra manera, la evitación, que es lo más basal de lo que Lacan llama lógica del «no todo». Eso se acerca un poco a lo que dice Sartre en *Crítica de la razón dialéctica*: una totalidad detotalizada. Pero en esta «totalidad detotalizada» está ya la palabra totalidad, que es demasiado. Por supuesto, ¡después hay que detotalizarla! Pero es demasiado tarde... El Superyó es «el anti-$\cancel{A}$».

Interviniente (B): En otra ocasión habrá que retomar la temática del Superyó y del Colectivo, del Superyó y del semblante...

Interviniente (A): Yo quisiera que retomes el discurso del analista y esta nueva ecuación que hiciste aparecer aquí y que recubre otra: Semblante = Ambiente, en fin, a cierto nivel. Pero, sobre todo: «La producción de S1 provoca esta integral del discurso analítico». Encuentro que esto es una cosa que puede ser relativamente interesante en nuestros asilos de porquería, y valdría la pena profundizar un poco.

Jean Oury: Muy bien. ¡Pero la próxima!

19 de junio de 1985

Jean Ayme: Anuncios... Por un lado, quería anunciar que el Congreso de la Sociedad *Croix Marine* será en Angers los días 23, 24 y 25 de septiembre —25 años después de la famosa circular del 15 de abril de 1960—. Entonces, tal vez sea interesante transmitir la información a los equipos, ya que la Sociedad *Croix Marine* es —no es inútil recordarlo— el único espacio donde se encuentran todos los practicantes de psiquiatría, cualquiera sea su estatus profesional. A la inversa de lo que pasa habitualmente, que los congresos reagrupan por un lado a educadores, por otro lado psiquiatras, por otro lado psicólogos. En Angers se encontrarán todos los actores o todos los practicantes de la psiquiatría, todos los estatus mezclados.

El segundo anuncio concierne a la posibilidad de recomenzar los encuentros que Jean Oury inició hace quince años, en 1971, en los locales de la ex École freudienne, calle

Claude Bernard 69, y que reunían a practicantes de diversos estatus e instituciones que venían a aportar elementos de problemática institucional. Deseados por muchos, y en el fondo, de cierta manera reemplazados históricamente por estas noches de miércoles. Reemplazados numérica, pero no cualitativamente. Porque no tenían exactamente el mismo objeto. Entonces Jean Oury deseaba, y también cierto número de colegas, que se retomaran las cosas de aquella forma. Y esto podría comenzar en septiembre o en octubre en Sainte-Anne. Desgraciadamente no en esta sala, que está ocupada todos los miércoles desde antes que comenzara este seminario, por algunos colaboradores de Henri Rouselle que la utilizan desde hace mucho tiempo, y no es cuestión de pedirles que cedan el lugar. Entonces, necesitamos encontrar en el hospital de Sainte-Anne otro local que pueda acoger de 50 a 70 personas. Y yo me ocupo después de la administración. Pienso que se conseguirá en septiembre, en el peor de los casos en octubre. Listo el segundo anuncio.

El tercero concierne a una obra que fue publicada por iniciativa de los colegas que editarán, reeditarán, los tomos 2 y 3 de la *Revue de Psychothérapie Institutionnelle*. Obra realizada, en aquella época, por Tosquelles solo, y que fue titulada *Psychothérapie Institutionnelle et éducation* (o pedagogía) —el título del texto de la reedición hecha hace aproximadamente un año y medio cambió—. Ellos acaban de publicar, igualmente, otra cosa que se llama *Pratique de l'institutionnel et politique,* cuyos autores son personas muy conocidas: Jean Oury, Félix Guattari y François Tosquelles. Son entrevistas que fueron grabadas y después editadas. El

19 DE JUNIO DE 1985

hecho es que los entrevistados no sabían lo que los otros dos decían. Creo que esa era la regla. Entonces, no deja de ser interesante. Podemos esperar que un día el diálogo se establezca —sobre todo en lo que concierne al segundo entrevistado—. Creo que los editores están en la sala y lo pondrán a la venta a la salida, si les interesa.

En fin, les recuerdo que esta es la última reunión antes de las vacaciones escolares y nosotros retomaremos el tercer miércoles de septiembre. Y, si se dispone de un pequeño momento después de la exposición y la discusión, tal vez se podría intentar hacer propuestas para la elección del tema del próximo año. Le toca hablar a Jean Oury.

Jean Oury: Esta es la última sesión del año escolar... Propuse, en septiembre, intentar precisar esta noción que llamé Colectivo. En diferentes oportunidades intenté dar elementos esenciales, es decir el «por qué» de tal elección. Siempre usé ese término de Colectivo en un sentido que no es el sentido corriente: no es la colectividad. No voy a volver a la distinción entre establecimiento, grupo, institución, etc. Pero me parece que, en todo intento de estructuración de un campo psiquiátrico —aunque pueda valer también para otros campos de trabajo— es cierto que, si no se pone en práctica «alguna cosa» que pueda agenciar las diferentes prácticas, los diferentes puntos de vista también —es decir, el lugar de cada uno en ese campo de trabajo—, se queda sometido a una suerte de presión social, presión estatal; y a fin de cuentas, se pierde lo esencial: la puesta en cuestión permanente de la alienación social, de la dependencia del Estado. Dije que ahí había que elegir: se puede muy bien no poner en cuestión estas presiones estatales. Si lo formulo así, no es en un sentido «revolucionario», es más bien por necesidad epistemológica de lo que está en cuestión en lo que se hace. Tanto en el «Sector» como en los hospitales ¿se puede trabajar eficazmente, al nivel de las psicosis, de las psicopatías, de las demencias, etc., si no se analiza esta relación de dependencia?

Dicho de otra manera: ¿podemos contentarnos con tener un estatus de «sirvientes»? Usé ese término: somos sirvientes. Que seamos director, médico, psicólogo, barrendero, enfermero no cambia en nada la cosa; sirvientes diplomados o no, ese es el estatuto puesto en cuestión por esta interrogación a propósito del Colectivo. Recuerdo simplemente algunos puntos que intenté explicitar. Cuando nos ocupamos de algún «enfermo» —seamos enfermeros, psicólogos, u otra cosa— se establece algo entre ese «enfermo» y lo que nosotros mismos somos. Esta relación pide ser definida, delimitada, precisada. Independientemente de todas las variaciones técnicas, de todas las ideologías que se pueda tener, lo que es cuestionado por «el usuario» de ese campo psiquiátrico —es decir, por el mismo enfermo—, lo que es cuestionado en el encuentro que se tiene con él es algo que implica a las «personas» en presencia. Se trata, entonces, de saber si estamos directamente cuestionados o si dependemos de otra cosa. Ustedes saben que si, en una conversación psicoterapéutica con tal o cual psicótico, él siente que hay un trasfondo, que dependemos de otra cosa, enseguida somos «denunciados» como no estando a la altura. Figúrense, por ejemplo, una interpretación, un gesto o una palabra... Si esta interpretación se desdobla, si el enfermo siente que ahí hay algún otro que va a dar un consejo o una directiva a quien tiene en frente, este no representa más para él una garantía suficiente. Es una manera concreta de decir que, incluso a ese nivel más elemental del encuentro, *no hay Otro del Otro*. Si hay Otro del Otro, usted no cuenta, no hay más relación auténtica con el enfermo. Se puede intentar generalizar: en un establecimiento debe haber un agenciamiento de la vida de ese establecimiento, pero un agenciamiento local, sin referencia a otra cosa. Ahora, sucede que en la mayoría de los casos hay siempre referencia a otra cosa. De ahí la necesidad de especificar cierto campo de trabajo. ¿Pero cómo? Insistí en la necesidad de que, para tener en cuenta la presencia, la existencia —de una manera singular— de cada uno de los participantes de tal campo, hay precauciones que tomar, precauciones estructurales colectivas, que no son obvias. Es difícil, porque esto se formula, de entrada, a contracorriente de todo lo establecido. Ahora, sucede que no se puede ir más allá de lo establecido. En ese sentido, recordé la importancia de re-definir siempre lo que concierne a la alienación, la alienación social. Hace treinta o cuarenta años, de una manera un poco ingenua, los que sostenían este tipo de reflexión, tomaron como slogan: «Nosotros somos todos des-alienistas». Pero ¿se puede des-alienar? De la alienación en cuestión, de la alienación social, nadie escapa. El año pasado escribí un texto a propósito de la alienación, a fin de intentar reagrupar todas las acepciones que hay alrededor de este término, e intenté acercar el problema planteado por la alienación al problema de la *transferencia*. Se sabe que la transferencia apareció, para Freud, como un obstáculo mayor cuyo objetivo era impedir que el proceso analítico prosiguiese. Pero, al mismo tiempo, no se puede escapar de ella y es incluso lo que especifica el proceso analítico. La posición de Freud fue servirse de esta potencia energética que representaba la transferencia, servirse de ella en su propio terreno, para intentar canalizarla. Intenté acercar esta «dificultad» de la transferencia a aquella planteada por la alienación: esta es todavía más maciza que la transferencia. Nos impregna, estamos completamente moldeados por esta presión estatal, social.

Diariamente se constata hasta qué punto el «yo» occidental está ligado a la pequeña propiedad. Por ejemplo, creo que cerca de Bordeaux, en la Gironde, había una pobre buena mujer con su crío, que había construido una casita de madera. Había acudido a un arquitecto, que posiblemente se había equivocado: su casa traspasaba en dos metros una línea virtual que era el límite de la propiedad del vecino. ¡Una cosa terrible! Entonces, una mañana de domingo la despertaron dos tipos que habían venido con sierras eléctricas. Cortaron la casa en dos, justo en la línea virtual, tan bien que la habitación del crío quedó del lado del vecino. Por supuesto que es un extremo; pero no tanto. Frecuentemente quedamos reducidos, tal vez de una manera muy sutil, a componer con esta «impregnación» que nos marca profundamente: la delimitación de nuestra «pequeña propiedad». Lo que está en cuestión en el proceso de formación del psiquiatra, del psicólogo, del enfermero, etc., tiene algo que ver con esta pequeña propiedad. Cuando un tipo tiene su diploma, su estatus, cuando está tan bien instalado que se le recomienda incluso no cambiar, «asegurar» su ubicación, es decir, tener respeto de una dimensión jerárquica —lo cual es ayudado además con que a menudo se reconoce en diferencias salariales—, se ve que todo eso, el diploma, el estatus, se cuela en la personalidad y tiene algo que ver con esa trampa imaginaria que representa el yo. Eso puede explicar la fuerza de inercia de algunas relaciones. Se sabe que, en cualquier estructura tradicional, se desarrolla de una camada a otra del agenciamiento, una dimensión de dependencia, frecuentemente impracticable. Por ejemplo, cuando se recomienda —como se hacía aquí hace algunos años— aplicar técnicas de *grupos* en una estructura colectiva, tales como las que llamé generalización de fenómenos de Stenton y Schwarz, es decir reunir la «constelación» de tal o cual enfermo, esta constelación no tiene en cuenta la diferencia de los diplomas.

Reunir por ejemplo a la mujer de limpieza, al jefe médico, al director, al jardinero, a otro enfermo y al cocinero, es decir, a las personas que cuentan para tal o cual «enfermo», reunir esas personas para intentar hablar, remover la contra-transferencia —si se puede decir así, tan simplemente— es frecuentemente imposible. Es imposible siendo que un enfermero hablará —hay que ver cómo— o no hablará ante tal o cual jefe médico, o ante tal o cual psicólogo. ¡Y la mujer de limpieza se va a preguntar qué está haciendo ahí! Y al mismo tiempo, no está en la convención colectiva, ese no es su trabajo.

Dicho de otra manera, hay una cantidad de factores que intervienen para impedir que los sistemas de multidependencias sean cuestionados. Naturalmente, se puede intentar reflexionar sobre esto. Se podría decir: ¡Lo que está en cuestión son formas de encarnación piramidal de las relaciones superyoicas! Pero si ahí se queda, se corre el riesgo de acentuar el malestar. En ese sentido, hace mucho tiempo, intenté hacer un esbozo para delimitar lo que está en cuestión en esta superposición superyoica, esta superposición de dependencia masificada por las estructuras instauradas normalmente por la administración y por el Estado. Intenté articular eso de otro modo, diciendo que el efecto superyoico obedece a una doble articulación. Dicho de otra manera, un enfermero por ejemplo, acusa al supervisor, que acusa al director y, a fin de cuentas, se encierra el problema en un campo totalmente clausurado. Situé la doble articulación entre el *Estado* —primera articulación, primer parámetro: ¿qué pasa en el contrato entre el Estado y el establecimiento?— y el *Establecimiento,* y —segunda articulación— entre el establecimiento, representado por algunas personas o algunas estructuras colectivas, y *cada usuario*. La mayor parte del tiempo, se olvida la articulación entre el Estado y el establecimiento. Tomo este ejemplo simplemente por «proyección» de lo que concierne al Superyó. Se sabe que el superyó obedece a una doble articulación. Recuerden, por ejemplo, esta descripción que hacía Lacan en su artículo de 1956, «La cosa freudiana». Recordaba un texto de la *Biblia*: «Cuando los padres comen uvas verdes, los hijos tienen las encías irritadas». Dicho de otra manera: lo que está contraído no como «falta» sino como defecto, o como deuda en el nivel de una generación anterior, será pagado, será saldado por la generación siguiente. Es como lo que decía Freud a propósito del «hombre de las ratas»: la separación entre los padres hace que los hijos deban «pagar» toda su vida, en la forma de síndrome obsesivo. De esta doble articulación, se puede decir que la primera generación es el Estado, y que el establecimiento es la segunda. Es una analogía. Si no se tiene en cuenta la relación entre el Estado y el establecimiento, no se puede resolver nada en el interior mismo del establecimiento. Esto me parece, entonces, una condición necesaria. Pero, para resolverlo, hay una manera rápida que se puso de moda hace mucho tiempo, alrededor de los años 1957-1958 (no diré por quién; fue retomado enseguida por los diferentes movimientos de antipsiquiatría): si hay problemas difíciles entre el Estado y el establecimiento, sólo queda suprimir el establecimiento... Esto no modifica en nada la posición de las estructuras estatales frente al campo psiquiátrico, continúa igual. En última instancia, se podría decir que el establecimiento al menos permitía precisar la articulación que había con el Estado; pero si no queda más que un fantasma... Por ejemplo, para problemas gravísimos que son constantes, cotidianos en todo establecimiento, tales como los problemas de la «sedimentación», en el sentido de Bonnafé (para distinguir de la cronicidad)... Decir: «Si suprimimos el establecimiento no habrá más sedimentación», ¡es de una ingenuidad desconcertante! Porque al menos, cuando había un establecimiento, se podía esperar cambiar algo al nivel del establecimiento. Pero en el «sector puro» la sedimentación es frecuentemente temible, mucho más dispersa, y mucho más desconocida, considerando que tal o cual esquizofrénico sedimenta ahora sólo, en un complejo habitacional, o en el campo, o en cualquier otro lugar. En la peor de las hipótesis —constatada a veces— hay desaparición física del interesado. Lo que está en cuestión en este trabajo psiquiátrico es algo que toca una dimensión difícilmente aprehensible en poco tiempo. Actualmente, por razones falsamente económicas, se recomienda que se sea rápido en el tratamiento a tal o cual psicótico; si se traspasa cierto plazo es traspasad —según el lugar de que se trate, de ocho días a seis meses— se le cambia de categoría a crónico irrecuperable. Dicho de otra manera, el esfuerzo de razonamiento necesario para intentar modificar algo en los hábitos de pensamiento es aniquilado si no se tiene en cuenta el hecho de que, en la psicosis, lo que está en cuestión es algo que «compromete» a los participantes de este tipo de trabajo, y los compromete por un largo período. Decía —y todavía lo digo— que cuando se atiende a alguien que tiene graves problemas, se compromete para toda la vida. Puede parecer excesivo. Por ejemplo, cuando alguien viene a buscarme debido una depresión, estoy disponible para recibirlo los siguientes ocho, quince días; claro que las visitas se deben programar, pero igualmente en diez e incluso en veinte años. Todavía encontré, últimamente —ayer mismo— una enferma esquizofrénica, que estuvo en la clínica hace mucho tiempo, se fue en 1962. Me pidió volver a verme. Era como si estuviera aún en 1962. Había una continuidad. Que esta persona pueda volver a *cierto lugar que continúa ahí* me parece que es de una importancia mayor, para ese tipo de personalidades que no consiguen situarse bien, que no están en ningún lugar, tanto espacial como temporalmente. Tener algo ahí, una suerte de punto de referencia con el que pueda contar. Y ella volvió y fue suficiente verla, hablar un cuarto de hora, media hora, para re-encadenar la historia y evitar una hospitalización. Puede suceder que baste esto para detener ese tipo de procesos e impedir que haya una precipitación del entorno que la excluya de un lugar en el cual no está tan mal actualmente. Esto no quiere decir que sea necesario que sea la misma persona que esté ahí al cabo de veintitrés años, absolutamente. Pero es esta dimensión de *continuidad* la que tiene mayor importancia. Si ustedes quieren, para retomar una noción común, lo que está en cuestión en ese tipo de trabajo es la valorización de lo que Winnicott llama «sentimiento continuo de existir». Entonces el «sentimiento continuo de existir» es frecuentemente lo que está más quebrado, lo más vulnerable en ese tipo de patología. Esto que digo, sobre todo no debería ser tomado como una suerte de personalización del problema, porque cuando esta mujer vino ayer, se habló un poco, pero ella me pidió noticias de las personas que conoció en aquella época, tanto entre el personal como los viejos enfermos, algunos de los cuales partieron hace mucho tiempo. Y ella volvía ahí a *un lugar que fue habitado por ella*, a su manera, de una manera más o menos delirante, pero que tenía la marca de cierta estabilidad, la prueba de que había para ella, de una manera subyacente, una continuidad en la existencia. Ese problema traspasaba entonces el problema de la persona; es el problema de un grupo, de un equipo, de una estructura colectiva.

Entonces ¿cómo poder pasar de este ejemplo, aparentemente individual, a la problemática de una estructura colectiva? Lo que está puesto en cuestión, a ese nivel de encuentro, es algo que está en relación con cierta *cualidad de ambiente*. Seguro que puede parecer vago, pero es con el ambiente con lo que se trabaja. Hay ambiente «bueno» y ambiente «malo». Pero cuando no es un buen ambiente, tampoco es necesariamente malo. Se «toma» o se deja. Se dice: «Aquel tipo no se pudo quedar porque... no funcionaba». A veces se queda en este plano bastante vago. «Y, ¿qué era lo que no marchaba? No era para él. No, no funcionaba». Hablar del ambiente es una manera de plantear el problema de las relaciones del medio con el sujeto. Y de lo que llamé *patoplastía*. No volveré a esto: fenómenos de agitación, senilidad, fenómenos de contagio histérico, incluso fenómenos de «hartazgo», o de entusiasmo, o de leve sentimiento de malestar, etc. Lo esencial del trabajo colectivo sería tener cierta influencia sobre este ambiente. Ahora, seriamente, ¿puede crear un buen ambiente una estructura como la recomendada oficialmente, es decir un encastre de roles, de funciones, de estatus? ¿Se puede tratar a tal o cual psicótico sin modificar algo de ese ambiente? Para poder hablar del ambiente, para tener cierta eficacia, una influencia posible sobre ese ambiente, para poder modificarlo, es necesario un aparato colectivo, un operador. Pero frecuentemente las personas están fascinadas, enredadas por la cotidianidad, por lo que pasa al nivel de las relaciones de las personas, unas con otras. Les recuerdo otra vez que, en una cura analítica, lo que hace que se llame resistencia es un fenómeno esencialmente del orden imaginario. El análisis mismo, en tanto que proceso analítico, es algo que está en relación directa con el registro simbólico. Lo imaginario no se analiza. El análisis, por principio —sería casi un pleonasmo decirlo—, debe proceder a una suerte de clarificación, de puesta en relieve de las estructuras simbólicas. Lo imaginario sólo puede ser canalizado, delimitado. Y lo que hace resistencia, justamente, son todos los fenómenos de prestancia, de agresividad, de fascinación. Se puede generalizar esta fórmula en un plano colectivo. Se observa muy bien que cuando se quiere poner en práctica algo que pueda articularse con el conjunto, se asiste frecuentemente a un aumento de oposiciones, de resistencias, que sería interesante poder poner en cuestión. Pero, ¿a partir de qué? ¿A partir de grupos de control, de grupos analíticos? ¿A partir de reuniones, de grupos de trabajo? Por ejemplo, ¿qué piensan ustedes del *democratismo*, del *espontaneísmo* en la organización de una colectividad? Son cuestiones que planteo y que hace falta discutir. ¿Qué se piensa del «trabajo»; de la *institución de un grupo* de «pensadores profesionales»; de un *grupo analizador*? ¿Y del problema de la subyacencia, han pensado en esto? Por el mismo hecho del carácter totalmente específico del trabajo con psicóticos, lo que es puesto en cuestión es lo que se podría llamar —en una primera aproximación— *la pasi*ón de cada uno, término que habría que definir. Ustedes saben muy bien que, en cualquier establecimiento de este tipo hay una mayoría de personas que se cagan en él, sin importar qué estatus tengan. Vienen —incluso si creen interesarse— hacen su trabajo; una vez terminado, piensan en otra cosa. Lo que está en cuestión en realidad es el deseo de cada uno. ¿Cuál es el lugar del deseo de cada usuario en el campo que nos interesa, sea médico, enfermero u otro? Pero esto necesita una reflexión sobre: «¡Qué tipo de deseo!». Les recuerdo nada más, las nociones de «deseo operotropizado» en el sentido de Szondi, y de «deseo sublimatorio». En efecto, no es simplemente el deseo de estar ahí lo que hace que se pueda tener eficacia en tal o cual relación. Hablar de deseo sublimatorio es poner en cuestión algo del orden de la transferencia. Les recuerdo esta formulación de Lacan: «La transferencia es el deseo del analista». Generalizando la fórmula, se puede decir que lo que está en cuestión en ese trabajo, en el que se trata de transferencia, es el deseo «sublimado» de cada uno de los participantes, la sublimación en tanto que «pasaje» (*Aufhebung*) al registro del «lenguaje» y del «trabajo». Es el lugar, la inserción, las raíces mismas de ciertas personalidades que ahí trabajan las que son interrogadas. ¿Cuáles son las raíces de su deseo sublimatorio? Si hay, entre quienes trabajan ahí, cierto número que esté suficientemente interesado, puede suceder que haya una *modificación* al nivel de la cualidad del «terreno». Pero, si no se presta atención, la masa de gente que está ahí obedece a leyes «naturales», llegando a hacer más que un *humus*, una suerte de «estiércol». Nuestro trabajo —no hay que ser pretenciosos— es intentar preservar ciertas zonas de *humus* o de estiércol que sean productivas. Ustedes saben que hay diferentes tipos de estiércoles: estiércoles completamente podridos —nada puede crecer ahí— y otros, al contrario, fértiles. Cuando estoy en un estado optimista me digo: «En La Borde hay un verdadero estiércol, pero desde luego hay zonas fértiles, por lo tanto, es menos estiércol que en otros lados». Pero, para que sea «menos estiércol» que en otros lados, es necesario que las raíces se hundan en ese estiércol, en una especie de subyacencia, ahí donde puede plantearse la cuestión principal: ¿Por qué estamos aquí? ¿En qué dimensión, qué tipo de presencia...? Es necesario *crear*, recrear incesantemente *lugares*, *espacios*, *sitios* siempre amenazados de aniquilamiento. Muchos esquizofrénicos están en una existencia errática; no están en ningún lugar; y una de las cosas más esenciales, más elementales, es que antes de querer hacerlos contar su «historia» u orientarlos en una temporalidad, es necesario de entrada que puedan situarse. Entonces, es necesario poder re-descubrir algo que les pueda servir de sitio, de espacio, donde pueda manifestarse algo del orden del deseo. Pero para poder hacerlo, se necesita que lo que va a ser creado constantemente, incluso de una manera evanescente, no sea destruido. Ahora, si no hay estrategia colectiva, todo lo que va a ser creado será destruido forzosamente... Quiero decir por esto que, si no se está en vigilia, se es cómplice de esta destrucción permanente e insensible en toda buena conciencia. Desde hace mucho tiempo se escuchan siempre las mismas cantilenas: «Aquí no se puede trabajar»; «Sí, se puede trabajar, pero no se pueden tener iniciativas»; «Yo quisiera tener un crayón, una goma». «Bueno, pídale al inspector. Usted sabe que tenemos otras cosas por hacer, pídale a...». «¡Desde luego que no vamos a hablar de esto en la CMC!» Entre tanto, ese día se necesitaba una goma, un crayón... Hubiera sido una forma de tomar contacto, ¡y es bien sabido que es raro entrar en contacto! Es preciso aprovechar cada ocasión; eso no se renueva a voluntad. ¡Pero no teníamos los medios! Al cabo de muchos años, ¡ni siquiera se piensa más en eso! Pero nunca se tienen los medios, incluso los más elementales. Se dice que no se demandará nada más —esto vale tanto para la escuela como para el hospital—. Se podría haber creado alguna cosa, una suerte de *injerto*, muy mínimo: una ocasión. Se podría generalizar: ¿hay posibilidad de despejar algo habitable, «fértil»? En el ejercicio mismo del trabajo de cada día, algo va a poder articularse en la dimensión de una demanda: demanda de un crayón, demanda de una goma, pero también demanda de cosas más bien sutiles, e incluso demanda de nada: tener una abertura, una posibilidad de abertura que no sea dependiente de otro nivel. Para que haya un verdadero *encuentro*, es necesario que sea un poco al azar, que sea inesperado y que la respuesta no dependa de otra cosa. Se aspira a algo del orden de un cierto discurso, siquiera balbuceante, apenas dicho. Y ese discurso es la tela, la *manifestación* de la «emergencia de un decir», la *emergencia de un deseo*, incluso si está completamente enmascarado. Es la posibilidad de *un injerto de un pedacito de transferencia*, aunque sea parcial, aunque sea muy parcelada, muy miserable. Si no hay, en tal sistema, un número suficiente de posibilidades de pequeños injertos, de pequeñas emergencias de deseo, de pedacitos de transferencia, si no hay un número suficiente, nada se hará. Podría formularlo de una manera más temática. Lo que está ahí, lo que puede aparecer al nivel del enfermero, o del psicólogo, o de una persona de la constelación de tal o cual esquizofrénico es el esbozo de lo que concierne al deseo del enfermero, al psicólogo, etc., que va a entrar en resonancia con algo que no puede incluso formalizarse aún en el esquizofrénico. Si ustedes quieren, se puede decir que lo que va a estar puesto en cuestión de una manera muy puntual, en el enfermero, el psicólogo, etc., es algo del orden del objeto *a*. Pero esto para nada quiere decir que en el esquizofrénico se trata del objeto *a*; eso es justamente lo que no es posible. Ustedes recuerdan que hace mucho tiempo insisto sobre que la *disociación esquizofrénica*, por el mismo hecho de que se la puede «sentir», es del

19 DE JUNIO DE 1985

orden de una *transferencia disociada*. Transferencia estallada en fragmentos y trozos que incluso no se pueden juntar. De ahí la imposibilidad, para el esquizofrénico, de poder fabricar una estructura de fantasma semejante a las de los «normosados». Esta imposibilidad de agruparse es correlativa del hecho de que no accede a la problemática del objeto *a*. La dificultad, cuando hablo del Colectivo, es que en las estructuras establecidas, no es al nivel de una reunión, de una «instancia», no es al nivel de un grupo o de un personaje que algo podrá tratar lo que está en cuestión en la eficacia misma de esta realidad colectiva. Es al nivel de lo que llamé «máquina abstracta», operador abstracto: lo Colectivo. Para que un ambiente pueda modificarse en una colectividad de, por ejemplo, una centena de elementos, si hay sólo seis elementos que se modifican, que hacen pequeños «injertos», esto no basta para luchar contra la marea de entropía, esta suerte de «práctico inerte». Por el contrario, se percibe que, a partir de quince o veinte, a veces de una sola vez, hay cambio de estructura, modificación de ambiente. De una sola vez: como un fenómeno de «salto», como una suerte de «bifurcación» en el sentido de René Thom. Pero, otra vez, para que haya bifurcación, es necesario un número suficiente de elementos. Y todavía es absolutamente necesario que cada uno de esos elementos, cada una de las personas presentes, continúe siendo ella misma, que no haya amalgama, que no haya identificaciones pegajosas. Dicho de otra manera, es importante crear un *grupo heterogéneo*. ¿Cuál es entonces esta «cualidad» de ambiente que está en cuestión? Propuse, a principio de año, decir que lo eficaz en esta modificación de ambiente es algo que se podría reunir bajo el término de «semblante». El ambiente sería una manera de poner en cuestión esto en lo que vivimos y que es algo del orden del semblante. Recuerdo, una vez más, que trabajamos en un campo en el cual deben existir acontecimientos, encuentros de cosas materiales, de personas, relaciones; pero que en todo esto, *a priori* —no volveré sobre esto— no hay cosas o hechos en sí. Al respecto, les recuerdo simplemente el trabajo de Karl Otto Apel sobre «pragmática trascendental». Cada «hecho» siempre es *trabajado por el lenguaje*. Profundizando esta reflexión al nivel mismo de lo que nos interesa en el campo psiquiátrico, en este campo transferencial, lo que es cuestionado todavía mucho más que las cosas o los hechos es el concepto de lo inconsciente: el sujeto de lo inconsciente, el fantasma, la transferencia, el deseo... De ahí viene una vez más el aforismo de Lacan: «No hay más hechos que hechos de discurso». Recientemente tuve la ocasión de encontrar personas muy simpáticas, amigos, muy buenos amigos... Pero leí uno de sus informes —no puedo decir más—. ¡Aburridísimo! ¡Personas que llegan a tener en sus dominios una erudición extraordinaria, pero que tienen preconceptos espantosos! Preconceptos, en particular, a propósito de ciertas elaboraciones que retomé de Lacan: *semblante, lalangue, discurso*... Entonces, aclaro: el discurso «en el sentido de Lacan» no es «discursar», no es la palabra, no es el «decir», no es el «dicho». ¡Hay que distinguir correctamente el «decir», el «dicho», el «discursar», la palabra! Incluso si sutilmente se intenta recurrir a términos como *sprechen* en alemán. *Sprechen* no es hablar, no es decir, está en otro nivel. Y si repito constantemente que Lacan decía en 1967, en una intervención

19 DE JUNIO DE 1985

algo intempestiva «El análisis es un discurso sin palabra», es porque encontré esto muy importante. Porque no hace más que valorizar algo que es del orden del «decir»; ¡y el «decir» no es lo «dicho»! Esto es una manera de retomar de otra forma, algo mucho más fundamental, más antiguo, a propósito de lo inconsciente, precisando que lo inconsciente no es algo amorfo. Lo inconsciente está *articulado*; ¡pero no por esto es articulable! Etc., etc. Hay un abismo entre articulado y articulable. Sólo se articula lo que se puede, pero queda un abismo y no es porque no se pueda articular que esto no existe. Es una manera de presentar las cosas. A continuación, Lacan hace referencia a esta noción —desde mi perspectiva, de una importancia extrema— que llama *lalangue*, justamente para mantenerse a distancia de todo este academicismo de la lingüística; para mostrar que es justamente al nivel de *lalangue* que existe esta articulación y que se puede hablar de lo inconsciente. ¿Por qué hacer referencia a ese tipo de problema? Es que, si se menciona muy rápidamente, esto pasa y no sirve para nada. Hace algunos años escribí un pequeño texto que envié a Daniel Sibony. Lo titulé de una manera algo bizarra: «Hasard'eux». En este artículo señalaba el hecho de que estamos rodeados por un montón de gente que trabaja en esos ámbitos... No se sabe por qué están ahí —está claro que en momentos de desempleo hay que encontrar trabajo—. Pero hay muchos allí que pagaríamos para que se largaran. ¡Seguiría siendo muy optimista, porque realmente cuando están presentes...! Pero no porque sean idiotas; a veces son tipos inteligentes, con muchos diplomas, o no. Pero es realmente incómodo; estamos obligados a aceptar que estén ahí. Entonces, encontré un término para esos tipos, me gustó encontrar ese término: ellos son los «a-fagos», hambrientos de objetos *a*. Cada vez que algo va a emerger, en el silencio o en el ruido, al nivel del «decir», en esta especie de zona subyacente donde hay pobres tipos, esquizofrénicos que están completamente extraviados en lo que llamé en aquella época el «adire»... No sé si alguien conoce ese término: «adirer». Lo encontré por azar. A menudo se lo emplea sin saberlo: «¡Aquel está siempre *à dire*...!» Hay aquí la connotación de una falta; es un término antiguo que quería decir perdido. Por fantasía, sustantivé «adiré»: el «adiré», queriendo señalar con esto la falta del «decir», del «a-dire». De ahí esta fórmula: «los esquizofrénicos están a menudo en el "adire"». Lo que no excluye el perderse, seguramente. Se puede soñar con esto... pero, por el contrario, los tipos de los que hablé, que son muy molestos (y son la mayoría, hay que decirlo), son los «a-fagos»: cada vez que hay algo que va a poder injertarse ahí, que va a haber un encuentro, una posibilidad de un pequeño injerto para que eso pueda existir, ¡Plaf! Ellos se tiran encima, un poco como algunas ranas que comen larvas de mosquito: los «engulle-a». Se alimentan de eso, son entusiastas de *a*. ¡Y está institucionalizado! Porque si al menos se pudiera decir: «Ah, sí son perversos, son los "a-fagos", ¡entran en una subvariedad de necrófagos!» Pero no es una categoría de perversión, para nada; ellos hacen bien su trabajo. Son personas honestas, en general. Vienen a horario inclusive —lo que en general es raro—. Pero hay muchos «a-fagos», no hay nada que hacer. A tal punto, que se puede decir que si hay demasiados «a-fagos», no hay incluso colectivo; ¡ni siquiera hay que romperse la cabeza

19 DE JUNIO DE 1985

para saber qué es! ¡Esa cosa, esa máquina abstracta, no existe más! Una reunión de «a-fagos» no se plantea nunca el problema del colectivo, por otra parte son mayoría. Indiqué también —en los meses de diciembre-enero— que se acercaban a una categoría de «trabajadores» que llamé «va-de-si». Naturalmente es lo contrario de los «no-va-nada-de-si», incluso distinguí en los «no-va-nada-de-si» dos variedades: los «no-va-de-si» y los «no-va-nada-de-si», a causa de la negación «discordancial». Pero podemos no hacernos los delicados, y poner juntos a los «no-va-nada-de-si» y los «no-va-de-si», para decir que con ellos hay esperanza: ellos pueden ir contra la corriente, contra la corriente de la alienación, de la presión estatal. ¡La cosa se vuelve temible cuando los «va-de-si» son al mismo tiempo «a-fagos»! No sé si ven lo que quiero decir. Pero ahí se vuelve muy complicado, casi imposible de zanjar, y es realmente una desgracia total. Tal vez, en ese momento hay que abandonar los lugares. Esto debe crear una forma perniciosa de paranoia de grupo... (¡Resumiendo!).

Supongamos que hay una cantidad suficiente, pongamos de 15 a 20 %, de personas que no sean «a-fagos», que tengan esta naturaleza benéfica, una suerte de constitución genotípica de estar ahí, en un lugar y que eso les interese a cierto nivel, que podríamos calificar de: «utilización del deseo sublimatorio». Es decir, que hundan sus raíces en el estiércol, en el humus local y que eso pueda servir para que haya, cada tanto, pequeños injertos, pequeños encuentros, a condición de que no estén muy *enredados* en las estructuras alienantes. Ahí, en ese momento, habría algo de una *suerte de vida* que va a manifestarse. De vida, porque no hay que engañarse: si no hay emergencias de deseo —sean del enfermero, del psicoanalista, del psiquiatra, todo lo que ustedes quieran— en tales lugares, las personas serán guardias de necrópolis, guardias de cementerios. Se colocan las personas así, en fichas, y se espera. Cuando hay muchos, se los pasa a otro lugar, se los pasa a las MAS. Pero, si hay una especie de integración de pequeñas cosas, de pequeñas superficies, de pequeñas emergencias de *a* (objeto *a* del deseo), si hay un determinado número, esto va a crear una suerte de puesta en forma de algún agenciamiento, y entonces se puede recurrir a ciertas categorías, a una puesta en valor provisoria del objeto *a*. Una vez más, es en este sentido que me gusta usar el aforismo: «no hay más hechos que hechos de discurso».

$$\frac{a}{S2} \to \frac{\$}{S1}$$

Discurso del analista

Y por un tiempo, el discurso del analista se puede decir que va a estar «excitado», va a estar puesto en cuestión, va a aparecer. Es decir que el *a* va a estar en posición de ocupar ese lugar, ahí arriba a la izquierda. Lugar de agente del discurso, lugar del semblante. Esto va a ser algo que va a poder no adicionar, sino integrarse en un conjunto. Y eso podrá crear lo que se menciona como cierto campo donde hay transferencia. Porque si no, ¿Qué quiere decir esto? La transferencia no es la telecomunicación. Les recordaba que el campo donde hay transferencia puede aprehenderse mejor cuando se describen grupos. Cité ese texto de Tosquelles —espero que se publique algún día— en un pequeño fascículo del «Boletín del personal de Saint Alban» en 1960 sobre «Semiología de los grupos». En «semiología de los grupos», después de haber hecho una suerte de tipología de los grupos, Tosquelles insiste sobre el hecho de que lo que está en cuestión es el *pasaje* de un grupo a otro. Siempre encontramos la misma reflexión; la encontramos en Lacan cuando habla de sus cuatro discursos: los cuatro discursos, no «el» discurso. Cada discurso es el pasaje de un discurso a otro. Cuando esto se detiene, se está completamente loco. Un tipo que tuviera un «discurso de analista» como un calambre, no sé qué calambre sería, no sé qué calambre tendría, pero sería tan temible como sufrir de priapismo. Del mismo modo, el «discurso universitario»... ¡De eso hay a montones! Vean el resultado de esto, incluso integrándolo. Ahora, el discurso del histérico es más «volátil», y es gracioso... Pero, para volver al «discurso del analista» se puede decir que el deseo se va a manifestar ahí, y va a ser el agente de algo que, de una manera basal, está tejida de discurso. Es lo mismo que decir: «no hay Otro de Otro»; no se puede escapar de esto. Así seamos completamente idiotas, esquizofrénicos, dementes, directores, todo eso se parece, se forma parte de la misma especie, la especie parlante, que está ahí. Se puede decir que *lalangue* es la base misma de toda estructura, por el hecho de la propia humanidad. Porque la humanidad es *parlêtre*. ¿Por qué es interesante que haya deseo puesto en cuestión, incluso muy fragmentado? Si se integraran todas, o todos los *a* futuros que están manifestándose, la integración de todos esos *a* que escapasen a todos los "a-fagos", entonces, esto produciría S1. No sé si es necesario volver a insistir, hablamos repetidas veces de esto, de lo que es el *initium* de toda estructura: «Un significante representa al sujeto para otro significante».

Agente del discurso	otro
verdad	producción

$$\frac{S1}{S2} \rightarrow \frac{S}{S1}$$

Discurso del amo

Es la fórmula inicial, la fórmula canónica de la estructura. Cuando se dice «otro significante», es a fin de cuentas, el conjunto, el *corpus* de todo significante, y el S1 es la incoación que hace que se lance el discurso... Lo que acabo de describir es el «discurso del amo», el discurso de la *estructura*. Dicho de otra manera: cuando se quiere cambiar el *ambiente* —sepámoslo o no—, para cambiar el estilo, para cambiar algo de una cierta sensación de lo que está ahí —es decir, en una dimensión *pática*—, es necesario cambiar algo al nivel de lo que va a sobredeterminar a los sujetos que están ahí. Se puede decir que esta ecuación del discurso del amo es una ecuación que no hace más que escribir —¡y escribirlo no es nada!—, lo que Freud llamaba sobredeterminación del sujeto por las estructuras inconscientes. Es decir, por los significantes que son la armadura misma, la tabladura de *lalangue*. Ahora, si hay un discurso analítico, su eficacia es la producción de S1, es decir, la producción de una estructura. Dicho así, puede parecer un galimatías, pero

19 DE JUNIO DE 1985

es una «traducción». Es importante formalizarlo de esta forma, para poder orientarse. Si se integra cierto número de pequeños acontecimientos, que son emergencias auténticas de algo del orden de la trasferencia, o sea la aparición de una manifestación del deseo, si hay suficiente, habrá producción de nuevas estructuras.

Lo que llamo Colectivo es de este orden. Por lo tanto, no puede ser producido por la administración. No puede ser encontrado en el exterior, como se compra un grupo, o un aparato, un escáner o un lavarropa. Es algo producido por la vida colectiva, por el espacio de convivencia, pero que en un nivel mínimo —llevándolo al extremo que no se ve—. Algo del orden —por eso hablé de una subyacencia a un nivel no forzosamente de lo inconsciente—, de una suerte de estremecimiento: «algo pasa». Es la integración de todo lo que va a delinear lo que llamo Colectivo. Por esto es que digo, hace mucho tiempo, que lo Colectivo parece una máquina abstracta, como en cibernética: «Máquina abstracta del tipo 3»: la de los lenguajes artificiales. Una máquina abstracta que sólo *ek*-siste, porque hay una suerte de información permanente —en el sentido de «enformar», que forma esta especie de «órgano abstracto» que, en ese momento, va a permitir que haya posibilidad de un nuevo injerto de transferencia—. Es a nivel del ambiente que se va a «sentir» que hay algo viviente que sostiene el lugar del semblante. Les recuerdo lo que evoque rápidamente la última vez: ¿Por qué esta atención a ese tipo de procesos? ¿Es una atención, podemos decir pragmática, una atención, al «para qué sirve»? «¿Por qué eso y no mejor otra cosa?» ¿O incluso mejor que nada de nada? La cuestión se plantea de una manera concreta: ¿Es posible, a nivel de una colectividad —con freceuncia necesaria para sostener la existencia de esos sujetos estallados que son los esquizofrénicos— considerar que existe una eficacia terapéutica? Es muy fácil decir «sí, Racamier tiene razón, la psicoterapia de un lado y luego el resto son cuidados». Todo bien... Pero entonces podemos replantear el problema: ¿Qué son los «cuidados»? Se sabe muy bien que no es solamente «el psicoanalista» quien va a producir cambios extraordinarios en tales esquizofrénicos crónicos. Decir esquizofrénico «crónico» me parece, por otro lado, un pleonasmo. Entonces, la esquizofrenia aguda no existe. Es una intervención bastarda; hablé un poco de esto en Jussieu... Es una superchería hablar de «esquizofrenia aguda». Detrás de esos términos se puede ver perfilar los «Centros de crisis», y los «crónicos» puestos en otros lugares... Justamente, a nivel de esta cronicidad, ¿se puede vislumbrar el hecho de que la vida colectiva pueda tener una eficacia psicoterapéutica verdadera? ¿Se podría decir «analítica verdadera», incluso? Es una cuestión terrible. Una vez más, para poder «mantener» a cierto nivel de existencia a esas personas que están en la disociación, que están descarriladas, que están en espera permanente —a veces hasta la muerte—, que están en «sufrimiento», se necesita un campo de trabajo donde haya el máximo de «distintividad»; no heteróclito, sino *heterogéneo*; es decir, un campo donde haya el máximo de *significantes*...

Cuando se habla de constelación de un esquizofrénico, cada elemento de esta constelación es un significante. Se ve así que, en ciertos casos, un sujeto se estanca porque sólo hay relaciones estereotipadas, con un solo significante.

19 DE JUNIO DE 1985

Debemos, entonces, intentar por los medios más variados que ese sujeto se invista en por lo menos otras dos tareas, por ejemplo, que participe del secretariado del club, aunque sea parcialmente (el secretariado del club representa un buen haz de «distintividades»). Es evidente que esto sólo tiene sentido si las «tareas» propuestas son verdaderamente distintivas, es decir, que no tengan el mismo estilo al nivel *pático*. Y eso es lo que es difícil salvaguardar: la diferencia de una tarea a otra. Recordemos esta «prosopopeya» en la «cosa freudiana» de Lacan: «Yo, la verdad, hablo»... Ella habla del semblante. ¿Entonces de qué habla el semblante? Es el agente del discurso sobre el goce. Lo Colectivo va a poder preservar algo del orden del semblante. Lo que está más amenazado es, justamente, el semblante. Porque el agente del discurso, en una estructura tradicional, no está ahí, está en otro lado. Por eso yo decía que somos sirvientes del Estado, si no conseguimos re-agenciar, de una manera permanente, algo del orden de una estructura, de la autoproducción de la estructura. Si no, el agente del discurso está en el ministerio, en el municipio, o no sé dónde. Y para inquirir: «¿Qué vas a hacer mañana?», ¿Estamos obligados a ir a pedir el boletín oficial? ¡Es ridículo! Sería como si, en una cura analítica, dijéramos: «Espéreme, voy a ir a fijarme al boletín oficial». A veces me sucede, en una consulta psiquiátrica pesada —como se dice a menudo torpemente, porque no hay nada más ligero— ojear en el *Vidal*: «Bueno, a ver qué le dio su médico» Pero, en ese momento, no creo ser Otro del Otro; digo: «Sabes que me fijé en el *Vidal*», ¡eso forma parte de la *koiné!* Tal vez haya una suerte de comunión, a lo sumo: «Vamos a ojear el *Vidal* juntos».

Entonces, se puede decir ya que lo Colectivo sería lo integral de algo. El riesgo es escuchar decir: «¡Muy lindo el discurso, pero es completamente abstracto!» Debido al hecho de que el agente del discurso está en el exterior en una estructura «tradicional», no se puede actuar en ese nivel de pequeños «injertos». Y no hay semblante «suficientemente bueno». Es como si fuera necesario ir a buscar el semblante al Ministerio. Y en las escuelas: «¿vino el semblante hoy?». Por el contrario, siempre hay lo mismo: Simbólico, Imaginario; seguro, en todos lados... Y también lo que no es tocado, lo que está siempre ahí y que hace hueco, lo Real. Eso no es manejable. ¡Ni incluso haciéndonos los vivos, diciendo «soy yo el semblante»...! Esto se ve frecuentemente: «Yo soy el organizador, el agente del discurso, yo soy el legislador, yo soy el economista, o el médico, o el director, o qué sé yo, o el jefe del sindicato: ¡Soy yo!» A fin de cuentas, es un discurso histérico, pero de una histeria bastarda, porque no es el mismo $\$$ que está ahí, sino una suerte de *phallus* encarnado, no castrado, que se manifiesta para joder a todo el mundo.

$$\left(\frac{\$}{a} \rightarrow \frac{S1}{S2} \right)$$

Pero legalmente reconocido. ¿Cómo poder despejar alguna cosa? En esto, lo Colectivo necesita cómplices. Los cómplices son aquellos que no son los «a-fagos». Su rol sería ser «interpretantes». No en el sentido de un delirio de interpretación; aunque siempre está ese riesgo... El interpretante va a intentar, cada vez que hay una amenaza de taponamiento, despejar el semblante, es decir analizar los obstáculos imaginarios. ¡Es una tarea enorme! Sobre todo cuando se trata de histeria colectiva, todavía más cuando se trata de «paranoia institucional» (es decir esta propensión

19 DE JUNIO DE 1985

a tratar los encadenamientos simbólicos por lo imaginario). La dificultad es que, para poder ser «interpretante», es necesario poder asumir la «castración»; es decir, acceder al registro simbólico, intentando dominar y reducir al máximo la dimensión imaginaria. Esa es la definición de la lógica de la castración. Pero se sabe que la mayoría de las personas, analistas incluidos... tienen un conocimiento implícito de la castración: por su evitamiento. Todo lo que pasa en esos organismos de trabajo, son a menudo «modos» de evitación de la castración. Pero no se trata de hacer un discurso ascético, denigrando toda «distracción», en el sentido pascaliano, del término. No impide que haya esta dimensión difícil, siempre recuperada y que necesite una arquitectura minuciosa. Es indispensable que, al nivel concreto de ciertos grupos, todas estas cosas puedan ser advertidas: las personas que tienen pasión, que tienen raíces, que tienen deseo sublimatorio, es decir, un deseo que pueda pasar en el trabajo y el lenguaje; grupos que puedan poner en forma sistemas que se podrían llamar, entonces y solamente sobre esta base, sistemas de estrategia. En el plano colectivo, la interpretación ya está al nivel de la estrategia. No es simple. Ustedes saben muy bien que, en todas las sociedades de psicoanálisis que existieron, lo que faltó fue estrategia. Por el contrario, esta dimensión de estrategia es de una necesidad absoluta para organizar una colectividad ahí donde hay esquizofrénicos, para evitar que queden completamente perdidos en lo que llamé «el adire».

Creo que podríamos detenernos aquí por este año. Podríamos discutir un poco. Pido disculpas por el discurso de esta noche, por momentos un poco vago. Pero tal vez esté en relación con la materia. Porque frecuentemente percibo que cuando «balbuceo», hago una suerte de diagrama de lo que está en cuestión. No consigo desprenderme de lo que quiero decir, entonces balbuceo, porque eso es balbuceante en sí. Pero tendríamos que discutir un poco sobre lo que dije aquí; no sé si tenemos tiempo...

Jean Ayme: Entonces, hay dos tiempos de discusión: el tiempo sobre lo que acabas de decir y un segundo tiempo sobre lo que esperamos que pueda decir.

Jean Oury: Que se pueda decir.

Interviniente (A): Me parece que definiste dos campos en el curso de este año, que son las dos implicancias en las cuales el grupo se encuentra en... una confusión como la psiquiatría, cualquiera que sea. De un lado, hay lo que llamaste *campo trascendental*, partiendo de Dios, y del otro lado está lo que sería el campo empírico. Así es, si entendí bien. El grupo, siendo ahogado en esos dos campos. Y se puede decir que hay dos tiempos en lo que propones. Primer tiempo: hay que elaborar algo que pueda destapar la producción de esta máquina que llamaste entonces «máquina abstracta», que elabora la ley: es la definición del Colectivo. Y después, el segundo tiempo: hacer en suerte que esta máquina abstracta que, bien entendida por definición es precaria, sea eficaz.

No sé... la cuestión sobre el primer tiempo mejor es: ¿cómo se puede llegar a pasar del grupo, que es algo que existe, a lo que es un Colectivo? Lo cual hace que me plantee cuestiones para el año próximo: articular eso con lo que sería del orden de la *decisión* en general. Lo que replantea el problema de la interpretación. ¿Qué hay como decisión? ¿Qué hay como *interpretación*? ¿Qué hay como acción, qué es necesario poner a trabajar para que esta máquina abstracta pueda advenir? Y al mismo tiempo, para que esta máquina abstracta pueda producir una eficacia psicoterapéutica, en el sentido amplio. Lo que espero del año próximo es tal vez un poquito de este tipo de apreciaciones. Porque esto me cuestiona en la práctica de todos los días.

Jean Oury: Entonces, se podría recomenzar sobre la función de decisión y la interpretación, porque están ligadas. La decisión: ¿Quién decide? ¿Qué? ¿Cómo? Es una cuestión general. ¿Esto es lo que propones? ¿Podrías hacer la introducción?

Interviniente (A): Veremos.

Jean Oury: Bueno, igualmente tendríamos que continuar hablando del Colectivo, porque no pretendo haber dicho lo suficiente. Por otro lado, a veces se habla mejor del Colectivo, hablando de otras cosas...

Interviniente (A): Lo integral. La integración es un proceso que tiene valor, seguramente. Sería preciso reformular esto: el emplazamiento de un Colectivo...

Jean Oury: Por ejemplo, lo que se llama «relaciones complementarias», forma parte de eso. Y el Club como estructura transversal, horizontal, es una forma, una herramienta necesaria, pero no suficiente...

¡Hasta el tercer miércoles de septiembre! Y entonces, al mismo tiempo, si se pudiera hacer las tratativas para rehacer el «gran grupo» de concertaciones múltiples...

Jean Ayme: Comenzará en septiembre.

Sobre el autor

Jean Oury (1924-2014), psiquiatra y psicoanalista francés. Fundador y director durante 61 años de la Clinique de La Borde. Junto a Francesc Tosquelles —su maestro—, ha sido uno de los principales teóricos y clínicos, del movimiento de la «Psicoterapia institucional» en Francia.Analizante de Jacques Lacan durante 20 años y miembro de *l'École Freudienne de Paris* hasta su disolución.

Desde 1981 impartió su Seminario en Saint-Anne, un miércoles al mes, hasta su fallecimiento.

Es autor de una extensa bibliografía. Algunos de sus títulos: *A quelle heure passe le train... Conversations sur la folie* (con Marie Depussé), *L'Aliénation: Séminaire de Sainte-Anne*, *Les séminaires de la Borde*, *Psychiatrie et psychothérapie institutionnelle*, *Onze heures du soir à la Borde : Essais sur la psychothérapie institutionnelle*, *Préalables à toute clinique des psychoses* (con Patrick Faugeras), *La psychose, l'institution, la mort*, *Pratique de l'institutionnel et politique* (con Félix

Guattari), *Dialogues à La Borde: Psychopathologie et structure institutionnelle* (con Danielle Roulot), *Rencontre avec le Japon*. En castellano está traducido su seminario: *Creación y esquizofrenia* (México, Cf ediciones, 2011).

Otros títulos en esta editorial

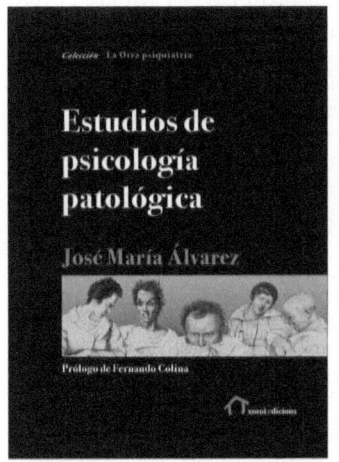

Este libro trata sobre todo de la neurosis, una estructura clínica o categoría nosográfica estrechamente ligada al psicoanálisis. Tanto es así que la neurosis representaba para Freud el retrato por excelencia de la condición humana. De ella derivó la concepción del psiquismo, la psicología patológica y la terapéutica analítica. Aunque sólo sea por eso, la neurosis merece nuestra atención. Pero también hay otros motivos, de los que me hago eco en el resto de los estudios sobre la tristeza, la melancolía, la locura normalizada y el diagnóstico.

Es una obra con vocación ecuménica. Por eso huye de proposiciones apodícticas y recela de las modas de última hora. Ni está hecha pensando en unos pocos ni se compone de un único material. La historia de la clínica y la filosofía son materiales abundantes en la argamasa, ingredientes que cuando menos servirán de engrudo a la psicopatología y el psicoanálisis, sus constituyentes esenciales. Mas este proyecto será un fracaso si el resultado final fuera confuso, porque, como escribiera Eurípides: «Sabio es de verdad lo claro, no lo turbio».

Este libro de José María Álvarez es un testimonio de signo contrario. Es un ejemplo público de que la mejor forma de oponerse al reduccionismo biológico es profundizar en el estudio de la psicopatología. Sólo con un instrumento conceptual ventajoso podemos adelantar en el conocimiento de los malestares psíquicos, procurando, al mismo tiempo, que el nuevo saber favorezca el diálogo y el vínculo con los enfermos. Lo que la psicopatología nos ayuda a entender es que la esquizofrenia, por poner un ejemplo diagnóstico, no está en el paciente sino en el modelo que implantamos.
Si algo demuestran los distintos textos de este oportuno y laborioso compendio es que sin una teoría consistente no podemos desenvolvernos delante de los pacientes, y mucho menos tratar de ayudarlos a devolver a los síntomas su sentido biográfico. A la postre, la psicopatología es interpretativa, radicalmente hermenéutica, y no debe ser sustituida por datos epidemiológicos, pruebas biomédicas o taxonomías internacionales.

Fernando Colina

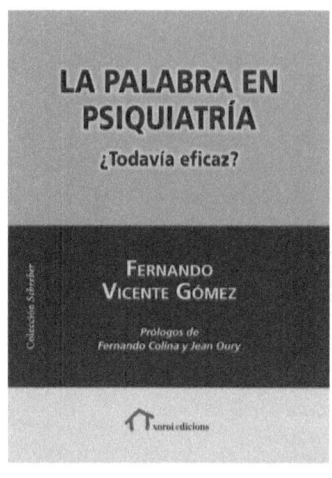

El discurso actual, tanto el social como el que se manifiesta en algunos medios psiquiátricos, nos empuja a negar el cuerpo como superficie del lenguaje del síntoma. El cuerpo sería así sólo un objeto biológico o un conjunto de órganos susceptibles de ser educados o reeducados.

El libro de Fernando Vicente, que no sólo está dirigido a los profesionales de la salud mental, nos transmite, a través de su recorrido, otras vías para escuchar y acoger los sufrimientos que las diversas patologías psiquiátricas nos muestran, lo que puede llevarnos a evitar caer en un realismo patológico donde casi ninguna posibilidad existiría para quienes sufren una alienación psíquica y social crónica.

La apuesta que aquí se nos presenta es saber si queremos, a través de nuestra palabra y sobre todo de nuestra escucha —acompañadas ambas de «nuestros testimonios profesionales»— que la cronicidad patológica y mortífera sea una realidad inevitable o más bien una situación dinámica y siempre posible de mejorar.

«La tesis principal del autor es que la palabra, además de presentarse como el principal recurso para gobernarse en sociedad, es también el mejor alimento que podemos ofrecer al psicótico. Algunos lo encontrarán obvio, pero la palabra es un bien fugitivo que se nos escapa de continuo. Hablar es difícil, pese a su aparente sencillez, dejar hablar es aún más complejo, y hacer hablar a quien tiene dificultad para hacerlo puede llegar a ser una tarea en el límite de lo posible. No obstante, basta mencionar el concepto palabra para cortar por la mitad la psiquiatría. Se sostiene que desde que Freud propuso que el delirio no era tanto un déficit como un intento autocurativo, la psiquiatría quedó dividida en dos: una, científica o biomédica, que reniega de esa posibilidad y apunta al cerebro como único escenario causal y terapéutico, y otra, más decidida y arriesgada, más arrojada al hombre y a la vida, que señala directamente al sujeto».

Fernando Colina